国家卫生健康委员会"十四五"规划教材

全国中等卫生职业教育教材

供护理专业用

急救护理技术

第4版

主　编　王为民

副主编　魏雪峰　冯广君　许奇伟

编　者　(以姓氏笔画为序)

王　尉（山东省烟台护士学校）(兼秘书)

王为民（山东省烟台护士学校）

冯广君（辽宁省本溪市卫生学校）

冯文华（吕梁市卫生学校）

刘鸿业（山东省青岛第二卫生学校）

许奇伟（萍乡卫生职业学院）

李　丽（珠海市卫生学校）

吴　萍（重庆市医药卫生学校）

赵丰清（烟台毓璜顶医院）

徐培聪（广东省潮州卫生学校）

魏雪峰（朝阳市卫生学校）

人民卫生出版社

·北　京·

图书在版编目（CIP）数据

急救护理技术 / 王为民主编. —4 版. —北京：
人民卫生出版社，2022.11（2025.4重印）

ISBN 978-7-117-34037-3

Ⅰ.①急… Ⅱ.①王… Ⅲ.①急救－护理－医学院校
－教材 Ⅳ.①R472.2

中国版本图书馆 CIP 数据核字（2022）第 209738 号

人卫智网	www.ipmph.com	医学教育、学术、考试、健康，购书智慧智能综合服务平台
人卫官网	www.pmph.com	人卫官方资讯发布平台

急救护理技术
Jijiu Huli Jishu
第 4 版

主　　编：王为民
出版发行：人民卫生出版社（中继线 010-59780011）
地　　址：北京市朝阳区潘家园南里 19 号
邮　　编：100021
E - mail：pmph @ pmph.com
购书热线：010-59787592　010-59787584　010-65264830
印　　刷：北京盛通印刷股份有限公司
经　　销：新华书店
开　　本：850×1168　1/16　印张：16　插页：1
字　　数：340 千字
版　　次：2002 年 8 月第 1 版　　2022 年 11 月第 4 版
印　　次：2025 年 4 月第 6 次印刷
标准书号：ISBN 978-7-117-34037-3
定　　价：49.00 元

打击盗版举报电话：**010-59787491**　E-mail：WQ @ pmph.com
质量问题联系电话：**010-59787234**　E-mail：zhiliang @ pmph.com
数字融合服务电话：**4001118166**　E-mail：zengzhi @ pmph.com

修订说明

为服务卫生健康事业高质量发展,满足高素质技术技能人才的培养需求,人民卫生出版社在教育部、国家卫生健康委员会的领导和支持下,按照新修订的《中华人民共和国职业教育法》实施要求,紧紧围绕落实立德树人根本任务,依据最新版《职业教育专业目录》和《中等职业学校专业教学标准》,由全国卫生健康职业教育教学指导委员会指导,经过广泛的调研论证,启动了全国中等卫生职业教育护理、医学检验技术、医学影像技术、康复技术等专业第四轮规划教材修订工作。

第四轮修订坚持以习近平新时代中国特色社会主义思想为指导,全面落实党的二十大精神进教材和《习近平新时代中国特色社会主义思想进课程教材指南》《"党的领导"相关内容进大中小学课程教材指南》等要求,突出育人宗旨、就业导向,强调德技并修、知行合一,注重中高衔接、立体建设。坚持一体化设计,提升信息化水平,精选教材内容,反映课程思政实践成果,落实岗课赛证融通综合育人,体现新知识、新技术、新工艺和新方法。

第四轮教材按照《儿童青少年学习用品近视防控卫生要求》(GB 40070—2021)进行整体设计,纸张、印刷质量以及正文用字、行空等均达到要求,更有利于学生用眼卫生和健康学习。

前　言

　　急救护理技术是一门综合性、实践性很强的护理专业方向课程,其目的是通过课程学习,增强学生的急救意识,培养学生应急能力,能够在紧急情况下对病人实施快速评估和有效救护,以提高急危重症病人抢救成功率。随着急诊医学的飞速发展,急救护理理念不断更新,急救护理技术快速发展,在临床护理工作中发挥着越来越大的作用,已经成为执业护士必须具备的专项技术技能。

　　本教材依照教育部颁布的《中等职业学校专业教学标准》,在全国卫生健康职业教育教学指导委员会的指导下,以全面提高学生急救护理科学素养为指导思想,渗透思政元素,贯彻党的二十大精神,将立德树人根本任务落实于教材建设全过程。弘扬劳动精神、奋斗精神、奉献精神、创造精神、勤俭节约精神。以培养学生实践能力和评判思维能力为重点,促进学生改变学习方式,变被动接受式学习为主动探究式学习,使教材更加符合学生的发展需要和临床护理需求。

　　吸纳一线急救护理专家参与教材编写,力求遵循思想性、科学性、系统性、适用性的编写原则。结合教材知识点、技能点,合理融入思政教学内容,引导学生树立正确的人生观、价值观、职业观。对基本知识、基本技能的阐述求真尚实,符合临床实际,做到教材内容与职业标准的对接。从学习者实际出发,遵循中职生的认知规律,把知识与技能按照急救护理工作任务与流程组织起来,形成教材编写的逻辑主线,使教材结构框架鲜明,内容逻辑有序,有助于学生对知识与技能的理解和掌握。

　　在上一版教材基础上,按照急救护理工作任务和工作过程优化教材内容,体现了项目导向、任务驱动的职教理念。强化思政元素融入,在教学案例选择上突出正能量,树立榜样力量,使学生在专业学习中,潜移默化地提升综合素养。突出了急救护理技术实训教学的重要性,理实比例达到了 1:1,以模拟情景教学设计教材实训内容,倡导协作精神,使实训教学更加贴合临床实际。针对现代职业教育多元化教学需求,增加数字资源,体现了融合教材的灵活性、趣味性。

　　教材编写过程中,编写团队严谨求实,精诚合作,对编写内容进行了反复斟酌和修改,同时也得到了各编者单位的大力支持,在此,真诚地表示感谢。由于编者水平和能力所限,难免有疏漏和不妥之处,敬请各位读者斧正。

王为民

2022 年 11 月

目　录

第一章 | 绪论

01章 数字资源

学习目标

1. 具有保护人民生命安全的责任心,树立"时间就是生命"的危急意识。
2. 掌握急救医疗服务体系的概念、组成及主要职责。
3. 熟悉急救医疗服务工作特点及团队合作。
4. 了解急救护理的起源、发展历程及急救护理工作范畴。
5. 学会启动急救医疗服务的方法。

急救护理是以挽救病人生命、提高抢救成功率、促进病人康复、减少伤残率以及提高生命质量为目的,以现代医学和护理专业理论为基础,研究急危重症病人抢救、护理和科学管理的一门综合性应用性学科。急救护理技术的实施与护理行为研究是急救护理的核心内容。

急救护理是急救医学的重要组成部分。随着老龄化社会的到来,民众生活方式发生改变,自然灾害、突发公共卫生事件多发,急危重症病人明显增加,促使急救医学越来越受到重视并日趋完善。

第一节 急救护理起源与发展

一、急救护理的起源

急救护理的起源可以追溯到1854—1856年间的克里米亚战争时期,当时前线战伤的英国士兵死亡率居高不下,达42%以上,弗洛伦斯·南丁格尔主动请缨,率领38名护士前往战地医院救护伤员,使伤兵死亡率大幅下降至2.2%。这充分说明了急救护理的有效实施在急危重症病人抢救中的重要作用。南丁格尔的出色表现也奠定了她在现代护理学中的地位。

二、急救护理的发展历程

急救护理是随着急救医学发展起来的护理学科。20世纪50年代初期，北欧发生了脊髓灰质炎大流行，许多病人因呼吸肌麻痹而不能自主呼吸，最终因呼吸衰竭而死亡。医护人员将这些病人集中起来，辅以"铁肺"治疗，并配合应用特殊护理技术，效果良好，挽救了很多病人的生命。这是世界上最早的呼吸支持治疗技术的临床应用。20世纪60年代，随着电子技术的发展，心电示波器、电除颤器、呼吸机、血液透析机等得到开发与应用，急救护理进入了有抢救设备配合的新阶段，急救护理理论与实践进一步创新与发展。到20世纪60年代后期，新型监护和治疗设备被集中使用，促成了重症监护病房（intensive care unit，ICU）的建立。进入20世纪70年代，英国皇家护理学院护理团体成立，该团体的主要工作之一即是对护士开展新临床急救知识与技术培训，由此形成了当今急救护理课程的雏形。

我国急救护理起步于抗日战争和解放战争时期对伤员的战地救护和转运。20世纪50年代我国参照苏联模式在大中城市建立急救站，70年代开始建设心脏病监护病房，80年代各大医院相继成立急救中心。1980年卫生部颁发《关于加强城市急救工作的意见》，1983年卫生部又颁布了《城市医院急诊室（科）建设方案》，1986年我国颁布《中华人民共和国急救医疗法》，从此我国的急救医学、急救护理工作有法可依。1986年12月中华医学会"急救医学专科学会"成立。此后，设立了全国120急救专线电话，急救硬件设备和医疗护理水平有了较大提高，民众急救意识普遍增强，急救护理的内容和范畴不断扩展。2013年12月19日国家卫生和计划生育委员会颁布了《院前医疗急救管理办法》，从机构设置、执业管理、监督管理、法律责任等方面做出了详细规定，进一步规范了我国院前急救工作的开展。

（王为民）

第二节　急救护理工作范畴

急救护理工作是急救医学的重要组成部分，随着急救医学的发展，工作范畴不断扩大，内容更加丰富，主要包括院前急救、急诊科救护、重症监护、灾难救援和急救护理人才培训和科研工作等内容。

一、院　前　急　救

院前急救是指对急危重症病人在进入医院前进行的医疗救护，包括现场评估与呼救、病人检伤分类、现场救护及病人搬运与转送等环节。及时有效的院前急救为维护病人的生命、防止再损伤、减轻病人的痛苦和后续院内救护奠定基础，对提高病人抢救成功率、减少致残率具有极其重要的意义。

院前急救是一项服务于广大民众的公益事业,其服务质量与急救效果不仅取决于专业急救人员的急救水平,还取决于民众急救知识与技能的普及。作为新时代的医学生,应遵循党的二十大精神,积极参加志愿服务工作,成为加强国家科普能力建设中的一员,积极开展院前急救宣传教育,提高民众急救知识知晓率和自救互救意识与能力,做到院前急救社会化、全民化、家庭化,才能为挽救病人生命赢得宝贵时间,提高院前急救质量。

二、急诊科救护

急诊科是医院急危重症病人的首诊场所,是院前急救的延续,也是急救医疗服务体系的重要环节。急诊科是急危重症病人最为集中、抢救工作任务最为繁重的临床一线科室。急诊科实行 24h 开放制度,承担急症病人的急诊接诊、急危重症病人抢救、突发公共卫生事件紧急救援等多项急救工作。

急诊科应具备与急救工作相适应的工作环境、设施设备和急救物品等基本条件,应配备受过专门训练、掌握急救医学专业知识和技能的医护人员。急诊科应具备为急诊病人提供有效的紧急医护服务的能力,包括挽救生命、稳定病情,为病人及时获得后续专科诊疗服务提供支持与保障。

三、重 症 监 护

重症监护是指受过专门训练的医护人员,在配备有先进监护和治疗设备的重症监护病房(ICU),接收由急诊科和院内其他科室转来的危重病人,如心肺脑复苏术后、休克、昏迷、多器官功能衰竭、严重水电解质酸碱失衡、急性多发性创伤等,对他们进行全面监护与治疗。重症监护的研究范围不仅限于危重病人的监护与治疗,还包括重症监护病房人员、设备及感染管理等多项相关工作。

四、灾 难 救 援

灾难救援是指对自然灾难和人为灾难所造成的人员伤害,提供迅速有效的紧急救护与援助。灾难救援需要得到政府和社会各界的重视、支持和帮助,尤其是大型灾害事故及战地救援,需要动员社会各界的力量,有组织、有计划地协调工作,合理统筹安排人力、物力、财力,在最短的时间内争取最佳的救援效果。2020 年新冠疫情突发湖北武汉,在党中央统一指挥下,全国各地 4 万多名医护人员组成 300 多支医疗队,逆行出征,紧急驰援武汉,与当地医护人员共同抗疫,展示了医护人员救死扶伤、大爱无疆的崇高精神,赢得了疫情防控阻击战的胜利。

五、急救护理人才培训和科研工作

随着社会经济迅速发展和人民生活水平的不断提升,民众对急救护理质量要求也在不断提高,急救护理岗位专业知识与技能更新越来越快。一个合格的急救护理人员不但要完成急诊分诊、病情评估、紧急救护、协调配合等工作,还要能够正确判读急危重症病人的各项监测指标,能够及时发现各项危急值及复杂情况,能够依据急诊病人的个体化需求完成急诊特殊护理程序。

为适应急救护理工作人才需求,教育部将急救护理列为护理专业的必修课程。中等职业教育护理专业依据专业培养目标开设了急救护理技术课程。中华护理学会和危重症监护委员会等各级专业协会积极开展专科培训及学术活动,为急救护理人才培养做出了重要贡献。

在实际工作中,医疗机构经常组织急救医学讲座和急救技术培训,有计划地开展急救护理学研究及信息交流,使急救护理教学、科研与实践紧密结合,促进急救护理人员的专业技术水平提升。

(王为民)

第三节　急救医疗服务体系

 工作情景与任务

杨女士,35 岁。乘地铁回家,在出地铁口的楼梯上,突然体力不支,面部朝下跌倒在楼梯上,3min 后有路人前去查看,并向地铁站人员求助。6min 后地铁保安到达现场,呼唤杨女士未见应答,上报车控室,值班站长赶到现场再询问杨女士,仍无反应,于是拨打110 和 120 电话,此时杨女士已倒地 17min。由于事发地地处繁华市区,交通拥堵,急救中心医务人员在杨女士倒地 50min 后赶到出事现场,经检查,判定杨女士已经死亡。

工作任务:

1. 找出本案例救助过程还需优化的环节。

2. 如果你在现场,请采取正确的方法救助杨女士。

急救医疗服务体系(emergency medical service system,EMSS)是集院前急救、院内急诊科诊治、重症监护病房救治和各专科的"生命绿色通道"为一体的急救网络。院前急救负责现场急救和途中转运救护,急诊科和 ICU 负责院内救护,该体系既适合于平时的急救医疗工作,也适合于灾害或意外事故的救援。

一、急救医疗服务体系的组成

完整的急救医疗服务体系应体现急诊的即刻性、连续性、层次性和系统性。要达到 EMSS 理想的服务效果,需要该体系各组成部分既能履行各自工作职责和任务,又能相互密切联系,环环相扣,协调一致完成急救工作任务。EMSS 具体工作任务包括:事故或发病现场初步救护、安全快速转运病人、医院急诊科救护、重症或专科监护。

理想的 EMSS 应包括合理高效的急救网络指挥系统、良好的急救硬件设备配置、专业化的急救人员和完善的卫生法律法规的政策支撑。

(一)急救指挥中心(站)

目前,我国地市级及以上城市均建有急救中心,急救中心下设若干急救站。设立了统一的 120 急救专线电话和通信指挥网络,在卫生行政部门的领导下,统一指挥日常急救工作和上级指派的临时救护任务。其主要职责是从 120 呼叫开始,有组织地指挥、协调现场急救,合理分诊、分流病人,最大效能地发挥 EMSS 的优势与作用。急救站在急救中心的领导下,担负现场急救工作,负责对急危重症病人和意外事故伤病员进行现场急救和转运。急救中心(站)还应承担一定的科研、教学任务,充分利用中心(站)的专业优势,开展全民急救知识的普及与宣传工作。

(二)医院急诊科

急诊科实行 24h 开放制度,承担入院急诊病人的紧急诊疗工作。在我国,许多地市综合医院急诊科还兼有急救站职能,担负院前急救和灾难救援等多项工作任务。急诊科是医院急危重症病人最为集中、抢救和管理任务最为繁重的科室,也是容易产生医患纠纷的科室。急诊科在医疗护理过程中除应以"急"为中心外,还应特别关注紧急情况下的医患沟通及社会协调。急诊科是医院的窗口科室,其医护服务水平是医院整体医护水平的缩影。

(三)重症或专科监护

重症或专科监护是指应用现代医学理论、先进的诊断方法和监测技术,由专业化的医护人员对急危重症病人进行连续监测、诊断、强化治疗与护理。重症监护病房是实施重症或专科监护的临床单元。作为 EMSS 的重要环节,系统的、高质量的医学监护和治疗是提高急危重症病人抢救成功率、降低死亡率和伤残率的重要保障。

(四)基层急救医疗服务

乡镇卫生院、社区卫生服务站作为最基层的医疗服务机构,在急救医疗服务体系中应发挥越来越重要的作用,使急救网络向前延伸更加接近现场,为病人提供更加及时有效的急救服务。其主要的工作职责包括在急救专业机构的指导下,学习和掌握现场救护的基本知识与技能;负责所在社区的防火、防毒、创伤救护等知识的宣传教育工作;在意外灾害发生时,在急救专业人员到达前,及时、正确地组织民众开展现场自救、互救工作。

二、急救医疗服务体系的管理

(一)完善的政策法规

我国的急救医疗服务起步于 20 世纪 50 年代,1980 年卫生部颁布的《关于加强城市急救工作的意见》、2013 年国家卫生和计划生育委员会颁布的《院前医疗急救管理办法》等政策性文件,从急救组织建立、体制管理、救治质量等方面给予了政策性指导,推动了我国 EMSS 的发展与完善。

(二)合理布局、统筹管理急救网络

我国人口众多,区域经济发展差异较大,卫生资源配置不均衡,EMSS 布局不尽合理,各环节尚存在诸多衔接不良的问题。各地卫生行政部门应根据当地实际情况组建符合本地实际的急救网络,使急救网络延伸至每一个街道、社区、家庭。省市急救中心应发挥 EMSS 核心成员作用,承担本地域 EMSS 的统筹管理、院前急救协调指挥、急救信息传播、急救技术培训和科研工作。通过合理布局、科学管理、优化急救网络,使 EMSS 更加健全与完善。

(三)优化 EMSS 硬件配置

1. 建立灵敏、高效的急救通信网络　灵敏高效的急救网络是提高急救应急能力的硬件保障。快速发展的现代信息技术与通信技术,为急救通信网络的建立与发展提供了技术支撑。急救中心通信系统应当具备系统集成、救护车定位追踪、呼叫号码和位置显示、计算机辅助指挥、移动数据传输、无线集群语音通信等功能。构建全方位、立体化的急救通信网络,使急救信息的传递在 EMSS 中畅通无阻。

2. 配备符合院前急救需求的转运工具　急救转运工具不仅是运送病人的载体,也是现场及途中实施急救、监护的场所,应专车专用。救护车应当符合救护车卫生行业标准,标志图案、标志灯具和警报器应当符合国家、行业标准和有关规定。车内要配备必要的抢救与监护设备,可实施心肺复苏、气管插管、心脏除颤、心电监护、血氧饱和度监测等紧急救护和监护措施。在沿海地区、边远地区及有条件的城市,可根据急救需求开展快艇、直升机急救。急救中心要加强急救转运工具管理,制定完善的管理制度,确保转运工具专用并保持功能完备。

(四)加强急救专业人员培训

建立健全急救人员长效培训机制,不断提高专业急救人员技术水平,是保证急救质量的关键。建立院前急救医护人员准入制度,确保院前急救医护人员都经过专业培训,并具备相应的业务水平和能力。EMSS 管理人员需要具有医学资格并接受相关专业管理培训。建立复训制度,有计划地组织急救知识讲座、急救新技术培训,积极开展急救护理学术与信息交流,更新急救理念,使急救护理科研、教学、实践紧密结合,促进急救护理人才培养,

适应快速发展的急救事业需求。

（五）普及社会急救

普及社会急救对缩短急救反应时间,提高急救成效具有重要意义。政府及各级各类医疗卫生机构应广泛开展急救知识宣教,树立民众急救意识,普及急救技术,如徒手心肺复苏术、创伤急救技术等。当意外伤害发生时,在专业人员尚未到达现场前,现场民众能正确有效地进行自救和互救,如及时拨打120急救电话呼救,对心搏骤停病人尽早给予心脏按压、自动体外除颤仪(automated external defibrillator,AED)除颤,对创伤病人实施紧急止血等。社会各部门要提高急救意识,接到相关呼救信息时,要争分夺秒组织开展现场救助,尽最大可能保障病人生命安全。

三、急救医疗服务特点与团队合作

（一）急救医疗服务特点

急救医疗服务所面临的服务对象均为急危重症病人,具有起病急、病情重、变化快和病因复杂等特点。特别是在灾难救援时,较多的病人、复杂的病情、恶劣的救护环境、紧缺的救护设备和人力资源,均对急救医疗服务构成了极大的挑战。急救人员在抢救病人的过程中,需要应用各临床专科技术和急救技术,其业务涉及范围广。从事急救医疗服务工作的护理人员必须要有临床各专科护理知识与技能,能在最短的时间内对急诊病人存在的危及生命的护理问题做出初步判断,并协助医生或独立开展紧急救护,这对从事急救医疗服务的护士提出了更高的素质要求。

（二）急救医疗服务团队合作

急危重症病人抢救工作紧张繁忙,工作强度大,面对较多的负性情绪,精神压力大。急救医疗服务从业护士必须要有强烈的责任心,牢固树立"时间就是生命"的观念,有不怕脏、不怕累、不怕危险的奉献精神和精益求精的工匠精神,更重要的是要具有良好的沟通协调能力和团队合作精神。

团队合作对急救医疗服务具有重要意义。一方面有效的团队合作可使急救医护人员保持积极的工作态度,有助于合作性工作的高效开展;另一方面可以使责任分工更加明确,相互协助和支持,减少风险和错误,提高急救效率,有助于改善病人的临床结局,减少不良事件,提高病人抢救成功率。

急救医疗服务从业护士不仅是各项救护措施的执行者,还是急救环境的维护者、急救设备和药品管理者、急救信息沟通者及各种关系协调者。急救工作过程中,护士需要配合医生正确使用各种抢救仪器,迅速完成各种急救操作,保证用药准确、及时。还需协调病人、医护人员、家属等各方人员关系,排除抢救、护理的各种障碍,顺利开展抢救工作。因此,急救护士良好的沟通协调与合作能力是顺利完成急救任务的保障。

四、急救警示标志

国际医疗急救标志(图 1-1,见文末彩图 1-1)采用蓝、黄两种颜色,具有很强的稳定性和醒目性。标志以圆形为基底,圆环外配以橄榄枝翅膀形状组合,给人以一种平和和安全的感觉,圆环中心采用国际急救标志"生命之星"及蛇与权杖,圆环上还可配以当地急救中心的中英文字符,标志的外形和内涵均具有国际性。

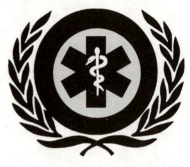

图 1-1　国际急救标志

"生命之星"(star of life)是急救医疗服务体系(EMSS)的国际标志,在救护车、救护直升机、救护设备与器材、救护服装上,都会看到"生命之星"的标志。至今,它已是世界各国的 EMSS 专属标志。生命之星交叉的 6 条臂,象征着 EMSS 的 6 个功能。①发现。②报告。③反应。④现场抢救。⑤运送途中监护。⑥转至院内救治。

 边学边练

实训一　120 急救中心(站)认识实习

本章小结

　　本章从追溯急救护理起源开始,回顾了急救护理发展历程和主要历史节点。概要介绍了急救护理工作内容,主要包括院前急救、急诊科救护、重症监护和急救护理人才培训与科研工作等。

　　本章学习重点是急救医疗服务体系(EMSS),也是本章学习难点。它是集院前急救、院内急诊科诊治、重症监护病房救治和各专科的"生命绿色通道"为一体的急救网络。该体系各组成部分既要履行各自工作职责和任务,又要相互密切联系,环环相扣,协调一致完成工作任务。另外,本章还强调了树立社会民众急救意识,普及社会急救知识与技能的重要性,以及紧急救护过程中团队合作的重要性。

(王为民)

 思考与练习

1. EMSS 的含义是什么?

2. 急救护理工作范畴有哪些?

3. 团队合作对于急救医疗服务的意义是什么?

第二章 院前急救

02章 数字资源

1. 具有"人民至上,生命至上"的价值理念和"时间就是生命"的急救责任意识。
2. 掌握院前急救原则。
3. 熟悉院前急救的特点、工作任务。
4. 了解我国院前急救的工作模式。
5. 熟练掌握院前急救现场评估、现场救护、搬运与转运技术。
6. 学会院前急救工作中的有效沟通与协作配合方法。

院前急救是指对急、危、重症病人在进入医院前进行的医疗救护,包括伤病现场医疗救护、转运及途中监护等环节,是由目击者或医护人员在伤病现场对病人进行的必要的初步救护,以维持病人基本生命体征,减轻病人痛苦的医护行为。院前急救是急救医疗服务体系中的首要环节和重要组成部分,院前急救质量直接影响着后续院内救护,因此它已成为衡量一个地区急救工作水平的重要指标。

第一节 院前急救概述

一、院前急救的目的与任务

(一)院前急救目的

1. 维持生命　维持和挽救生命是院前急救最根本的目的。
2. 防止伤势和病情恶化　尽可能降低死亡率,减少后遗症,降低后期医疗成本,为提高病人生存质量奠定基础。
3. 促进康复　给予病人合理、及时的初步救治和提供必要的心理抚慰与疏导,有利于病人康复。

（二）院前急救任务

1. 承担呼救病人的院前急救　这是主要和经常性的任务。院前呼救病人一般有3种类型：一是短时间内有生命危险的人；二是病情紧急但短时间内尚无生命危险的人；三是慢性病病人，此类病人不需要现场急救，只需提供救护车转运服务。

2. 承担突发意外事故、灾难或战争时的紧急医疗救护任务　在各类灾害现场，病人多、伤情复杂，除了做好现场医疗救护外，还需要与现场消防、交通、公安等部门密切合作，执行应急预案，做好现场病人的分类救护和分流。

3. 承担大型集会、重要活动或执行特殊任务时的急救医疗保障工作　执行特殊任务更要加强责任心，坚守岗位，随时准备应对可能出现的各种意外。

4. 承担急救通信网络的枢纽任务　院前急救医护人员首先要承担急救过程中急救信息的接收任务，其次承担着 EMSS 内部的联络，还承担着与上级部门的联络任务，起着承上启下的信息传达枢纽作用。

5. 承担民众急救知识的宣传与普及工作　按照国际惯例，如今我们把目睹现场事件发生的人员，统称为第一目击者（first responder）或是第一反应人。无论在家中、办公室、公共场所、街道或工地等，遇到紧急情况时，第一目击者都应本着人道主义和友爱精神去救助他人。立刻拨打 120 求助，同时选用正确有效的简单方法施救，维持病人生命，等待医护人员和救护车的到达，为病人尽可能地争取抢救条件和时间。

作为专业急救人员，应认真落实党的二十大报告关于"坚持全面依法治国，推进法治中国建设"的精神，增强法治观念，严格依照相关法律法规开展院前急救工作。为使病人在现场获得救助的时间极尽缩短，实现非医护救助与专业医护救护的紧密衔接，应积极宣传《中华人民共和国民法典》中关于救助免责的新法律条文，倡导乐于助人的传统道德风尚。通过多种途径开展现场急救及心肺复苏的全民教育，针对红十字会成员、公共场所服务人员、警察、导游等职业人群，进行专项培训。

 知识拓展

紧急救助的责任豁免

《中华人民共和国民法典》第一百八十四条："因自愿实施紧急救助行为造成受助人损害的，救助人不承担民事责任。"这一条文最重要的法律价值，就是为鼓励公民对不负救助义务的他人实施救助，赋予善意施救者必要的责任豁免权，大大降低善意施救者所要承担的风险，保护善意救助者不受民事责任追究。

二、院前急救的重要性与特点

（一）重要性

院前急救不是在医院等病人,而是走出医院到家庭、社区或其他院外紧急事件现场实施应急救护,使病人在发生危急情况时能尽早得到有效的救治,最大限度地减少病人的"无治疗期"。尽管院前急救是短暂的、应急的,但及时有效的院前急救可以为挽救病人生命赢得宝贵的抢救时机,为后续院内救治打下良好基础。反之,如果院前急救反应迟缓或施救措施不当,就可能导致严重后果,给病人留下后遗症、残障甚至危及生命。因此,重视院前急救是做好急诊医疗服务关键的第一步,对提高病人抢救成功率、减少伤残率和死亡率是至关重要的。

（二）特点

1. 紧急性　不管是危重病人还是急诊病人,均需立即救治,紧急处理。院前急救要牢固树立"人民至上,生命至上"的价值观和"时间就是生命"的急救理念,不能拖延一分一秒,做到一有呼救必须立即出车,一到现场必须迅速抢救。

2. 随机性　病人何时呼救、重大事故或灾难何时发生、在何地发生均不可预知,尤其是突发公共卫生或安全事件时,病人多,现场环境混乱,不可控因素多。因此,院前急救工作表现为极大的随机性,院前急救医护人员应随时处于戒备状态,一旦出现突发事件,能够即刻展开专业救援。

3. 复杂性　院前急救病人病种多、病情复杂,要求急救人员在较短的时间内对复杂病情进行评估、判断、检伤分类和紧急救护。因此,院前急救人员必须具备扎实的急救知识、技术及良好的协作能力。

4. 艰难性　院前急救的条件大多比较差,人员不足,设备受限,环境恶劣,病人病史不详。急救人员经常需要携带急救设备徒步到达现场,搬运病人,体力消耗很大,也给急救工作增加了难度。

5. 协调性　院前急救工作涉及社会各个方面,不仅逾越了传统的分科范围,也跨出了纯粹的医学领域。在工作中要建立有效的调度和协调系统,不但要多学科协调,还要和社会各方协调。

三、院前急救的原则

院前急救是在紧急事件发生现场,医护人员借助极其有限的医疗条件,应急处理病人伤情或病情,其主要目的是维护病人生命。因此,院前急救总体原则是"先救命后治病,先重伤后轻伤"。

1. 急救与呼救并重　在伤病现场,既要积极实施抢救,又要尽快获得专业急救援助。

有多人参与抢救工作时,急救和呼救可分工同时进行。如现场只有一人时,应先紧急施救,再在短时间内进行呼救。

2. 先排险后施救　到达急救现场,应首先进行急救现场环境评估,排除险情或脱离险境后再实施救护,以确保现场人员安全。

3. 先重伤后轻伤　现场急救最重要的是挽救病人生命。病人有多处伤情时,要先处理危及生命的伤情,再处理一般伤情。遇有成批病人时,应优先抢救危重者,后抢救较轻者。

4. 先固定后搬运　对于创伤骨折的病人,为防止搬运时造成血管、神经等组织的损伤,应就地取材,先对骨折部位实施固定,再移动或搬运病人。

5. 先救命后运送　在急救现场,应先争分夺秒挽救病人生命,待生命体征稳定后再进行运送。运送途中要加强途中监护,密切观察病情变化,不能放松对病人的抢救,确保病人平安到达目的地。

6. 搬运与医护一致　加强各部门的协调合作,做到搬运者与医护人员互相协调、密切配合。避免因协调不良导致病人抢救不利或因车辆颠簸增加病人痛苦和死亡。

四、院前急救工作模式

我国院前急救模式目前仍处于发展阶段,兼具救治与运送功能。由于我国各区域规模、经济实力及急救服务能力存在差异,各地区所采用的院前急救工作模式也有所不同,各具特色。

1. 广州模式　将各医院进行行政区划,通过急救中心调度指挥各医院急诊科的救护车开展院前急救,院前急救人员与调度指挥中心非隶属关系。这种模式投资少,能充分利用当地医疗资源,但需做好与医院急诊科的调度协调,才能保证院前急救质量。

2. 上海模式　急救中心单独开展院前急救工作,院前急救人员隶属于急救中心,由专职急救员担任此项工作,管理起来比较容易,院前急救反应速度也比较快。

3. 北京模式　急救中心独立开展院前急救和院内救护,不仅承担院前急救任务,还在中心内设有收治急救病人的床位。

4. 沈阳模式　强调将院内救治搬到院前,将急诊科医生、急诊重症监护室医生及专科医生推向院前急救,以提高院前整体救治水平。

5. 苏州及香港模式　是急救与消防、公安等相合作的联动型模式,报警电话统一为999,这种模式下急救人员协调有序、训练有素,急救设备精良,院前反应迅速,目前已被许多地区逐步采用。

6. 重庆模式　主要依托综合医院开展院前急救,目前急救中心建在重庆市第四人民医院内,急救人员均隶属于医院管理。

五、院前急救质量评价

（一）院前急救时间

1. 急救反应时间　是从接到急救电话到派出救护车抵达急救现场的平均时间。国标目标要求为 5～10min。通讯、交通状况、人员车辆配置、急救站点分布和急救半径等因素都会影响急救反应时间。

在紧急情况下，从紧急事件发生到最初的 10min 左右是急救或处置的关键时间，在此段时间内进行急救处理可以大大缩短抢救时间和／或提高抢救成功率，这一时间段称为"急救白金 10min"（emergency platinum 10 minutes，EP10M）。它具有十分重要的社会意义，值得向社会公众进行推广和普及。

2. 现场抢救时间　是急救人员在现场对病人实施紧急救护的时间，视病人病情是否达到安全转运条件而定。

3. 转运时间　即从现场到医院的时间。往往取决于交通状况和能够接收院前急危重病人的医院分布等因素。

（二）院前急救效果

急救反应时间、急救设备、急救人员能力和急救技术水平、院前急救系统管理均会影响急救效果。院前心搏骤停病人的复苏成功率是评价院前急救效果的主要客观指标之一。按照标准化急救流程开展院前急救，会改善急救效果。

（王为民）

第二节　院前急救护理工作

 工作情景与任务

学生小明，下课后手持手机，边看微信边下楼梯，突然右脚踩空跌下楼梯，背部猛烈撞击楼梯对面墙壁后弹落地面。

工作任务：

1. 如你在现场，请对小明进行病情评估。

2. 根据病情评估结果，实施必要的现场急救。

3. 请正确搬运小明。

一、现场评估与紧急呼救

院前急救时要遵循"急救与呼吸并重"原则,在急救评估同时应即刻进行呼救。

(一)现场评估

1. 环境评估　迅速判断伤病现场是否存在对病人或救护者造成伤害的危险环境,施救前应先排除险情,以确保病人及救护人员的安全。例如在触电现场,必须先切断电源;在地震救援现场,应先将病人搬离摇晃的建筑物;在车祸现场,应先将困于车内的病人妥当搬离出来,然后再对伤情进行急救处理。

2. 病情评估　病人脱离险境后,要快速评估伤病发生的原因和病况,但不要因反复查询病因,耽误病人的抢救。对急危重症病人常需要病情评估、抢救处理同时进行。评估时尽量不要移动病人身体,尤其是对不能确定的创伤病人。采用问诊及护理体检的方法,快速果断地判断哪些是直接威胁病人生命的伤情或症状。要突出重点,主要评估意识、瞳孔、呼吸、循环等方面。

(1)判断意识:对成人可通过呼唤、拍击肩部、指压人中等方法,观察病人有无反应,判断是否存在意识丧失。对婴儿则可拍打足跟或掐捏上臂看是否哭泣,如对上述刺激无反应,提示意识丧失。

(2)观察瞳孔:观察瞳孔的大小、形状、对光反射。双侧瞳孔缩小应考虑有机磷杀虫药、吗啡、氯丙嗪中毒;双侧瞳孔散大应考虑颅脑损伤、颠茄类药物中毒或濒死状态。

(3)评估气道与呼吸:首先应评估病人气道是否畅通,若病人不能说话、咳嗽、口唇发绀、呼吸困难,需迅速查明是否气道梗阻。若口鼻腔内有异物或痰液,要即刻清理,有活动性义齿需取出,以保持呼吸道通畅。有气道梗阻必须及时解除。已昏迷病人要采用仰面举颏法或抬颈法(见第四章)开放气道。然后通过观察病人胸廓有无起伏、口鼻有无气流等来判断病人是否存在自主呼吸。对无自主呼吸者,应立即人工呼吸。对有自主呼吸病人,还应观察呼吸频率、节律、深度、是否有呼吸困难等。

(4)评估循环:对成人,可通过触摸桡动脉、股动脉或颈动脉来判断有无脉搏;对婴儿,则应触摸肱动脉。若脉搏细数,提示可能有严重缺氧、心力衰竭、休克等。若面色苍白,皮肤花斑、湿冷,提示末梢循环障碍。若脉搏、呼吸消失,则应立即进行心肺复苏。

(二)紧急呼救

1. 快速启动 EMSS　在快速现场评估和病情判断后,立即对危重病人实施现场救护,同时应紧急拨打 120 急救电话或大声求助现场其他人员,快速启动 EMSS。有效的呼救对危重病人获得及时的医疗救护至关重要。如果现场目击者只有一人,病人呼吸、脉搏消失,应先紧急行心肺复苏 1~2min 后再尽快拨打 120 电话呼救;如果现场有多位目击者,则应急救与呼救同时进行。

2. 电话呼救时说明的内容

（1）首先要说明病人身份（姓名、性别、年龄）。

（2）伤病现场的确切地点，并尽可能说明周围明显地标。

（3）病人目前的伤病情况，特别是最危急的病情或伤情，如呼吸、脉搏消失、大出血、昏迷等。如为灾害事故，有多位病人，则要说明伤害性质、发生原因、受伤人数及严重程度。

（4）说明目击者的救助能力及现场已采取的应急措施，征询专业急救人员现场急救方法。

（5）呼救最后要留下呼救人有效电话号码及姓名，以便调度人员和急救医务人员与呼救人随时保持联系。

120 急救电话是我国统一的急救呼叫电话，遇到意外或急危重症时，拨打 120 急救电话是启动急救医疗服务体系最直接、最有效的方法。拨打呼救电话时，语言必须精练、准确、清楚。请不要因着急提前挂断电话，要等 120 接线员挂断电话。

二、现 场 救 护

完成快速现场评估判断后，急救人员应立即按病情轻重缓急实施救护，救护措施实施可穿插在评估过程中。

（一）检伤分类

在灾难事故现场，病人较多，为减少抢救的盲目性，急救人员应立即对病人进行检伤分类，分清轻重缓急，有效救助危重病人，维护病人生命安全。检伤分类必须遵循检伤、分类、抢救同时并举的原则。进行检伤分类的医护人员应具有丰富的急救工作经验和较强的组织能力，以保证检伤分类过程快速、准确、无误。体检时尽量不要移动病人，随时处理危急病情，分检时间一般控制在 1～2min。

1. 检伤　快速完成危重病情评估后，根据实际情况，进一步对病人生命体征、全身各部进行全身系统或有针对性的伤病情检查。

（1）头部：检查头皮、颅骨、面部有无外伤或骨折；观察眼球表面有无出血及充血，检查视物是否清楚；观察耳、鼻有无血液或脑脊液流出；查看口腔内有无呕吐物、血液、食物或脱落牙齿，如发现牙齿有松脱或有义齿要及时取下。

（2）颈部：观察颈部外形及有无活动异常；检查有无压痛、颈项强直、气管偏移；如果怀疑有颈椎损伤，则应立即颈托固定或就地取材固定颈部。

（3）胸部：观察胸廓运动是否对称；检查胸部有无创伤、出血；检查锁骨、肋骨有无压痛及变形，判断是否存在骨折、气胸等。

（4）脊柱：主要针对创伤病人，在未确定是否存在脊柱损伤时，切不可盲目搬动病人。检查时可用手平伸向病人后背，自上而下触摸脊柱情况。

（5）腹部：观察腹部有无膨隆、凹陷及腹式呼吸情况；检查腹部有无压痛或肌紧张，判断有无脏器损伤。

（6）骨盆：双手置于病人髋部两侧,轻轻施加压力,检查有无疼痛或骨折存在。另外还要检查有无生殖器损伤。

（7）四肢：观察四肢有无形态及运动异常,观察四肢有无肿胀及压痛;检查时不要遗漏,注意双侧对比。

2. 病人分类　根据国际公认标准,灾害现场病人通常分为四类:轻度、中度、重度及死亡,分别用绿、黄、红、黑色标志卡作为病人伤情的分类标记(图2-1,见文末彩图2-1)。

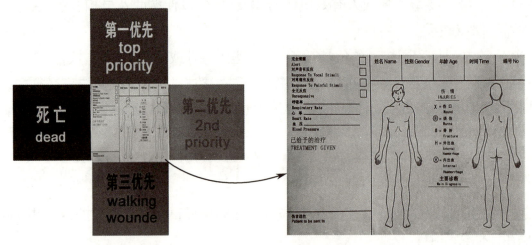

图 2-1　病人伤情标记卡

（1）轻度：伤、病情较轻,病人意识清楚,能配合检查,血压、脉搏、呼吸等生命体征正常,如一般挫伤、擦伤。

（2）中度：介于轻伤与重伤之间,病人短时间内无生命危险,如骨折、关节脱位等。

（3）重度：此类病人随时有生命危险,需立即抢救,如心室颤动、大出血、窒息、严重中毒、休克等。

（4）死亡：病人意识丧失、颈动脉搏动消失、呼吸停止、瞳孔散大。

（二）体位安置

根据病人病情安置不同体位,原则是在不影响抢救的情况下,为病人安置安全舒适体位。

1. 无意识、无呼吸、无心跳者　应立即置复苏体位即仰卧位,并置于坚硬的平面上,即刻进行现场心肺复苏。

2. 意识不清但有呼吸和心跳者　应将病人置于恢复体位即侧卧位,以防止分泌物、呕吐物吸入气管导致窒息。

3. 特殊病情体位要求　急性左心衰竭病人取坐位;胸腹部外伤病人取半卧位;咯血病人取患侧卧位;腹痛病人屈双膝于腹前;毒蛇咬伤下肢时要放低患肢;脚扭伤则应抬高患肢。

（三）安全松解或脱除病人衣物

院前急救时，常需松解或脱去病人衣物，操作时要掌握一定的技巧，以免因操作不当加重伤情。

1. 脱上衣法　解开衣扣，将衣服向肩部方向推，背部衣服向上平拉。对一侧上肢受伤者，脱衣袖时应先健侧后患侧，提起一侧（健侧）手臂，使其屈曲，将肘关节、前臂及手从腋窝位拉出。再将衣服从颈后平推至对侧（患侧），拉起衣袖，使从另一侧上臂脱出。如情况紧急或穿套头衣服，可直接用剪刀剪开衣袖。

2. 脱长裤法　病人平卧，解开腰带及裤扣，从腹部将长裤推至髋下，保持双下肢平直，不可随意抬高或屈曲，将长裤平拉脱去。

3. 脱鞋袜法　应托起并固定踝部，向下、向前顺脚型方向脱去鞋袜。

4. 脱头盔法　如病人无颅脑损伤，呼吸良好，不主张脱去头盔。若有头部损伤且影响施救时，需及时脱除头盔。方法是：用力将头盔外侧板掰开，再将头盔向后上方脱除，动作要稳妥，避免造成二次伤害。

（四）迅速建立有效的静脉通路

对需要紧急静脉输液用药者，要迅速建立有效的静脉通路。如需要并有可能，可以选择应用静脉留置针、经外周静脉中心静脉置管术（peripherally inserted central catheters，PICC）、锁骨下静脉穿刺插管术。

（五）维持呼吸功能

清除病人口腔、鼻腔分泌物，保持呼吸道通畅，有条件时给予吸氧。对呼吸停止者，立即实施口对口人工呼吸或面罩－气囊通气，或协助医生行紧急气管插管并给予呼吸支持，对严重气胸者要进行穿刺排气。

（六）维持循环功能

密切监测病人脉搏、血压、呼吸等基本生命体征。对急性心力衰竭、急性心肌梗死、高血压急症及休克病人，实施心电监护，发现心搏骤停，立即进行心肺复苏。

（七）紧急对症处理

对急性哮喘发作病人给予紧急止喘；对颅内压升高病人给予积极降颅内压；对抽搐惊厥病人给予镇静抗惊厥处理；对失血性休克病人应紧急止血、抗休克裤。对创伤病人给予紧急止血、包扎、固定（详见第四章第三节）。

（八）保护脊柱，避免二次伤害

对疑似脊柱损伤者应立即制动，特别是对怀疑颈椎损伤者，应使用颈托或头部固定器加以保护，若没有上述用具，应就地取材或"手锁固定"。

1. 头锁　常用于颈托固定前的临时固定及现场手法牵引复位。方法：病人仰卧位，救助者双膝跪于病人头顶位置，并与病人身体成一直线，救助者先固定自己双手手肘于大腿或地面上，双手掌放于病人头两侧，拇指轻按前额眉骨，示指和中指固定病人两侧面颊颧骨，无名指、小指置于耳下，不可盖住耳朵（图2-2）。

2. 双肩锁　是水平移动病人时的制动手法。方法:救助者位置同头锁,双手在病人颈部两侧,掌心向上,拇指与四指分开,锁紧斜方肌,双手前臂紧贴病人头部使其固定(图2-3)。

3. 头肩锁　是翻转移动病人时的制动手法。方法:救助者位置同头锁,一手如肩锁般锁紧斜方肌,另一手如头锁般固定病人头部,手掌及前臂需用力将头部夹紧(图2-4)。

4. 头胸锁　是转换其他制动锁或放置头枕时的制动手法。方法:病人仰卧位,救助者跪于病人头肩部侧方位置,一手肘紧贴病人胸骨,手掌固定病人面颊。另一手肘稳定后固定病人前额,不可掩盖病人口鼻(图2-5)。

5. 胸背锁　是把坐位的病人躺卧在脊柱板上或脱去头盔时头颈胸背的固定手法。方法:病人坐位,救助者位于病人身体一侧,一手肘部及前臂紧贴在病人胸骨上,拇指示指分别固定于两面颊部,另一手臂紧贴在背部脊柱上,手指紧锁于枕骨上,双手调整好位置同时用力压锁。手掌不可掩盖病人口鼻(图2-6)。

6. 双膝制动　当现场救助人员不足时,救助者可取跪姿将仰卧位病人头部夹紧于自己双膝之间,进行临时固定(图2-7)。

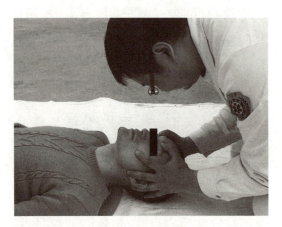

图2-2　头锁

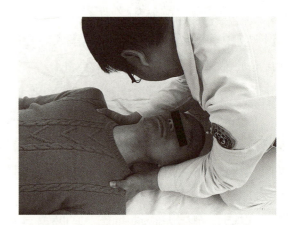

图2-3　双肩锁

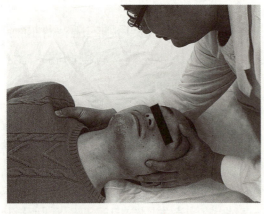

图2-4　头肩锁

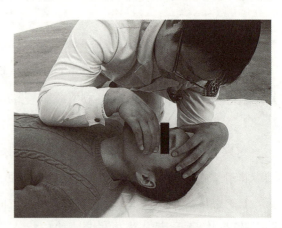

图2-5　头胸锁

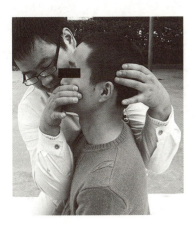

图 2-6　胸背锁

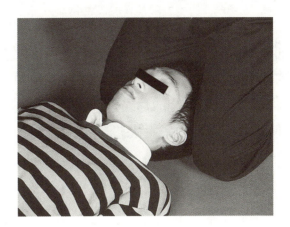

图 2-7　双膝制动

三、搬运与转送

（一）搬运

搬运是指把病人从发病现场搬至担架,从担架搬至救护车、船艇、飞机等转送交通工具上。搬运是急救过程的重要组成部分,搬运病人时应根据病人病情特点,因地制宜地选择合适的搬运工具,最常用的搬运方法是担架搬运及徒手搬运(详见第四章第三节)。搬运时应遵循"搬运与医护一致性"原则,避免不当搬运导致病人二次伤害,产生恶劣后果。如脑出血者搬运不当可使出血加重而形成脑疝;脊椎损伤者随便搬动或抱扶行走,可致脊髓损伤,引起截瘫甚至死亡。

（二）转送

由于现场救护条件有限,在病人病情允许的情况下,应尽快安全地将病人就近转运至适合病情救治的医院,使病人尽早接受进一步的诊断与治疗。正确、稳妥、迅速地转运病人对病人的抢救、治疗和预后至关重要。转运病人的车辆、船艇、飞机等,不仅是交通工具,同时也是抢救病人的场所。在转运途中要注意:

1. 根据不同的运输工具和伤、病情安置合适体位,一般采取平卧位。对恶心、呕吐者采取侧卧位,对意识障碍者应采取平卧头偏一侧。

2. 在运送前要评估道路状况,救护车在行驶过程中要尽量保持平稳,在拐弯、上下坡时要防止颠簸,以免病人病情加重或发生坠落。

3. 要密切观察病人的意识、呼吸、脉搏、瞳孔、血压、面色以及主要伤情的变化。途中一旦出现窒息、呼吸停止、抽搐等紧急情况,应立即进行急救处理。

4. 转运途中要加强生命体征监护和重要脏器功能支持,做好输液、吸氧、吸痰、保暖等相关护理,妥善固定气管插管等各种管道,保证管路畅通。

5. 急症病人普遍有恐惧、焦虑的心理,因而护士要体贴病人,言语温柔,和蔼可亲,给人以充分的信任感,也可给予适度的病情介绍,以减轻或消除其恐惧感。

6. 做好转运途中抢救、监护、观察等有关医护文件记录,为病人的交接做好准备。

7. 安全运送病人到达急救中心或医院急诊科后,要做好病人的交接,应向接诊护士详细交接病人现场情况、途中变化、已采取的急救措施及目前病情等,以便对病人做进一步的救治及护理。

院前急救任务完成后,应及时补充急救药品,维护急救仪器,并对救护车进行消毒处理,使其处于完好的备用状态,急救人员待命。

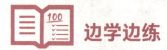 **边学边练**

实训二　院前病人的现场救护

本章小结

　　院前急救是急诊医疗服务关键的第一步,是指由目击者或医护人员在伤病现场对病人进行的必要的初步救护,院前急救最根本的目的是维持生命。

　　本章学习重点是:先排险后施救、先救命后运送、先重伤后轻伤、先固定后搬运、急救与呼救并重、搬运与医护一致等基本原则,以及现场急救基本救护措施。本章学习难点是:院前现场评估,尤其是多名急危重症病人的检伤分类。

　　同学们在学习时应注重理实结合,重视实训练习,认真对待情景模拟训练,将实训场视为临床急救现场,锤炼急救护理技能,树立"人民至上,生命至上"价值理念,培养应急意识和团结协作精神。

（王为民）

 思考与练习

1. 院前急救的基本原则有哪些?
2. 如何拨打 120 急救电话?
3. 在院前急救现场,如何为病人安置体位?

第三章 | 急诊科救护

03章 数字资源

医院急诊科是急救医疗服务体系最重要组成部分,不仅承接院前急救任务,还是院内急救工作的一线,24h 不间断地对来院的各类急危重症病人实施救治。其一切医疗护理过程均以"急"为中心,处处体现"时间就是生命"的工作特点,迅速稳定病人的生命体征,为病人及时获得后续的专科诊疗服务提供支持和保障。急诊科工作水平的高低,直接体现了一所医院的管理水平和医疗护理质量。

第一节　急诊科设置

按照卫生部《急诊科建设与管理指南(试行)》要求,急诊科设置和布局应当以方便急危重症就诊、抢救、住院,满足医院的急诊实际工作需要为根本。

一、急诊科总体布局与要求

急诊科的布局要从应急出发,以方便病人就诊和抢救为原则,合理的布局有利于最大限度地利用急诊资源,节省急诊就诊时间。

1. 急诊科的标志　急诊科要设置白天和夜间都能看得见的醒目标志。各功能部门的标志醒目,最好采用灯箱,方便夜间寻找。在通往抢救室的方向,可采用一定的方式,如沿墙或地面涂上色标、悬挂醒目指示牌、建立绿色急救通道等。在急诊大厅应有急诊科各个层面的平面图。一些重要部门如CT室、手术室、住院部应设立明显指示标志。

2. 急诊科的平面布局　急诊科应设在医院内便于病人迅速到达的区域，并邻近大型影像检查等急诊医疗依赖较强的部门。急诊科的各功能部门的布局应以减少交叉穿行、减少院内感染和节省时间为原则，选择最佳布局方案。预检分诊台、候诊室、抢救室、各科急诊诊室、急诊重症监护病房（emergency intensive care unit，EICU）、清创手术室、检验室、X线检查室、心电图室、药房以及挂号收费室等以一楼平面展开为宜。在规模较大的急诊科，可将输液室、观察室、隔离室、急诊病房、EICU、手术室以及其他功能检查部门设置在最临近的楼层。预检分诊台、抢救室通常设在一楼，与宽敞的急诊大厅相邻，方便急诊病人就诊和家属等候。

二、急诊科分区设置与要求

急诊科应设医疗区和支持区。医疗区包括分诊处、就诊室、治疗室、处置室、抢救室和观察室，三级综合医院和有条件的二级综合医院应当设急诊手术室和急诊重症监护室。支持区包括各类辅助检查部门、挂号处、药房、收费处等。

（一）医疗区

1. 预检分诊处　设在急诊科入口最醒目的位置，救护车到达时护士能一目了然，光线充足便于检查病人，有保护病人隐私的设施。预检分诊护士要对来诊的病人根据临床表现和轻重缓急程度进行分类、登记，引导急救途径和联系诊室医生，就诊记录可实行计算机信息化管理。分诊处应有足够的使用面积，备有电话、血压计、听诊器、手电筒、体温计、压舌板、就诊登记本和候诊椅等，有条件可配置对讲机、信号灯、呼叫器。为方便病人转运还应放置平车、轮椅，另外，还应配备饮水设施及公用电话等，要有导医和／或导诊员随时服务。

2. 急诊抢救室　急诊科抢救室应邻近预检分诊处，房间宽敞明亮，门宜宽大，以便搬运和抢救病人。根据需要设置相应数量的抢救床，具有必要时实行紧急外科处置的功能。

抢救室内设置应满足以下条件：①应有足够的空间，方便抢救病人时团队合作。②设置抢救床，床旁设有中心吸氧装置、负压吸引系统、心电监护仪和轨道式输液导轨。③有足够的电源，避免抢救设备电源反复拔插，避免电线交错及多次连接。④有足够的照明设施，采用旋转式无影灯，可调方向、高度和亮度。⑤配有基本的急救设备与检查器械，如呼吸机、心电图机、除颤仪、输液泵、洗胃机、气管插管和气管切开用物等。⑥各种抢救药品、物品要实行"四定"，即定数量、定地点、定人管理、定期检查，时刻处于备用状态。

3. 诊疗室　一般综合性医院急诊科应设立内科、外科、儿科、妇产科等分科急诊诊室。外科诊疗室应设在最靠近大门处，以减少血迹污染。眼科、耳鼻喉科、口腔科应配置特殊的诊疗设备。儿科要有独立急诊接诊区。传染病和肠道急诊均应有隔离区。有条件的医院还可增设神经内科、创伤骨科、脑外科等专科诊室。急诊病人均由急诊医生首诊，先给予必要的诊治处理，然后分流。对部分疑难、危重病人，可通过专科会诊实施救治。

4. 清创室　清创缝合室位置应紧靠外科诊室，分清洁区、污染区，分医护人员入口、病人入口，入口处设洗手池，并有明显标志。设有诊查床、清创台，清创缝合所用的各种用物要备齐，如各种消毒液、清创缝合包、敷料、洗手池、落地灯以及其他照明设备、消毒设施等。

5. 急诊手术室　是为保证快速处置外伤病人、减少伤残率而设置的部门。急诊手术室应紧靠外科诊室，其规模应视急诊科与医院手术室的距离、手术室人员编制等因素而定。室内应设置手术床，配备完善的洗手设施和相应的手术包、手术器械及必要的麻醉、消毒、抢救设备，能适应急诊应急的各种手术或清创。

6. 治疗室和处置室　急诊科应有独立的治疗室和处置室，治疗室应设在各诊查室中央，便于病人治疗，应备无菌物品柜、配液台、治疗桌及消毒用品，用于各项治疗前以及输液前的准备。处置室是用于存放和中转病区污染物品的主要场所。

7. 急诊观察室　可由专职医护人员负责，留院观察暂时不能确诊、病情可能出现变化但目前又没有住院指证的病人。急诊观察室病人一般留院观察 24h，原则上不超过72h。应当及时将病人收住院、转院或病情好转解除留观。急诊观察室床位的设置根据急诊病人流量和专科特点而定。

8. 急诊重症监护病房（EICU）　为严重创伤、中毒、各种休克、心力衰竭、急性呼吸衰竭等各种急危重症病人提供优质的监护和强化治疗。室内配备监护仪、除颤起搏器、呼吸机、心电图机、供氧装置和负压吸引装置等设备，随时掌握病人的生命体征变化。

9. 急诊病房和创伤病房　随着交通事故和灾害事故增多，创伤病人逐渐增多，为缓解急诊各专科病人入院难的问题和满足急诊学科发展的需要，一些医院设立了急诊病房和创伤病房。病房的设置按照住院病房的标准配备。收治范围涉及多专科疾病，为防止院内交叉感染，便于医生和护士的管理，应尽量将不同系统疾病的病人分别安置在不同房间。

（二）支持区
支持区包括急诊医技部门、辅助及支持部门等。

1. 急诊医技部门　急诊医技部门包括药房、检验室、X 线检查室、心电图室、超声室等，有条件的医院可设置心肺功能检查室、胃镜检查室等。

2. 辅助及支持部门　包括挂号处、收费处及安保、后勤等部门。目前，已有部分医院对急诊后勤实行了社会化管理，清洁卫生、病人运送以及物品传递等杂务，均由经过培训的非医务工作者来完成。

三、急诊科人员、设备及药品配备

急诊科除应具备与医院级别、功能和任务相适应的场所、设施、设备、药品外，更重要的是要配备急诊急救专业技术力量，以保证急诊急救工作及时有效开展。

（一）急诊科的人员配备

1. 急诊科人员资质　急诊科医护人员应受过专门训练，掌握医学基本理论、基础知识和基本技能，具备独立工作能力。急诊医生应当具备独立处理常见急症的基本能力，熟练掌握心肺复苏、气管插管、深静脉穿刺、动脉穿刺、心脏电复律、呼吸机治疗、血液净化及创伤急救等基本技能。急诊护士应当具有 3 年以上临床护理工作经验，经规范化培训合格，掌握急危重症病人基本急救护理技术、常见急救操作技术的护理配合及急诊护理工作内涵与流程。

急诊科医护人员是急诊科主要成员，要定期接受急救技能的再培训，再培训间隔时间原则上不超过 2 年。

2. 急诊科人员编制　医护人员编制一般根据医院急诊科规模、就诊量、观察床位数、日平均抢救人数以及急诊科教学功能等，按一定比例配备。急诊科应有固定的急诊医生，且不少于在岗医生的 75%，以保证急诊急救医疗质量。急诊科的护士也要有固定的、单独的编制，护士结构梯队合理，且不少于在岗护士的 75%。

（二）急诊科设备配备

1. 通讯及信息设备　急诊科应设有急诊通讯装置（电话、传呼、对讲机）。有条件的医院可建立急诊临床信息系统，为医疗、护理、感染控制、医技、保障和保卫等部门提供信息，并逐步实现与卫生行政部门和院前急救信息系统的对接。

2. 急诊科仪器设备　急诊科应配备心电图机、心脏起搏/除颤仪、心肺复苏机、简易呼吸气囊、呼吸机、心电监护仪、负压吸引器（或中心负压吸引）、给氧设备、洗胃机。三级综合医院还应配备便携式超声仪和床旁 X 线机。有需要的医院还可配备血液净化设备和床边快速检验设备。另外，还需配备急救搬运、转运工具和各种基本手术器械。

（三）抢救室急救药品

抢救室急救药品包括心肺复苏药物、呼吸兴奋药、血管活性药物、利尿及脱水剂等抢救用药，还需备有抗心律失常药物、镇静药、止痛药、解热药、止血药、常见中毒的解毒药、平喘药、纠正水电解质酸碱失衡药、各类静脉补液液体、局部麻醉药、激素类药物等。

（冯文华）

第二节　急诊科工作任务与特点

一、急诊科的工作任务

（一）急诊急救医疗

承担急救中心转送的和来诊的急危重症病人的诊治、抢救和留院观察工作。制定各种急诊抢救的实施预案。对生命受到威胁的急危重症病人，立即组织人力、物力进行及时有效的抢救。有些城市的急诊科同时还承担着急救中心的任务。

（二）院内和院间病人转运

急诊病人经初步处理后，根据各专科特点要转送到 ICU、手术室、各专科病区等。对需要转外院治疗的病人，要负责与对方医院联系沟通，妥善安排 120 救护车。无论院内或院外转运，均应由医护人员陪护，做到无缝对接，确保转运途中病人的安全。

（三）院前急救

一些地区的急诊科作为 120 急救中心所属的急救站，承担着随时接受急救中心调度，开展院前急救的工作。

（四）突发公共事件救援

当突发事件或自然灾害发生时，急诊医护人员应遵从上级领导安排，前往第一现场参加有组织的救援工作。

（五）教学培训与科研工作

建立健全各级各类急诊人员的岗位职责、规章制度和技术操作规范。培训急诊医学专业医师和急诊专科护士，加速急诊人才的成长。有些医院的急诊科还要承担公众健康知识普及工作。开展有关急诊病因、病程、机制、诊断与治疗、急危重症护理方面的研究工作。研究并监控急诊工作质量，提高急诊工作效率。急诊科学研究重点应以生命器官功能救治为主，如心搏骤停、多器官功能障碍、严重休克、多发伤/复合伤、意外灾害疾病（中毒、淹溺、中暑、电击伤等）、急性心肌梗死、脑血管意外等急危重症的救治。

二、急诊科护理工作特点

急诊护理工作实践性强、操作技术要求高，而且必须与急诊医疗工作密切配合，才能保证"时效合一"，高质量完成急诊抢救工作。

1. 病情紧急　急诊病人多为突然发病、病情突变或遭受突发意外伤害的病人，其病情急、危、重、变化快速。及时进行有效的救护是抢救成功的关键。这就要求护士要有高度的责任心和敬业精神，做到"争在分秒之间，救在生死边缘"。

2. 可控性小　急诊病人的就诊时间、就诊人数、病种及其危重程度均很难预料，尤其是遇到意外伤害事件,如交通事故、灾难事故、传染病、急性中毒事件等,病人常集中就诊。因此,必须保持抢救设备、药品随时处于备用、够用状态。要求急诊护士必须具有应急、应变能力。需要不断完善各种应急预案,以使失误减少到最小。

3. 病谱广　急诊病人疾病谱广泛、病种复杂、病情危重,尤其是疑难病例及复合伤常常涉及多个系统、多个脏器、多个学科,这就要求急诊护士必须具备跨学科、跨专业领域的护理知识与护理技术,才能胜任急诊护理工作。

4. 需多科协作　由于急诊病人病谱广泛,往往需要多个学科的协调参与。急危重症病人抢救时,需要数名多学科医护人员共同完成抢救任务。此外,灾难医学救援,如空难、地震、水灾及某些群体发病时,病人数量多、病情重,需要医院、交通、公安、消防等多个部门协作,以合理分流疏散,尽快转运,提高医疗机构的利用率,避免因延误病情导致伤残和死亡。这就要求急诊护士有高度协作精神,具备良好的协调与沟通能力。

5. 任务重、责任大　急诊工作的服务对象是需要快速救护的急危重症病人,急诊医护人员长期处在紧张繁忙的环境中,劳动强度大、精神高度紧张,因此,要求选派技术水平高、身心健康、反应灵敏的医护人员担任急诊急救工作。

6. 服务性强　急诊科社会接触面广,医疗中常涉及多种社会因素,易被公众关注。这就要求急诊医护人员要有很强的组织纪律性和明确的岗位责任意识。要重视与病人及其家属的沟通与交流,懂得心理护理的艺术,使病人满意的同时,也为医院带来良好的社会效益。

(冯文华)

第三节　急诊科护理工作流程

完善急诊护理工作流程是提高急诊护理工作质量的重要保障。急诊护理工作流程包括急诊预检分诊、急诊抢救、治疗护理、病情观察及转送等环节,这些环节紧密衔接,构成了急诊护理工作流程的基本程序。设置科学、高效的急诊护理工作流程,可以使急诊护理管理工作达到规范化、标准化、程序化,最大限度地降低急诊病人的伤残率、死亡率,减少医疗纠纷。

一、急 诊 接 诊

预检护士对到达急诊科的病人要主动、快速接诊。一般急诊病人可坐着候诊,对危重病人应根据不同病情合理安置体位。如果由救护车等运输工具送来的急诊病人,应主动到急诊室门口接应,并与护送人员一起将病人搬运到合适的位置。

二、急 诊 分 诊

急诊预检分诊是指医护人员对到达医院急诊科的急诊病人,以最短的时间,用最精湛的医学技术,迅速对病人的病情做出一个较明确的判断。

分诊是急诊护理工作中重要的专业技术,所有急诊病人均要通过预检分诊护士的分诊后,才能得到专科医生的诊治。如果分诊错误,则有可能延误抢救治疗时机,甚至危及病人生命。因此,必须要提高对分诊工作重要性的认识。为提高急诊病人的分诊准确率和救治成功率,各国都在逐步建立高效的预检分诊信息化系统,有助于提高分诊的准确性和分诊速度。

(一)预检分诊目的

1. 在病人到达急诊科时,立即按照治疗的优先次序快速进行分类、分区,确立病人就诊顺序,使病情较重的病人能优先得到救治。

2. 帮助医疗资源紧张的急诊科,识别出需要立即救治的病人,保证急危重病人的生命安全。

3. 缩短病人的等待时间,合理地分配和利用急诊医疗资源和时间。

4. 防止急诊就诊高峰时急诊资源的提前耗尽。

5. 引导非急诊病人选择其他更专业的专科医疗服务部门就诊。

(二)分诊要求

1. 急诊预检分诊护士必须由熟悉业务、责任心强,且具有 3 年以上急诊工作经验的护士来担任。

2. 分诊出危急、危重病人,立即启动急诊绿色通道。

3. 对急诊病人,按轻、重、缓、急对病人进行分诊,分别安排就诊科室,并做好预检分诊登记,包括姓名、性别、年龄、接诊时间、就诊科室等项目。

4. 遇成批病人时,对病人快速分检、分类、分流处理,并立即报告上级部门。

5. 对可疑传染病,应隔离就诊,或引导至感染性疾病科就诊。

(三)分诊方法

目前我国多数大型医院根据病人的病情,按病人的疾病危险程度采取了"三区四级"方法对病人进行分诊,安排病人分区就诊。

分诊护士根据病人症状、体征和病史,结合简单的评估,迅速将病人分诊到三区就诊,提高急诊病人分诊准确率,保障急诊病人医疗安全。急诊病人病情分级不仅仅是给病人排序,而且要分流病人,使病人能及时去合适的区域获得恰当的诊疗。

1. 分区 急诊诊治区域分为三大区域:红区、黄区和绿区。红区即抢救监护区,适用于一级和二级病人处置;黄区即密切观察诊疗区,适用于三级病人,原则上按照时间顺序处置病人,当出现病情变化或分诊护士认为有必要时可考虑提前应诊,对病情恶化的病人应当立即送入红区;绿区即四级病人诊疗区。

2. 分级 根据病人病情评估结果将病人的病情分为四级。一级是濒危病人,急诊科应合理分配人力和医疗资源进行抢救,这类病人应立即送入红区即刻开始抢救;二级是危重病人,这类病人应分到红区尽快安排接诊,并给予病人相应处置及治疗;三级是急症病人,应在一定的时间段内安排病人就诊;四级是非急症病人,临床判断需要很少急诊医疗资源的病人,也可以到普通门诊就诊。急诊病人病情分级及分区见表3-1。

表3-1　急诊病人病情分级及分区

级别	病情	病种	分区	区域
一级	濒危病人	病人如果得不到紧急救治,很快会导致生命危险,如心脏呼吸骤停、持续严重心律失常、严重呼吸困难、重度创伤大出血、重度中毒等	红区	复苏室或抢救室
二级	危重病人	来诊时呼吸循环状况尚稳定,但其症状的严重性需要很早就引起重视,有潜在危及生命的可能,病人有可能发展为一级,如心、脑血管意外和严重骨折、腹痛持续36h以上、开放性创伤,严重影响病人自身舒适感的主诉,如严重疼痛,也属于该级别	红区	抢救室
三级	急症病人	一般急诊急性症状不能缓解的病人,如高热、寒战、呕吐、闭合性骨折等需要急诊处理,缓解病人症状。在留观和候诊过程中出现生命体征异常者,病情分级应考虑上调一级	黄区	急诊各诊室
四级	非急症病人	没有急性发病症状,无或很少不适主诉,可等候,如轻度发热、皮疹等	绿区	急诊各诊室或普通诊室

三、急诊护理评估

准确的护理评估对急诊护士分诊、抢救等工作至关重要,通过急诊护理评估,可使急救护理工作系统化、程序化,从而提高急救护理质量。护理评估包括初步评估和进一步评估两个步骤。在病人的急诊就诊全过程中要注重落实,动态评估。

(一)初级评估

初级评估又称快速评估,是指对来院急诊就诊病人有重点地快速收集资料,并将资料进行分析、判断、分类和分科,一般应在30s至1min内完成,对危重病人,应做到"即进即评估",即病人进入急诊分诊或抢救室,护士应立即进行评估。分诊护士采取初级评估方法筛选出一级、二级病人，立即分诊到红区就诊。

快速评估遵循 A—B—C—D—E 顺序，评估气道、呼吸、循环功能及意识状况并暴露病人，主要目的是快速识别有生命危险需要立即抢救的病人。如果发现其中任何一项生命体征不稳定，均应立即抢救。

A：气道情况（airway）。护士采用询问方式与病人对话，如果病人回答清楚，可以判定气道通畅。观察病人是否有胸腹起伏、有无气道异物梗阻，对创伤病人应同时注意固定颈椎予以制动。

B：呼吸功能（breathing）。检查病人是否有自主呼吸，如有自主呼吸，观察呼吸困难的表现。观察有无烦躁、焦虑、意识改变。对于外伤病人应注意有无张力性气胸、连枷胸，是否合并肺挫伤及开放性气胸所造成的通气功能障碍。

C：循环情况（circulation）。检查脉搏、皮肤颜色和毛细血管充盈度。脑组织灌注不足会导致意识改变；大量失血时，有皮肤湿冷、面部和四肢呈灰白或苍白色等休克表现。

D：神经功能（disability）。评估病人有无神经功能的缺损或障碍，基本的神经功能评估包括清醒程度及瞳孔反应。清醒程度可应用 AVPU 法或格拉斯哥昏迷评分量表（GCS）进行评估。AVPU 法是指：A（alert）病人完全清醒；V（vocal）病人对语言刺激有反应；P（pain）病人对疼痛刺激有反应；U（unresponsive）病人对任何刺激都没有反应。评估神经功能的另一个基本方法是评估病人双侧瞳孔大小及对光反应情况。如果病人的清醒程度较差，瞳孔大小不等，对光反应迟钝，提示病人脑部损伤较重。

E：暴露病人（exposure）。评估时可移除病人的衣服，充分暴露体检部位，保证观察和评估的全面性，但要注意保温。

以上评估过程中发现有任何生命危险，应立即停止评估，先行紧急抢救。

（二）次级评估

护士进行初步评估后，如果没有即刻危及生命的情况存在，需要进行次级评估。适用于非危重急诊病人的进一步分诊及抢救室病人采取必要抢救措施后的进一步评估。

次级评估是指从头到脚系统地收集病人的主观和客观信息。次级评估一般内容包括：①病人身份信息，如姓名、年龄、地址、保险等情况。②病人生命体征信息，如血压、脉搏、呼吸、体温等。

1. 创伤评估顺序　经过初步处理（颈椎保护、止血等）后，进行进一步评估。

（1）询问病史和损伤经过。

（2）头面部评估：有无出血、挫伤、颅底骨折、颅内高压等表现。

（3）颈部评估：有无压痛、畸形，有无气管移位等。

（4）胸部评估：呼吸运动是否对称，是否有血气胸及骨折、压痛等。

（5）腹部评估：有无压痛、反跳痛、腹肌紧张等。

（6）骨盆评估：有无压痛，尤其要注意骨盆骨折是否伴有多量的失血，单处骨盆骨折即可失血 500ml 以上，应高度警惕。

（7）四肢评估:有无畸形肿胀、骨擦感等。

2. 非创伤评估顺序 初步评估后,如病人无危及生命的症状和体征,进一步应用护理体检方法尽快进行次级评估。

护理体检,即应用看、问、闻、触等方法来分析病人的主诉与现病史,评估其症状和体征,如了解疼痛或不适的性质、部位与范围、程度、病程、持续时间、相关症状和体征等,并注意鉴别。在评估过程中可以应用以下技巧和方法进行辅助。

（1）SOAP 公式:适用于所有急诊就诊病人评估。

S（subjective,主诉）:收集病人的主观感受资料,包括主诉及伴随的症状。

O（objective,客观情况）:收集病人的客观资料,包括体征及异常征象。

A（assess,估计）:综合上述情况对病情进行分析,做出初步诊断。

P（plan,计划）:根据判断结果,进行专科分诊,按轻、重、缓、急有计划地安排就诊。

（2）PQRST 法:适用于疼痛的病人。

P（provoke,诱因）:疼痛发生的诱因及加重与缓解的因素。

Q（quality,性质）:疼痛的性质,如绞痛、钝痛、电击样、刀割样、针刺样、烧灼样疼痛等。

R（radiate,放射）:疼痛位于什么地方,是否向其他部位放射。

S（severity,程度）:疼痛的程度如何,若将无痛至不能忍受的疼痛用 1～10 的数字来比喻,询问病人的疼痛相当于哪个数字。

T（time,时间）:疼痛开始、持续、终止的时间。

不同专科疾病所应用的评价手段、量表等都有所不同,分诊护士在评估时,应灵活应用。分诊护士的评估应具有高度的灵活性。在评估的过程中不能仅将精力放在某一位病人身上,应该同时关注到每一位来诊病人及其病情的严重程度,灵活、高效地安排病人就诊。

（三）常见危重病情的判断

1. 生命体征 因为突发的急症病情是不稳定的,有可能是致命的。因此,面对急诊病人首先要掌握生命体征情况,根据生命体征变化判断病情危重程度。

2. 意识障碍及精神症状 意识障碍范围很广,包括嗜睡、昏睡、昏迷及精神障碍。一般均能认识到出现严重的意识障碍是病情危重表现,而对轻度意识障碍及精神症状,常认识不足。老年人发生轻度意识障碍,如嗜睡时应想到严重感染。如出现精神症状,亦应想到病情严重。凡躯体性疾病引起意识或精神异常,即使症状轻微,亦是病情严重的表现。烦躁不安应理解为一种意识障碍,呻吟不息是病痛超过其耐受能力的表现,也应得到重视。

3. 呼吸异常 在四大基本生命体征中,呼吸常不被重视,其原因可能是量化概念不如血压、脉搏明显。呼吸困难除从解剖及神经调节的角度来理解以外,更应从病理生理的角度来理解,如呼吸衰竭、急性呼吸窘迫综合征（acute respiratory distresssyndrome,ARDS）、急性肺水肿等均可表现为呼吸异常,而这些病理生理改变常存在于各专科的危重病人。

（1）喉头梗阻：是最危急的呼吸困难，表现为吸气性呼吸困难、三凹征、失声。

（2）端坐呼吸：常见于急性左心衰竭、哮喘、气胸。

（3）深大呼吸：应考虑酸中毒，常见于糖尿病酮症酸中毒、尿毒症和休克等。

（4）原因不明的呼吸困难：所谓原因不明是指除外一般的心肺疾病、血液及神经系统疾病所致的呼吸困难，应考虑心包疾病和肺梗死。

（5）呼吸肌麻痹所致的呼吸困难：可无呼吸急促，而是主诉憋气，可见于吉兰-巴雷综合征和周期性瘫痪。

（6）肝硬化合并呼吸困难，应考虑肝肺综合征；尿毒症合并呼吸困难，应考虑急性左心衰竭、肺水肿、尿毒症肺；严重贫血合并呼吸困难，应考虑急性左心衰竭。

（7）易并发急性肺损伤及 ARDS 的几种情况：糖尿病病人如合并肺炎或肺部感染，因有毛细血管病变，易发生低氧血症；老年性肺炎病人呼吸频率在 25~30 次/min，表明病情危重；急腹症病人伴有呼吸急促，应考虑急性胰腺炎，急性重症胰腺炎死亡率高，常合并不同程度呼吸功能不全。

4. 休克　休克是常见的急危重症，表现为四肢厥冷、冷汗、指压痕、呼吸急促、心率加快、少尿、血压下降、脉压减小，早期血压可正常甚至升高。

5. 抽搐　常见的病因有脑血管病、肺心病、癫痫、颅内感染、尿毒症、中暑、肝性脑病、低血糖、高渗昏迷、颅内压升高、中暑等。在炎热的夏季，如有高热、昏迷、抽搐病人，应多考虑中暑，特别是有超高热的病人。

6. 腹胀　腹胀是一个不令人注意的症状，病人因胃肠功能衰竭导致肠麻痹时，会有明显腹胀症状，腹部叩诊呈鼓音。重症胰腺炎、宫外孕、腹膜炎等病人常伴有大量腹水，此时病人也有腹胀症状，腹部叩诊呈移动性浊音。如病人有严重的基础疾病，有呼吸、循环功能衰竭表现，再伴有腹胀，则应考虑胃肠功能衰竭，常比单纯呼吸循环衰竭更难处理。

7. 脑干征兆　眩晕是常见急症，老年病人多数是椎基底动脉供血不足，预后绝大多数良好。但少数可能是椎基底动脉闭塞，即脑干或小脑梗死，可引起呼吸骤停而致命。

8. 血液病危象　Hb<30g/L，易引起急性左心衰竭；WBC<$1.0×10^9$/L，易发生败血症；WBC>$100.0×10^9$/L，见于急性白血病，易发生颅内出血；PLT<$10.0×10^9$/L，易发生严重出血，特别是伴有黏膜出血、鼻出血、口腔、眼结膜出血者，病情更为严重者，易发生脑出血；皮肤出血倾向，常提示血管与血小板疾患或凝血机制障碍。特别应警惕流行性脑脊髓膜炎或金黄色葡萄球菌败血症，前者发病急骤，发热后立即出现皮肤出血，后者往往发热后几天出现。

（四）急诊护理评估思维特点与实践应用

1. 急诊护理评估思维特点

（1）时效性：急诊护士常是病人入院后接触的第一个专业人员，应在最短时间内对危及病人生命的征象做出初级评估和判断。

（2）针对性：急诊护理评估要抓住病人紧急的、主要的、需要急诊解决的主要矛盾。

（3）动态性：急诊病人的病情具有随时变化的特点，因此急诊护理评估应采取动态评估策略，随时增补和修正既往评估资料，发现危及生命风险，立即报告医生并紧急抢救。

2. 急诊护理评估的实践应用

（1）快速区分病情严重程度：由于急诊评估缺少客观检查资料，急诊护士应先用初级评估方法对病人进行危重程度评估，将迅速评估出来的危重病人分诊到红区立即实施抢救。运用降阶梯思维模式，从严重或可能迅速致命疾病到一般疾病依次鉴别，当鉴别困难时，采取疑病从重原则进行处理。

（2）快速区分急症性质：急诊护士在评估时要运用所掌握的知识与技能，快速判断急症属器质性还是功能性，是传染性还是非传染性，如疑似传染性疾病应立即隔离，做好防护，并及时上报。

（3）重视基本生命体征：呼吸、脉搏、血压、体温均能直接反映病情的严重程度，都应高度重视、准确测量。对这些基本生命体征的异常变化，都要及时报告医生给予处理。

（4）警惕高危疾病：急诊科的主要任务是抢救生命，对具有高致命性的急危重症，应随时保持高度的警觉性，如急性心肌梗死、严重中毒、张力性气胸、主动脉夹层、肺栓塞、异位妊娠、致命性外伤、颅内出血等。

（5）合理安排检查顺序：急诊病人入院后，因诊断尚未明确，常会面对多项检查，护士应主动与医生沟通，合理确定检查顺序，从最可能被诊断的疾病、最可能危及生命的病情、最便捷的检查等方面考虑，进行合理安排。

四、急诊救护

对进入急诊科的病人，经评估、分诊后，根据不同的病种和病情，给予及时、合理的救治。

（一）急诊救护工作流程

1. 急危重症病人来诊后，分诊护士立即将病人送入抢救室或手术室。

2. 在医生到达之前立即实施抢救流程护理常规，做好吸氧、吸痰、建立静脉通道、气管插管、人工呼吸、胸外心脏按压、除颤等。

3. 协助医生做好进一步生命支持工作，在抢救过程中通过观察、交谈、护理体检，评估病人是否存在尚未诊断的具有潜在生命危险的护理问题。

4. 协助急诊抢救指挥系统通知有关人员，并协助各专科进行抢救，完成必要的各项辅助检查工作。

5. 及时准确记录病人及抢救人员到达时间、各项诊断及治疗措施执行情况及执行时间、出入液量及生命体征等一系列病情变化。执行口头医嘱时，应复述一次，经两人核对后方可用药。抢救时未开具书面医嘱或未做记录的，抢救结束应及时补上。

6. 抢救后根据病情需要送留观室、手术室、ICU 病房等继续治疗。

（二）一般急诊病人救治流程

经过分诊后，到专科诊室就诊处理，视病情分别将病人送入专科病房、急诊观察室或带药离院，病情复杂难以确定科别的，按首诊负责制度处理。

（三）传染病病人救治流程

对疑是传染性疾病病人，应将其进行隔离，确诊后及时转入相应病区或转传染病院进一步处理，同时做好传染病报告工作与消毒隔离措施。

（四）成批病人救治流程

遇成批病人就诊时，护士要协助启动应急预案。做好分诊、登记，做好急救物品、药品、仪器的准备，做好人员的分工、救治区域的分区设置，尽快使病人得到合理分流处理。协助医生组织实施有效急诊救护工作。做好病人及家属安抚等协调工作。若复合伤病人涉及两个专科以上的，应由病情最严重的科室首先负责处理，其他科室密切配合，积极参与抢救。

（五）特殊病人救治流程

对于因交通事故、吸毒、自杀、刑事案件等涉及法律问题者，给予相应处理的同时，应立即通知有关部门。对于无陪同的病人，应先处理，同时设法找到其亲属或联系人。

（六）病人转运流程

病情较重者需进一步辅助检查，遵医嘱分别处理，如急诊住院、转ICU、急诊手术或转院。准备转运途中必要的急救物资，提前通知专业科室做好准备，转运途中由医务人员陪送、监护，与专业科室做好交接工作。

（七）其他护理流程

执行口头医嘱流程、交接班流程等，建立完善的护理流程，指导急诊护理工作标准化、流程化，减少差错和失误。

（冯文华）

第四节　急诊科的工作管理

急诊科是急诊、急救、重大灾害事件救护的重要场所，必须实行24h连续接诊及首诊负责制，建立急救绿色通道，科学配置人力资源，建立健全完善的规章制度和应急预案，优化工作流程，加强质量管理，持续质量改进，保障急诊病人安全。

一、急救绿色通道

急救绿色通道是指医院为急危重症病人提供的快捷高效的服务系统，在接诊、分诊、检查、治疗、手术及住院等环节上，实施快速、有序、安全、有效的急救服务。急救绿色通道的建立是救治急危重症病人最有效的机制，能有效缩短救治时间，降低伤残率和病死率，提高生命的救治成功率和生存质量。

（一）急救绿色通道的范围

原则上所有生命体征不稳定和预见可能危及生命的各种急危重症需紧急处理的病人，包括但不仅限于以下急诊病人：①各种急危重症病人，如休克、昏迷、心搏骤停、严重心律失常、急性严重脏器功能衰竭病人。②无家属陪同且需急诊处理的病人。③批量病人，如外伤、中毒等。

（二）急救绿色通道的管理

1. 醒目标志，抢救优先　急救绿色通道各部门都应有醒目的标志，收费处、化验室、药房等应设置急救绿色通道病人专用窗口，其他急救绿色通道部门门旁张贴急救病人优先的告示。

2. 合理配置，规范培训　合理配置急诊人力资源，开展急救技术操作规程的全员培训，实行合格上岗制度。配置的急救设备和药品应符合急诊科建设与管理的基本要求。

3. 正确分诊，有效分流　加强急诊预检分诊工作，及时救治急危重症病人，有效分流非急危重症病人。

4. 首诊负责，无缝衔接　与挂钩合作的基层医疗机构建立急诊、急救转接服务制度。首诊负责制是指第一位接诊医生（首诊医生）对其所接诊的病人，特别是急危重症病人的检查、诊断、治疗、会诊、转诊、转科、转院等工作应负责到底。

5. 分区救治，优化流程　实施急诊分区救治，建立住院和手术的急救绿色通道，建立创伤、急性心肌梗死、脑卒中、急性呼吸衰竭等重点病种的急诊服务流程与规范。对于需紧急抢救的危重病人，可先抢救后付费，保障病人获得连贯医疗服务。

6. 定期评价，持续改进　定期评价急诊体系对紧急事件处理的反应能力，评价急诊高危病人在急救绿色通道平均停留时间，并根据评价结果持续改进质量。

7. 规范运行，有效救治　急救绿色通道的运作程序包括：①接诊医生根据病人的病情进行判断，若符合急救绿色通道收治范围，决定启动急救绿色通道服务。②医生可在其处方、检查申请单、治疗单、手术通知单、入院通知单等医学文件的右上角标明"急救绿色通道"，可先进行医学处理再进行财务收费。③急诊服务流程体系中每一个责任部门（急诊科、各专业科室、各医技检查部门、药剂科、挂号处、收费处等）各司其职，确保病人能够获得连贯、及时、有效的救治。

二、急诊护理应急预案

急诊科的医疗服务具有急危重症病人集中、随机性强、病人发病急、病情重、变化快、死亡率高、易发生医疗纠纷的特点。急诊护理应急预案是为迅速、有序地对急危重症病人、批量伤病员开展及时有效的救治而预先制订的实施方案。

（一）应急预案编制目的

建立健全应急机制,提高快速反应和急救处理能力,切实保障急危重症病人及突发事件所致的批量伤病员的急救绿色通道的畅通,保证救治效果。

（二）应急预案编制的基本原则

1. 简明扼要,明确具体　急诊护理应急预案包括常见急症的应急预案、突发事件的应急预案(停水、停电等)、灾难批量伤病员的应急预案等,要求内容简明扼要、明确具体,标准化、程序化。

2. 责任明确,分级负责　急诊护理应急预案要明确在应急启动、响应、增援过程中各级人员的职责,要求责任分工明确,时效性强。

3. 培训演练,快速反应　建立定期培训制度,使应急人员熟练掌握急救措施、急救程序、急救配合及各自的职责,保证急诊应急工作协调、有效、迅速开展。

（三）应急预案的常见类型

1. 常见急症的应急预案　包括常见急症的病情评估、急救处理措施以及处理流程,如心搏骤停、过敏性休克、急性中毒、严重外伤的应急预案等。

2. 突发事件的应急预案　包括请示报告、病人安全处理措施、评价与反馈等,如停水、停电、病人跌倒等的应急预案。

3. 灾难批量伤病员的应急预案　包括急救组织体系、人员物资增援方案、检伤分流、急救绿色通道实施、各级各类人员的职责,以及应急预案的启动、运行、总结、反馈等。

（四）应急准备

1. 人员准备　根据应急预案的不同类型,合理调配人力资源,尽可能开展团队协作。特别是批量伤病员应急救援,可根据伤病员人数及病情成立数个抢救小组,每组均由医生、护士、担架工等组成,保证应急措施的时效性。

2. 物资准备　除急诊科正常使用的抢救物品、药品、器材外,另需备隔离衣、手术衣、无菌手套、消毒剂等,定期检查使其处于备用状态。大量使用抢救药品、器材时,由医院突发性卫生事件指挥小组调配。

3. 区域准备　区域的有效保障及合理划分是应急预案顺利实施的保证。个体区域的准备有利于重症病人监测及急救措施的及时应用。整体区域的准备可将伤病员进行轻重缓急分区安置,让相对有限的医疗资源最大化地有效应用,使应急工作有序、有效进行,保障病人的安全。

（五）启动与运行

由院领导、各职能部门负责人、急诊科主任、护士长以及各相关临床专科的专家等共同组成急救应急组织体系,统一指挥,统筹安排,各部门各司其职,密切协作,确保急救工作有序进行。

三、急诊护理工作质量管理

急诊护理工作质量管理是急诊科管理的核心,是不断完善和持续改进的过程。建立和完善急诊护理核心制度、监督评价和持续质量改进机制,规范护理行为,是提高护理服务水平、保证急诊护理质量、为病人提供优质和安全护理服务的保证。

(一)组织实施

急诊护理工作对急诊病人采取的是分科就诊、集中抢救、集中观察的护理模式,急诊管理人员的组织能力与业务水平直接影响急诊病人的救治成功率。急诊科应具备健全的管理组织,急诊科室主任全面负责急诊科工作,是第一责任人。急诊科护士长负责急诊护理工作管理及科室工作协调。

(二)基本内容

基本内容包括建立健全规章制度、优化急诊工作流程、实行分级分区就诊、定期评价与反馈。

1. 建立健全规章制度　制度的建立和执行是质量管理的核心,特别是保证护理质量、护理安全的核心制度,如分诊制度、首诊负责制度、病人身份识别制度、危重病人抢救制度、口头医嘱执行制度、危急值报告制度、危重病人交接班制度、查对制度以及危重病人特检、入院转送制度、护患沟通制度等。根据质量管理要求完善其他相关制度,有效防范、控制医疗护理风险,及时发现安全隐患,才能保证急诊医疗护理工作安全高效运行。

2. 优化急诊工作流程　根据急诊工作的特点,优化各种急危重症抢救流程。

(1)优化救治流程:分诊台设在醒目位置,当病人进入急诊区域时,分诊护士要快速对病人进行评估,依病情决定就诊的优先顺序及接诊方式。

(2)优化抢救流程:抢救室护士接到分诊护士的抢救通知后立即进入抢救状态,分工合作,实施抢救。

(3)优化转归流程:给予病人急救处理病情缓解后,可转入专科病房、急诊重症监护室或观察室。转送病人时,护士应准备好相应的急救物品,并电话通知接收科室做好接收病人的准备。对病人的病情进行简单介绍,转送途中密切监测病情变化,严格履行病人交接手续。

3. 实行分级分区就诊　实行"三区四级"急诊工作制度,分清轻重缓急,确保急危重症病人得到优先就诊、优先救治,保障急诊病人医疗安全。

4. 定期评价与反馈　包括:①制定急诊护理质量管理与控制标准、考核方法和持续改进方案。②急诊护理质量评价过程中,要有检查、有分析、有评价,要对存在的问题有结论、有处理意见及改进措施,并及时反馈。

(三)具体目标及措施

1. 稳定急诊护理专业队伍　急诊护理专业队伍人员相对固定,并经过专业训练,熟练掌握心肺复苏术等急救技术,能够胜任急诊工作。

2. 提高分诊准确率　建立预检分诊核心制度,有清晰明确的分诊指引、开放急诊绿色通道的工作指引、大批病人的分流方案。分诊护士主动接诊,有良好的服务意识,使用标准的服务用语,提高分诊准确率。合理安排就诊顺序(按病情分级安排),对各类病人的安置措施得当。能预见性地发现问题,及时发现危及生命的指征,落实危重病人优先处理措施。组织协调各部门,及时化解、处理医疗护理纠纷,按要求及时上报,保证抢救工作顺利进行。

3. 提高病人身份识别的准确性　建立和完善急诊病人身份识别制度,各种处置和治疗前同时使用两种识别方法确认病人身份,如姓名、床号、门诊 ID 号等(禁止仅以房间或床号作为识别的唯一依据)。实施者应让病人(或家属)讲述病人姓名作为确认的手段,以确保对病人实施正确的操作。在紧急抢救的特殊情况下,应由医生护士共同核对病人身份,实施双重检查。使用"腕带"作为特殊病人身份识别的标识。

4. 完善急救备用物资管理机制　急救仪器必须定人管理、定位管理、定期检查维修管理,保证足够电量,用后及时补充用物,并进行清洁整理;每周进行仪器设备功能检查及保养清洁,并记录在册。清晰、明确的操作流程标示牌是提供原始操作方法的依据。急诊医护人员必须严格遵守操作规程,熟练掌握并正确使用各种抢救设备。原则上急救仪器不得外借。

5. 提高危重病人抢救成功率　加强急诊护理工作质量全程监控与管理,落实核心制度,尤其是首诊负责制,使急诊服务及时、安全、便捷、有效。建立急诊绿色通道,科室间紧密协作,建立与医院功能任务相适应的重点病种(创伤、急性心肌梗死、心力衰竭、脑卒中、中毒)急诊服务流程与规范,保障病人获得连续性医疗服务。

6. 提高急诊病人救治效率　缩短急诊病人平均停留时间,加强急诊留观病人的管理与分流,急诊病人留观时间原则上不超过 48～72h。

7. 规范护理文书　急诊抢救护理文书书写规范、及时、完整。因抢救急危重症病人而未能及时记录的,有关医务人员应当在抢救结束后 6h 内据实补记,并加以注明。

8. 保证护患沟通畅通　可采用文字、口头等不同方式进行沟通,但病情告知内容必须保持医护的一致性,注意保护病人的隐私权。

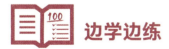 **边学边练**

实训三　医院急诊科认识实习

　　本章主要介绍了医院急诊科设置及工作内容、急诊科护理工作、急诊科工作管理。

　　本章学习重点是急救绿色通道、急诊护理的工作程序；本章学习难点是学会急诊快速评估与分诊方法。同学们在学习中要掌握急诊科的主要任务，包括接收紧急就诊的各种病人、接收院外救护转送的伤病员、负责对急诊和院外转送到急诊科的危重病人的抢救工作、承担灾害事故的急救工作、开展急救护理的科研和培训。熟悉急诊科的护理工作病情紧急、可控性小、病谱广、需多科协作、任务重、责任大、服务性强等特点。认真模拟练习，学会快速评估步骤与方法。牢固树立"时间就是生命"的急救意识。

（冯文华）

思考与练习

1. 急诊抢救室设置要求有哪些？
2. 急诊病人"三区四级"分诊的内容是什么？
3. 急诊快速评估如何进行？

第四章 | 常用急救技术

04章 数字资源

学习目标

1. 具有"救死扶伤、大爱无疆"的责任担当;具备评判性思维和团队合作能力。
2. 掌握基础生命支持、高级心血管生命支持和心搏骤停后治疗的步骤与措施。
3. 熟悉心搏骤停、心肺脑复苏的概念及心搏骤停的常见原因。
4. 了解建立各种人工气道的适应证、禁忌证。
5. 熟练掌握心肺复苏术、体外非同步电除颤术、球囊–面罩通气技术及外伤止血、包扎、固定、搬运技术。
6. 学会气管插管等人工气道建立的护理配合与插管后护理。

第一节 心搏骤停与心肺脑复苏

 工作情景与任务

胡先生,57 岁。去医院探望病人,刚走出电梯,跟跄几步,便一头栽倒在电梯旁。医院中央监控室发现这一情况,发出救护指令。王护士和同事们飞速奔往事发现场。可见胡先生面部朝下,嘴角淌出鲜血和泡沫,检查发现心跳和呼吸均停止。王护士立即为其实施胸外心脏按压,另一同事则为其做人工呼吸,直到用担架床运送至冠心病监护病房(coronary care unit,CCU),王护士始终没有间断胸外心脏按压。该病人经诊断为脑出血,之后经重症监护室持续救治,最终该病人康复出院。

工作任务:

1. 请在情景描述中找出王护士及同事们高质量心肺复苏的行为表现。

2. 请阐述王护士的救人事迹体现出来的职业精神。

心搏骤停是临床上最危重的急症,可导致病人迅速出现不可逆转的生物学死亡,必须立即实施心肺复苏才可能挽救病人生命。高质量的心肺复苏可以提高病人的存活机会和改善复苏后生活质量。

一、心 搏 骤 停

(一)概述

心搏骤停是指心脏射血功能突然终止,导致全身组织细胞严重缺血缺氧和代谢障碍,如救治不及时将危及生命,是心脏性猝死的最主要原因。我国心脏性猝死发生率约为41.84/10 万,男性高于女性。

(二)心搏骤停的常见病因

引起心搏骤停的原因包括心源性和非心源性因素。

1. 心源性病因　因心脏本身病变所致,如冠心病、病毒性心肌炎、原发性心肌病、先天性心脏病、风湿性心脏病等,其中冠心病是导致成人心搏骤停的最主要病因,约占80%。

2. 非心源性病因　指因其他疾病或因素导致的心搏骤停,如电击伤、溺水、过敏性休克、药物中毒、麻醉或手术意外及严重的电解质和酸碱平衡紊乱等。

(三)心搏骤停的临床表现

1. 突然摔倒,意识丧失,可伴有短阵抽搐和大小便失禁等。

2. 大动脉搏动消失,触摸不到颈动脉搏动。

3. 呼吸停止或先呈叹息样呼吸,继而停止。

4. 面色苍白或青紫。

5. 双侧瞳孔散大。

突发意识丧失、呼吸停止和大动脉搏动消失是心搏骤停的典型"三联征"。

 知识拓展

心搏骤停时间与脑缺氧表现的关系

研究表明,心脏停搏 3~5s,会出现头晕和黑矇。停搏 5~10s,由于脑部缺血缺氧引起晕厥,即意识丧失。停搏 10~15s 可出现阿-斯综合征,伴有全身性抽搐及大小便失禁等。停搏 20~30s,由于脑组织中尚存的少量含氧血液可刺激呼吸中枢,呼吸呈叹息样或短促痉挛性呼吸,面色苍白或青紫。停搏 60s 左右,则瞳孔散大。停搏超过 4~5min,往往因中枢神经系统缺氧过久而造成严重不可逆损害。

（四）心搏骤停的心电图表现

1. 心室颤动 是指心室肌发生快速、不规则、不协调的颤动,心电图表现为 QRS 波群消失,代之以大小不等、形态各异的颤动波,频率为 200～400 次 /min（图 4-1）。

2. 无脉性室性心动过速 因心室颤动而猝死的病人常先有室性心动过速。心电图可为室性心动过速表现,但大动脉没有搏动。

3. 心室静止 心肌完全失去机械收缩能力。心室无电活动,心房可无或有电活动。心电图常呈一条直线,或偶见 P 波（图 4-2）。

4. 无脉性电活动 也称心电－机械分离,是指心脏有持续的电活动,但无有效的机械收缩功能,心电图可有不同种类的电活动,但心脏已经丧失排血功能（图 4-3）。

以上四种类型心律失常,以心室颤动最为常见,是冠心病猝死的最常见原因,早期实施心肺复苏术（cardiopulmonary resuscitation,CPR）和非同步电除颤,可提高抢救成功率。

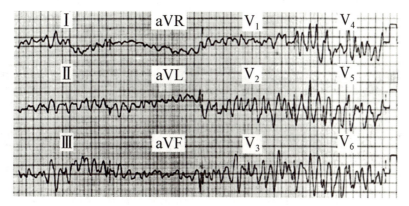

图 4-1 心室颤动

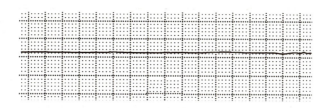

图 4-2 心室静止

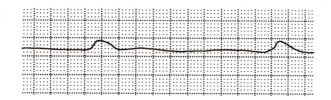

图 4-3 无脉性电活动

二、心肺脑复苏

心肺脑复苏（cardiopulmonary cerebral resuscitation,CPCR）是使心搏骤停病人迅速恢

复循环、呼吸和脑功能所采取的抢救措施。完整的 CPCR 包括基础生命支持（basic life support，BLS）、高级心血管生命支持（advanced cardiovascular life support，ACLS）和心搏骤停后的治疗 3 部分。心肺复苏（CPR）是应用胸外心脏按压形成暂时的人工循环并恢复心脏自主搏动和血液循环，用人工通气代替自主呼吸并恢复自主呼吸，达到促进苏醒和抢救生命的目的，是 BLS 的主要措施。脑复苏是心肺功能恢复后，保护和恢复中枢神经系统功能的治疗，目的是加强对脑细胞损伤的防治和促进脑功能的恢复，脑复苏决定着病人的生存质量。

成人生存链是指对突然发生心搏骤停的成年病人所采取的一系列规律有序、规范有效的救护措施，将这些抢救环节以环链形式连接起来，就构成了一个挽救生命的生存链。成人生存链按心搏骤停出现在院内还是院外进行划分，以明确病人获得救治的不同途径（图 4-4）。新修订的成人生存链院内和院外都在原来 5 个环节的基础上增加了第 6 个环节——康复。

院内心脏骤停

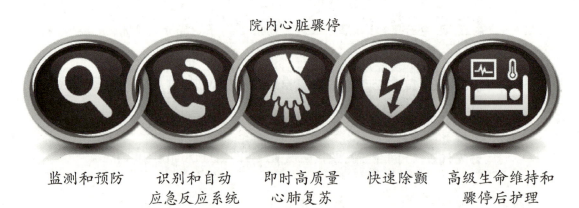

| 监测和预防 | 识别和自动应急反应系统 | 即时高质量心肺复苏 | 快速除颤 | 高级生命维持和骤停后护理 |

初级急救人员 ｜ 高级生命支持团队 ｜ 导管室 ｜ 重症监护室

院外心脏骤停

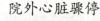
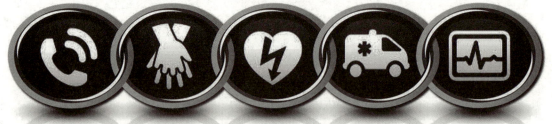

| 识别和启动应急反应系统 | 即时高质量心肺复苏 | 快速除颤 | 基础及高级急救医疗服务 | 高级生命维持和骤停后护理 |

非专业施救者 ｜ 院前急救团队 ｜ 急诊室 ｜ 导管室 ｜ 重症监护室

图 4-4 成人生存链

（一）基础生命支持

基础生命支持又称初级心肺复苏,是指徒手和／或采用辅助设备维持心搏骤停病人的心跳和呼吸的最基本抢救技术,包括胸外心脏按压(C)、开放气道(A)、人工呼吸(B),有条件时实施电除颤(D)治疗。其基本程序是 C—A—B。成人基础生命支持操作步骤如下:

1. 环境评估,启动急救反应系统

(1)评估环境:在确定抢救环境安全的情况下实施急救。如环境有危险应及时脱离,再实施急救。

(2)评估意识:施救者轻拍病人的双肩,并俯身于病人双耳边大声呼叫:"喂,你能听见我说话吗?"判断病人有无反应。若病人无反应,即判断为意识丧失。

(3)评估呼吸和脉搏:暴露病人胸腹部皮肤,观察病人胸腹部有无起伏。若病人胸腹部无起伏,即判断为呼吸停止。判断有无颈动脉搏动时,示指和中指并拢,指尖平齐,从病人的气管正中环状软骨划向近侧颈动脉搏动处,轻触有无颈动脉搏动,检查时间为 $5 \sim 10s$。

(4)启动急救反应系统:如果病人无意识,应立即拨打 120 电话,启动 EMSS,现场寻找取得自动体外除颤仪(AED)等急救设备。《2020 年 AHA 心肺复苏与心血管指南》再次强调了非专业人员应尽早实施心肺复苏。

2. 胸外心脏按压(C)是对胸骨下段进行有节律的按压,通过直接或间接挤压心脏产生血液流动,使冠状动脉和脑动脉得到血液灌注。

(1)复苏体位:按压时,病人应仰卧于坚实平面上。如果病人躺卧在软床上,可垫一硬板于背部。

(2)按压部位:在胸部正中,胸骨下半部,相当于男性两乳头连线与胸骨交界处(图 4-5)。

(3)按压姿势:施救者根据病人所处位置的高低,可采取站式或跪式不同体位进行按压。按压时,施救者一只手掌根部置于按压部位,另一只手掌平行重叠放置其手背上,两手手指交叉紧扣,手指尽量上翘避免触及胸壁,着力点在掌根部。身体稍前倾,双肩在病人胸骨正上方,双臂绷紧伸直垂直于病人胸壁(图 4-6)。以髋关节为支点,用上半身重力按压,按压与放松时间大致相等,放松时使胸壁充分回弹,掌根不离开胸壁但勿施压于胸壁。

(4)按压频率和深度:按压的频率为 $100 \sim 120$ 次 /min,按压的深度为 $5 \sim 6cm$。有两个或多个施救者时,为保证高质量的胸外按压,应每 2min 更换按压和通气者,更换时动作要快。有条件的情况下,可以使用心肺复苏机替代人工胸外按压(图 4-7)。同时,也应减少因检查或治疗造成胸外按压中断的时间,尽量使中断时间控制在 10s 以内。8 岁以下儿童按压深度至少达到胸廓前后径的 1/3,婴儿大约 4cm,儿童大约 5cm。《2020 年 AHA 心肺复苏与心血管指南》提出可在 CPR 中使用视听反馈装置,以达到实时优化 CPR 效果。

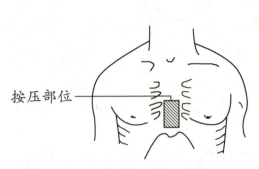

图 4-5 胸外心脏按压部位

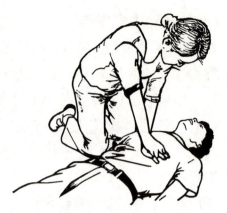

图 4-6 胸外心脏按压姿势

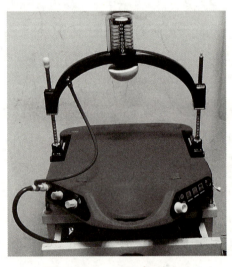

图 4-7 心肺复苏机

3. 开放气道（A） 开放气道是进行人工呼吸的先决条件,其目的是保持呼吸道的通畅。开放气道前应先清除口中分泌物、呕吐物,取出活动义齿,然后用以下两种方法开放气道。

（1）仰头抬颏／颌法:适用于头颈部无创伤的病人。病人仰卧位,施救者站在病人的一侧,一手置于病人的前额用力使头向后仰,另一手的示指和中指放在下颌骨颏部向上抬颏／颌,使下颌角与耳垂的连线与地面垂直（图 4-8）。

（2）托颌法:适用于怀疑头颈部有创伤的病人。病人平卧,施救者位于病人头侧,肘部放置在病人头部两侧,两手拇指放于病人口角旁,其余四指托住病人下颌部,用力将病人下颌向上抬起,使下齿高于上齿。此过程中保证头部和颈部固定（图 4-9）。

4. 人工呼吸（B）

（1）口对口人工呼吸:吹气前应选用合适的通气防护装置,在保持病人气道通畅和口部张开状态时进行。施救者用压前额手的拇指、示指捏紧病人鼻孔,正常吸气不需要深吸气,用口唇把病人口完全包住,缓慢人工通气持续 1s,使病人胸廓明显起伏。通气完毕,立即与病人口部脱离,同时松开捏鼻孔的手,胸廓自动回缩,病人呼出气体（图 4-10）。

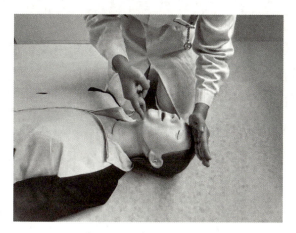

图 4-8　仰头抬颏法

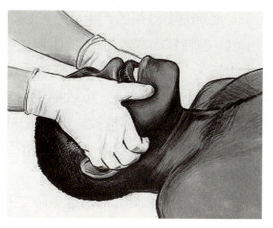

图 4-9　托颌法

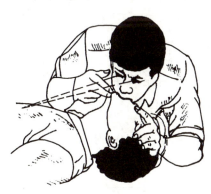

图 4-10　口对口人工呼吸

（2）口对鼻人工呼吸：适用于口部严重受伤或口不能打开的病人。在保持气道畅通的条件下，施救者用口唇紧密包住病人鼻孔周围，用力向鼻孔内吹气。吹气时用手将病人额部上推，使唇合拢，呼气时放开。其他要求与口对口人工呼吸基本相同。婴幼儿可用口对口鼻人工呼吸。

（3）口对面罩通气：单人施救者位于病人的一侧，将面罩覆盖于病人口鼻部，将靠近病人头顶的手的示指和拇指放在面罩的两侧边缘，将另一只手的拇指放在面罩的下缘，使面罩与面部紧密贴合以防漏气，其余四指置于下颌骨边缘抬起下颌/颏以开放气道。施救者经面罩外口吹气至病人胸廓抬起，然后将口离开面罩，病人呼出气通过活瓣排出。

（4）球囊-面罩通气：使用简易呼吸气囊为病人通气。面罩覆盖病人口鼻，挤压球囊辅助通气，球囊可以连接供氧装置（具体使用方法见本节高级心血管生命支持）。

对于未建立高级气道的成年病人，不论单人还是双人心肺复苏，胸外按压和人工呼吸的比例均为 30：2。对于儿童和婴儿，单人心肺复苏时，按压和通气比例同成人；当双人心肺复苏时，按压和通气比例则为 15：2。对于建立了高级气道者，施救者只需持续胸外按压 100～120 次/min，每 6s 通气 1 次，即呼吸频率为 10 次/min 即可。

5. 早期除颤（D）　早期除颤是决定心搏骤停病人存活的关键（具体内容见本节电除颤术）。

6. 心肺复苏效果的判断及终止心肺复苏抢救的标准

（1）心肺复苏有效的指征：①自主呼吸出现。②可触及颈动脉搏动。③面色及口唇由发绀转为红润。④病人出现眼球活动、睫毛反射，甚至肢体抽动、肌张力增加。⑤瞳孔由大变小，对光反射存在。⑥收缩压在 60mmHg 以上。

（2）终止心肺复苏抢救的标准：心肺复苏 30min 后病人对任何刺激仍无反应；无自主呼吸；摸不到脉搏、测不到血压；自主循环仍未恢复，心电图为一直线（3 个以上导联），可以考虑终止心肺复苏。

对成人、小儿和婴儿的基础生命支持步骤总结见表 4-1。

表 4-1 成人、小儿和婴儿基础生命支持步骤总结

内容	成人	小儿	婴儿
识别	无反应（所有年龄）		
	没有呼吸或不能正常呼吸（即仅仅是喘息）	不呼吸或仅仅是喘息	
	对于所有年龄，在 10s 内未扪及脉搏（仅限医务人员）		
心肺复苏程序	C—A—B		
按压速率	每分钟 100～120 次		
按压幅度	5～6cm	至少 1/3 前后径大约 5cm	至少 1/3 前后径大约 4cm
胸廓回弹	保证每次按压后胸廓回弹；医务人员每 2min 交换一次按压职责		
按压中断	尽可能减少胸外按压的中断；尽可能将中断控制在 10s 以内		
气道	仰头抬颏法（医务人员怀疑有外伤：托颌法）		
按压－通气比率（置入高级气道之前）	30:2 1 或 2 名施救者	30:2 单人施救者 15:2 2 名医务人员施救者	
通气：在施救者未经培训或经过培训但不熟练的情况下	单纯胸外按压		
使用高级气道通气（医务人员）	每 6s 一次呼吸（每分钟 10 次呼吸）；与胸外按压不同步；大约每次呼吸 1 秒时间；明显的胸廓隆起		
除颤	尽快连接并使用 AED；尽可能缩短电击前后的胸外按压中断；每次电击后重新开始心肺复苏		

（二）高级心血管生命支持

高级心血管生命支持是 BLS 的延续，是通过应用辅助器械和设备、复苏药物等恢复自主循环和呼吸功能的进一步支持治疗。

1. 建立人工气道

（1）口咽通气管和鼻咽通气管：口咽通气管主要应用于意识丧失、无咳嗽和咽反射的病人，不可用于清醒或半清醒的病人。鼻咽通气管适用于因牙关紧闭、颌面部创伤不能应用口咽通气管，且有气道阻塞危险的清醒或半清醒的病人。

（2）气管插管：条件允许时，应尽早做气管内插管，因其能有效保持呼吸道通畅，便于清除气道分泌物，避免误吸，并可与简易呼吸器、呼吸机相接以进行机械通气，是目前临床应用最广泛的人工气道。

（3）环甲膜穿刺：插管困难且有严重窒息的病人，可用环甲膜穿刺针或 16 号粗针头刺入环甲膜，接上 T 型管输氧，可缓解严重缺氧情况，为下一步气管插管或气管切开争取时间。

（4）气管切开：适用于需要长期进行呼吸支持的病人，切开气管前壁，插入气管套管，能保持呼吸道长期通畅，便于清除气道分泌物。

2. 人工通气及氧疗　心肺复苏病人在置入高级气道后，应进行人工通气，频率 10 次/min。同时给予高浓度或 100% 氧气吸入，病人自主循环恢复后，再依据动脉血气分析情况调节供氧浓度，维持血氧饱和度大于或等于 94%，避免发生体内氧过剩。

心肺复苏病人常选用的人工通气方法包括球囊-面罩通气和机械通气。

（1）球囊-面罩通气：也称为简易呼吸器通气，是紧急情况下最常用的正压通气工具。其装置主体是由一个球囊和一个面罩相互连接组成，球囊侧方有氧气入口，有氧条件下可自此输入高流量（10~15L/min）氧气。挤压球囊可将其中气体（空气或氧气）经面罩送入病人呼吸道内。球囊复弹舒张时，气体又能通过单向阀单向充盈至球囊内。应用此方法进行心肺复苏时，最好是 2 人或 2 人以上配合施救：其中 1 人胸部心脏按压，1 人球囊-面罩通气（单人 CE 手法）；或 1 人胸外心脏按压，2 人球囊-面罩通气（双人 CE 手法）（图 4-11，见文末彩图 4-11）。

球囊-面罩通气时要保持气道开放，并确保面罩紧贴面部不漏气。为防止通气量过大过快致胃胀气，进而引起反流、吸入性肺炎等并发症，每次通气挤压成人球囊 1/2 左右，大约可提供 600ml 潮气量，可见胸廓起伏即可。每次通气时间持续 1s，使气流速度缓慢，降低最大吸气压。若病人已经发生胃胀气，施救者可用手轻按病人上腹部，以利于气体排出。若出现反流或呕吐，则要将病人头偏向一侧，以防止呕吐物误吸。也可放入鼻胃管，排出胃内气体。

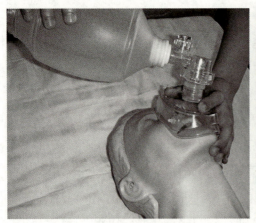 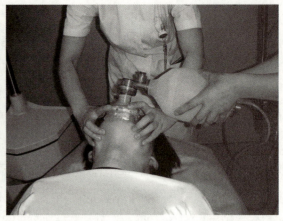

球囊–面罩通气单人CE法　　　　　球囊–面罩通气双人CE法

图 4-11　球囊面罩通气法

（2）机械通气：是目前临床上使用的确切而有效的呼吸支持手段，它可以增加或代替病人自主通气，具有纠正低氧血症、缓解组织缺氧、纠正呼吸性酸中毒、降低颅内压和改善脑循环等作用。机械通气时应根据病人全身情况、血气分析结果，选择合适的通气模式，调整呼吸机参数，减少并发症，达到最佳治疗效果。

3. 心电、血压监测　CPR 时，应及时连接心电监护仪或心电图机等进行持续心电监测，及时发现心律失常，采取相应的急救措施。有条件时可应用有创动脉血压或呼气末 CO_2 浓度（end-tidal carbon dioxide，$ETCO_2$）等监测，以监控和优化 CPR 质量。

4. 药物治疗　增加心肌血液灌注量、脑血流量；减轻酸中毒，使其他血管活性药物能更好发挥作用；提高心室颤动阈或心肌张力，为除颤创造条件。

（1）给药时机：应当在不中断 CPR 和除颤的前提下，在 CPR 过程中和检查心律后尽快遵医嘱给药。

（2）给药途径

1）静脉给药：为首选给药途径。为保证复苏用药准确、迅速地进入血液循环及重要脏器，常选用近心端大静脉如肘正中静脉、颈外静脉等穿刺，给药后再推注 20ml 液体，有助于药物进入中心循环。对已建立中心静脉通路的病人，优选中心静脉给药，药物可迅速发挥作用。

2）骨髓腔给药：如果无法建立静脉通道，可选择骨髓内通路给药。《2020 美国心脏协会心肺复苏与心血管指南》指出静脉通路优先于骨髓内通路。

3）气管给药：某些药物可经气管插管注入气管，其剂量应为静脉给药剂量的 2～2.5 倍。

（3）常用药物

1）肾上腺素：是心肺复苏的首选药物。尽早给予肾上腺素可以加快自主循环恢复，提高存活出院率和神经功能完好存活率。肾上腺素用法：1mg 静脉注射，必要时每 3～5min 重复给药一次。

2）胺碘酮：能提高心室颤动／无脉性室性心动过速对电除颤的成功率。对电除颤、CPR 和肾上腺素无反应的心室颤动／无脉性室性心动过速，推荐首选胺碘酮。

3）利多卡因：可用于治疗对除颤无反应的心室颤动／无脉性室性心动过速。

4）阿托品：可解除迷走神经对心脏的抑制，从而提高窦房结的兴奋性，增快心率，对窦性心动过缓有较好的疗效。

5）碳酸氢钠：可用于纠正严重的代谢性酸中毒，CPR 中主张少用、晚用、慢用，应在血气分析监测指导下使用。

5. 明确病因　进行心电监护和必要的血流动力学监测，尽快明确引起心搏骤停的病因，及时采取更有针对性的救治措施。

（三）心搏骤停后治疗

死亡多发生在心搏骤停后 24h 内。因此，早期心肺复苏成功的病人大部分需要复苏后的治疗，包括判断病人的可救治性、发病原因的治疗及各种强化治疗措施，尤其是脑复苏的治疗最重要。

1. 脑复苏　心搏骤停后最常发生脑损伤，脑损伤是引起死亡的最常见原因。脑复苏是防治脑缺血缺氧、减轻脑水肿、保护脑细胞、恢复脑功能所采取的综合治疗措施，包括降低脑细胞的代谢、促进脑循环、加强脑部氧和能量的供给，以及纠正脑水肿和降低颅内压。

（1）维持血压：心搏骤停后，脑血流的自主调节功能丧失而依赖脑灌注压，因此在心肺复苏后应避免收缩压低于 90mmHg 和／或平均动脉压低于 65mmHg，以保证良好的脑灌注。但也要避免血压过高，以防止发生脑水肿。

（2）维持呼吸：呼吸功能障碍是导致脑缺氧和脑水肿的主要因素，因此在继续进行有效的人工通气和促进自主呼吸治疗的同时，及时监测动脉血气分析结果，保持呼吸道通畅，调整氧浓度，防治肺部并发症，避免低氧血症和高氧血症。

（3）高压氧治疗：能快速、大幅度地提高血氧含量及其弥散功能。可纠正脑缺氧，降低颅内压，所以对脑水肿导致的细胞缺氧效果更好，有条件者应尽早使用。

（4）目标温度管理：为了保护大脑和其他脏器功能，对复苏后的病人应采取目标温度管理。降温对减少脑组织耗氧、防止脑水肿、改善神经功能及预后非常重要，应尽早使用。物理降温包括在体表大血管处放置冰袋或用冰水擦浴、头部使用冰帽等。药物降温是应用冬眠合剂进行人工冬眠疗法。两者同时应用，才能达到较好的降温效果。目标温度选定为 32～36℃，并至少维持 24h。

（5）控制抽搐和癫痫发作：抽搐和癫痫可导致氧耗增加、颅内压增高，且可加重脑缺氧，所以当病人出现抽搐或癫痫发作时应尽早给予镇静剂控制。

（6）脑复苏药物的使用

1）脱水剂：在血压平稳的基础上，应尽早使用脱水剂，控制脑水肿，降低颅内压，促进脑功能的恢复。常用的脱水剂有 20% 甘露醇、50% 葡萄糖等。在脱水治疗时应密切观察病人的血压，防止因过度脱水造成血容量不足。

2）冬眠药物：可消除低温引起的寒战、血管痉挛等，改善血流灌注、辅助物理降温，常选用冬眠Ⅰ号（哌替啶 100mg、异丙嗪 50mg、氯丙嗪 50mg）。

3）镇静剂：地西泮对癫痫大发作疗效好，能缓解症状，是癫痫持续状态的首选药。苯妥英钠也具有很好的抗癫痫作用。

4）肾上腺皮质激素：可降低颅内压、改善脑循环、稳定溶酶体膜，首选地塞米松。

5）其他药物：改善脑细胞代谢药物、巴比妥类药物、钙离子通道阻滞剂、铁离子螯合剂等。

2. 复苏后的监护　复苏后为保持各器官功能稳定，确保脑和其他重要器官的灌注。应对病人进行重症监护，主要监护内容包括循环、呼吸、电解质及酸碱平衡等。

（1）循环系统监护：通过心电监护仪观察心律、心率，每 15min 测 1 次血压、脉搏，通过观察口唇及皮肤的颜色、四肢的温度及湿度判断循环功能。

（2）呼吸系统监护：保持呼吸道通畅，给予氧气吸入，进行有效的人工通气，通过血气分析了解呼吸功能，促使自主呼吸恢复，防治肺部并发症。

（3）纠正酸中毒及电解质紊乱：对于呼吸性酸中毒的病人，通过迅速开放气道、吸氧来纠正。代谢性酸中毒病人可通过呼吸支持和碱性药物碳酸氢钠来纠正，同时纠正电解质紊乱。

（4）密切观察各脏器功能：积极防治脑、肾等重要脏器功能障碍。

（5）防止继发感染：心搏骤停病人因营养不良、体内环境紊乱，易出现尿路感染、肺炎等并发症。应密切观察体温、痰液、尿液变化。若发现感染迹象，应尽早进行抗感染治疗。

三、电除颤术

心脏电复律是利用电能治疗使异位性快速心律失常转复为窦性心律的一种方法。根据发放电脉冲是否与心电图 R 波同步，分为同步电复律和非同步电复律。同步电复律需启动同步触发装置，使放电脉冲与 R 波同步，主要用于转复除心室颤动以外的各类异位快速心律失常。非同步电复律无需启动同步触发装置，可在任何时间放电，主要用于转复心室颤动，故又称为电除颤。

电除颤术是指利用除颤仪释放短暂高压电流经胸壁作用于心脏，使心肌细胞瞬间同时除极，终止导致心律失常的异常折返或异位兴奋，恢复窦性心律的一种急救技术。

（一）适应证

1. 心室颤动、心室扑动者。

2. 无脉性室性心动过速者。

（二）操作步骤

1. 快速评估　观察病人心电情况，确认心室颤动或无脉性室性心动过速。同时呼救，记录抢救时间。

2. 快速准备

（1）物品准备：快速准备除颤仪、导电糊或 4～6 层生理盐水纱布、简易呼吸器、吸氧用具、急救药品等抢救物品。

（2）病人准备：除颤前持续进行高质量 CPR，检查并除去身上的金属及导电物品，快速置病人于硬质平面上，摆放复苏体位，松开衣扣，暴露胸部；如果汗液多，用纱布擦净胸壁汗液；了解病人有无安装起搏器。

（3）电极板准备：将两块电极板板面均匀涂抹专用导电膏或将 4～6 层生理盐水纱布放置于安放电极板位置。

3. 开机　连接电源，开机，将旋钮调至"ON"位置，默认设置"非同步"状态。

4. 选择除颤能量　根据不同除颤仪选择合适电除颤能量，双相波除颤用 120～200J，单相波除颤用 360J，或根据厂家推荐。

5. 正确放置电极板　把"STERNVM"电极板上缘放于胸骨右侧第 2 肋间，"APEX"电极板上缘置于心尖区，电极板与皮肤紧密接触，压力适当（图 4-12）。

6. 按充电纽充电到指定功率。

7. 再次观察心电图，确定需要除颤，施救者身体后退一小步并大声嘱其他人员"请让开，除颤！"确定周围人员无直接或间接与病人接触后，双手拇指同时按压放电键电除颤。

8. 将电极板固定原位片刻，观察病人心电图的改变。

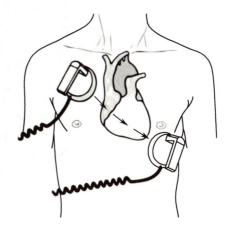

图 4-12　除颤电极放置位置

9. 如恢复窦性心律，将能量开关复位，清洁病人皮肤及电极板，安置合适体位，除颤器备用。如没有恢复窦性心律，则重复除颤。

10. 持续监测心率、心律等。

（三）注意事项及护理配合

1. 除颤仪定时检查性能，及时充电，以备不时之需。

2. 除颤前要确定心电图类型。

3. 电极板位置放置要准确，两电极板之间的距离应超过 10cm。病人体内如有植入性起搏器，应避开起搏器 10cm 以上。

4. 电极板应与病人皮肤密切接触，两电极板之间的皮肤应保持干燥，以免皮肤灼伤。

5. 放电前确定所有人与病人和病床无接触，以免发生触电。

为贯彻落实《基本医疗卫生与健康促进法》《健康中国行动（2019—2030 年）》有关要求，规范公共场所自动体外除颤器配置，2021 年 12 月 28 日国家卫生健康委办公厅发布《关于印发公共场所自动体外除颤器配置指南（试行）的通知》，从自动体外除颤器（AED）适用范围、规划配置、安装要求等方面做出了具体规定。

自动体外除颤器

自动体外除颤器(AED)(图 4-13,见文末彩图 4-13)于 1979 年初用于临床,其最大特点是可完成心电图分析、除颤,不受使用者判读心电图能力的限制。可遵循语音提示,不要触摸病人,"按除颤键"完成除颤。也可按语音提示等待自动分析心律。还可按 AED 的节拍器频率进行心脏按压(100 次 /min),按压力度达不到要求时机器会提示。

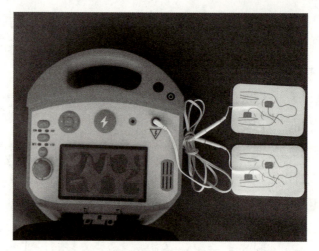

图 4-13　自动体外除颤器(AED)

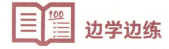 **边学边练**

实训四　心肺复苏术

实训五　体外非同步电除颤术

（李　丽）

第二节　人工气道的建立与护理

 工作情景与任务

杨先生,42 岁,在下班途中为救悬挂高处的儿童,不慎坠落致颅内出血、全身多处骨折急诊入院,经医生会诊后拟行气管插管术。

工作任务：

1. 协助医生做好杨先生气管插管的配合工作。

2. 为杨先生进行气管插管后的护理。

气道梗阻导致缺氧是危重病人死亡的主要原因之一。因此，及时建立人工气道、保持呼吸道通畅是基础生命支持的重要措施。

一、口咽通气管置入术与护理

口咽通气管是一种扁管形人工气道，其弯曲度与病人机体的舌及软腭相似。口咽通气管置入术是将口咽通气管插入咽喉部使气道通畅的一种简便方法。

（一）适应证

1. 咳嗽或咽反射消失的昏迷病人。

2. 舌后坠及上呼吸道肌肉松弛引起气道梗阻者。

3. 手法开放气道无效者。

4. 气管插管时取代牙垫作用。

5. 癫痫发作或抽搐病人保护舌及牙齿。

（二）禁忌证

1. 喉头水肿病人。

2. 气管内有异物者。

3. 咽部有占位性病变者。

4. 频繁呕吐者。

（三）操作方法

1. 病人取仰卧位，头向后仰，清除口腔和咽部分泌物，保持呼吸道通畅。选择合适的口咽通气管，测量长度：口角至耳垂或下颌角的距离。

2. 置管可采用直接放置法和反向插入法。直接放置时，可用压舌板协助，将口咽通气管的咽弯曲部分贴近硬腭直接放入。反向插入时，右手持口咽通气管，使口咽通气管的凹面面向头部插入口腔，直至接近口咽后壁时（已通过腭垂），将口咽通气管旋转180°，借病人吸气时顺势向下推送口咽通气管至会厌上方（图4-14）。将手掌放于通气管外口，感觉有气流呼出，即插入成功。

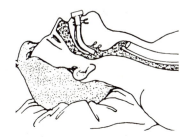

图4-14　口咽管通气术

（四）注意事项及护理要点

1. 口咽通气管的选择应适宜。若口咽通气管太短，则不能到达舌根而达不到开放气道的目的。若口咽通气管太长，则可能引起完全性梗阻。

2. 置入口咽通气管后立即检查自主呼吸,若自主呼吸不存在,应使用适当装置进行辅助通气。

3. 保持管道通畅,防止导管脱出,加强气道湿化,及时清除呼吸道分泌物。

4. 口咽通气管是非确定性的紧急通气术,不能完全代替气管插管或气管切开。若口咽管放置失败或无效,应选择气管插管或气管切开。

二、鼻咽通气管置入术与护理

鼻咽通气管置入术是将鼻咽通气管经鼻腔插入咽喉部使气道通畅的一种简便方法,具有操作简单、附壁痰栓形成少等优点。留置过程中不刺激咽喉三角,无恶心反射,病人耐受性好。

（一）适应证

1. 牙关紧闭、不能经口吸痰者。

2. 各种原因引起的上呼吸道不完全性梗阻、无法放置口咽通气管者。

（二）禁忌证

1. 鼻腔内有病变者。

2. 颅底骨折的病人。

（三）操作方法

病人取仰卧位,检查鼻腔,选择合适型号的鼻咽通气管。清除鼻腔分泌物,鼻黏膜表面喷涂血管收缩药和局麻药物,如麻黄碱、利多卡因等。用液体石蜡棉球润滑鼻咽通气管,将鼻咽通气管沿与面部垂直的方向插入鼻孔,插入深度为病人鼻翼至耳垂的长度(图 4-15)。检查通气,病人若鼾声消失,说明呼吸通畅。固定鼻咽通气管。

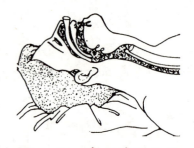

图 4-15 鼻咽管通气术

（四）注意事项及护理要点

1. 导管不可插入过深,以免进入食管,出现胃胀气或刺激咽喉部引起喉痉挛。

2. 置管时动作轻柔,切忌暴力。若用中等力量不能将通气管置入,应换一根较细的通气管,并且需用棉棒扩张鼻道,也可更换至另一侧鼻孔置入。

3. 加强鼻腔护理,保持鼻腔内清洁,及时清除分泌物。

4. 加强口腔护理,防止感染。

三、喉罩置入术与护理

喉罩(图 4-16,见文末彩图 4-16)是介于面罩和气管插管之间的一种维持呼吸道通畅的人工气道。喉罩使用简单,具有通气可靠、刺激小的特点。喉罩置入术是指将喉罩迅速经口插入,使其勺状套囊口覆盖于喉入口处,建立人工气道,可以行短时机械通气。

（一）适应证

1. 心肺复苏时急救和插管困难者。

2. 气管镜检查、头颈部手术、头面部烧伤换药时常规通气道。

（二）禁忌证

1. 饱食、腹内压过高、有胃内容物反流误吸危险者。

2. 咽喉部病变致张口度小而难以置管者。

3. 肺顺应性降低或气道阻力高需正压通气者。

（三）操作方法

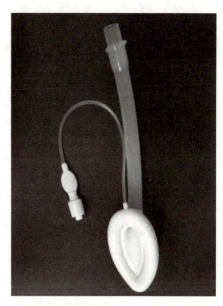

图 4-16　喉罩

病人取仰卧位,头颈部轻度后仰,清除口腔内分泌物。根据病人年龄、体重选择合适的喉罩,检查喉罩是否漏气并润滑。操作者左手向下推下颌,右手持喉罩,罩口朝下颌,沿口腔中线向下置入,贴咽后壁继续插入直至不能再推进。将喉罩的气囊充气封闭。试通气,听诊双肺呼吸音对称。

（四）注意事项及护理要点

1. 病人术前应禁食 6~8h,防止反流引起误吸。一旦发生反流和误吸,应立即拔除喉罩,清理呼吸道,并改用其他通气方式。

2. 术中应密切观察有无呼吸道梗阻表现。

3. 术后要密切观察病人呼吸情况,及时发现并发症,如呼吸道梗阻、反流或误吸、喉罩周围漏气、气囊压力过高引起的神经损伤等。

四、气管内插管术与护理

气管内插管术是急救工作中常用的重要抢救技术,对抢救病人生命、降低病死率起着至关重要的作用。它是将气管导管经口腔或鼻腔通过声门插入气管内,从而建立气体交换通道的一项技术,有利于清除呼吸道分泌物、保持气道通畅、减小气道阻力、保证有效通气。气管内插管术根据插管途径可分为经口腔气管内插管(图 4-17)和经鼻腔气管内插管;根据插管时是否用喉镜显露声门,分为明视插管和盲探插管。临床急救中最常用的是经口明视插管术。

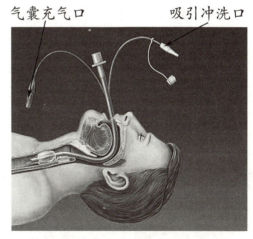

气囊充气口　　　　　吸引冲洗口

图 4-17　经口气管内插管

（一）适应证

1. 呼吸功能不全或呼吸困难综合征。

2. 心肺脑复苏者。

3. 呼吸道分泌物不能自行咳出、需行气管内吸痰者。

4. 各种全身麻醉或静脉复合麻醉手术者。

5. 大手术呼吸道难以保持通畅者。

6. 婴幼儿气管切开前需行气管插管定位者。

（二）禁忌证

1. 喉头水肿、急性喉炎、喉头黏膜下血肿、插管创伤可致严重出血者。

2. 喉部烧灼伤、肿瘤或异物存留者。

3. 动脉瘤压迫气管者。

4. 下呼吸道分泌物潴留所致呼吸困难者。

5. 颈椎骨折脱位或疑有颈椎骨折脱位者。

（三）操作方法

气管内插管操作流程见图 4-18。

（四）注意事项及护理要点

1. 选择合适的气管导管。成人多选择带气囊的导管，婴幼儿选择无气囊导管。成年男性一般选择的导管直径为 8.0~9.0mm，成年女性为 7.5~8.5mm。紧急情况下，无论男女都可选用直径为 7.5mm 的气管导管。插管时确保导管芯距离导管口 1cm。

2. 插管前检查喉镜是否明亮，套囊是否漏气。评估病人意识状况，若咽喉反应灵敏时，应先行咽喉部表面麻醉再行插管。对于呼吸困难严重者，插管前应给予高浓度吸氧 1min，改善缺氧和二氧化碳潴留状态，也可避免因插管费时而加重缺氧。

3. 插管时充分暴露喉头，使插管视野清楚，动作轻柔、迅速、准确，避免长时间缺氧导致心搏骤停。若 30s 内插管未成功，应给予 100% 氧气吸入后再重新尝试。

4. 导管插入深度要适宜，自门齿起计算，男性为 22~24cm，女性为 20~22cm。

5. 导管插入声门后，应立即拔出导管芯。导管插入成功后，应立即检查两肺呼吸音是否对称，防止发生肺不张。

6. 气管插管导管气囊充气要适当，以气囊恰好封闭气道不漏气为宜，若充气过多或时间过长，可压迫气管黏膜导致缺血、坏死。可采用最小容量闭合技术和最小漏气技术控制气囊充气。或注入 5~10ml 气体，测量气囊内充气压力，一般应控制在 25~30cmH$_2$O。

7. 适时吸痰，保持气道通畅，同时注意吸入气体要湿化，以防分泌物稠厚结痂堵塞气道而影响通气。

8. 气管插管病人需禁食，需做好口腔护理和面部清洁护理。经常变换头位，以免颈项强直、体表压伤或咽喉损伤。

9. 妥善固定气管导管，监测导管深度，判断是否发生移位。记录导管置入深度或外

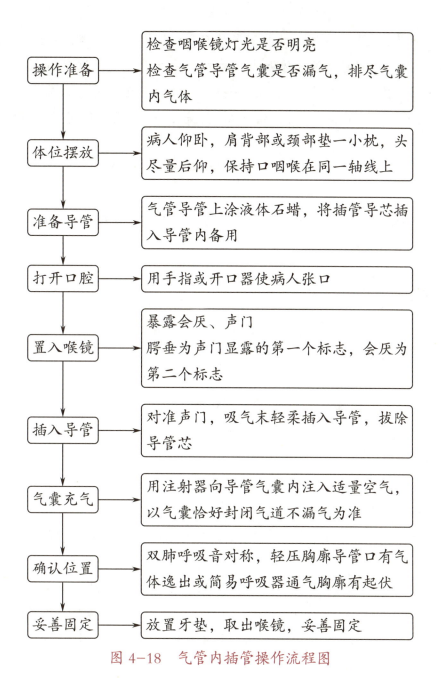

图 4-18　气管内插管操作流程图

露长度、气囊压、插管前后病情变化等,并做好交接班。

10. 导管留置时间不宜超过 72h。

　知识拓展

气管导管气囊注气方法

气管内插管导管气囊注气可采用最小漏气技术或最小容量闭合技术。

最小漏气技术:即在吸气高峰允许有小量气体漏出。由2人同时操作,在机械通气时,一人将听诊器放于病人气管处听取漏气声,另一人用10ml注射器向气囊内缓慢注气,直到听不到漏气声为止，然后换用 1ml 注射器从 0.1ml 开始抽出气体，同时观察病人的通气量，直到在吸气高峰听到有少量气体漏出而病人的通气量无明显改变为止。

最小容量闭合技术：一人听诊，一人向气囊缓慢注气，直至听不到漏气为止，然后抽出 0.5ml 气体时又可听到少量漏气声，再从 0.1ml 开始注气，直至吸气时听不到漏气声为止。

五、气管切开置管术与护理

气管切开可保证有效通气，也便于加压给氧、吸痰、气管内给药等。

（一）适应证

1. 需迅速解除呼吸道梗阻者。

2. 有气管异物者。

3. 需要长时间应用呼吸机辅助呼吸者。

4. 预防性气管切开者。

（二）禁忌证

1. 气管切开部位以下病变引起的呼吸道梗阻。

2. 有出血性疾病病人。

（三）操作方法

常规气管切开术操作流程见图 4-19。

（四）注意事项及护理要点

1. 严格把握气管切开的适应证和禁忌证，术前不能过量使用镇静剂，以免加重呼吸抑制。

2. 根据病人年龄、性别，选择合适的气管套管。成人一般选择 4~6 号，小儿一般选择 0~3 号。如需呼吸机辅助呼吸或有误吸可能者，应准备带气囊的气管套管。

3. 皮肤切口保持在前正中线上，防止损伤颈部两侧大血管引起出血。严禁切断第 1 气管软骨环和甲状软骨，以免引起喉腔狭窄。

4. 保持呼吸道湿润通畅。室内温度保持在 18~22℃，相对湿度 60% 以上。对不用机械通气者，用生理盐水湿纱布覆盖气管套管，每 2~4h 向呼吸道内滴入湿化液。痰液黏稠不易咳出时，可行雾化吸入。如病人出现呼吸困难、发绀、烦躁不安时，应立即检查气道有无堵塞，并及时报告医生，配合处理。

5. 保持套管通畅。内外套管保持清洁，根据分泌物多少和黏稠度每隔 1~4h 将内套管更换、清洗、消毒 1 次。从拔除内套管到重新放回，间隔时间不能超过 30min。

6. 经常检查气管套管是否固定适度。在固定带和皮肤之间松紧以能伸进一指为宜，套管太松容易脱出，太紧影响局部血液循环。

7. 由于痰液污染，术后伤口容易感染，故至少每天换药 1 次，必要时遵医嘱使用抗生素。

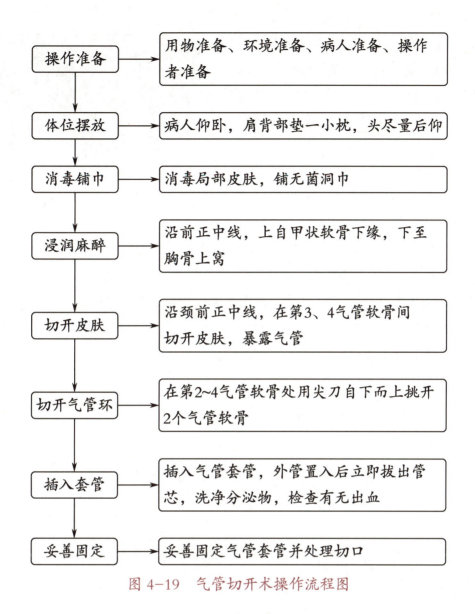

操作准备	→	用物准备、环境准备、病人准备、操作者准备
体位摆放	→	病人仰卧，肩背部垫一小枕，头尽量后仰
消毒铺巾	→	消毒局部皮肤，铺无菌洞巾
浸润麻醉	→	沿前正中线，上自甲状软骨下缘，下至胸骨上窝
切开皮肤	→	沿颈前正中线，在第3、4气管软骨间切开皮肤，暴露气管
切开气管环	→	在第2~4气管软骨处用尖刀自下而上挑开2个气管软骨
插入套管	→	插入气管套管，外管置入后立即拔出管芯，洗净分泌物，检查有无出血
妥善固定	→	妥善固定气管套管并处理切口

图 4-19　气管切开术操作流程图

8. 对小儿、不合作或意识障碍的病人应约束肢体，防止自行拔管造成窒息、大出血等意外。

9. 置管期间密切观察病人有无皮下气肿、出血、肺部感染等并发症的发生，如有异常情况，应立即报告医生进行处理。

10. 病人床旁应备有吸引器、气管切开包、气管套管、照明灯等抢救物品，以备急用。

11. 若病人痰液减少、意识好转或能自行咳嗽，全身情况好转后，即可考虑拔管。拔管前先试行堵管，先半堵 24h，再全堵 24h，若病人呼吸正常、排痰功能良好，即可拔管。拔管 24h 内严密观察呼吸情况，若出现呼吸异常或痰液增多，应重新插管。

六、环甲膜穿刺术与护理

环甲膜穿刺术是对呼吸道梗阻、严重呼吸困难病人所采取的急救方法之一，是紧急情况下的气道开放技术(图4-20)。其目的是通过穿刺环甲膜，建立起临时的呼吸通道，以缓解窒息、缺氧等状况。它是院前保证气道通畅的一项急救技术，可以为后续的救治赢得宝贵时间。

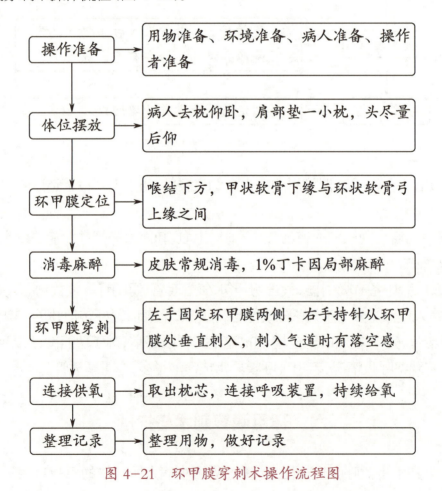

图4-20　环甲膜穿刺术

(一)适应证

1. 急性上呼吸道严重梗阻，不能及时或无条件实施气管切开者。

2. 婴幼儿气道异物在实施海姆利希手法后未能成功排出异物而出现窒息者。

3. 牙关紧闭、经鼻气管插管也失败者。

4. 颈部活动极度受限，如佩戴颈托、颈胸部瘢痕致颈部不能有效后仰出现窒息者。

(二)禁忌证

1. 呼吸道梗阻发生在环甲膜水平以下者。

2. 有出血倾向者慎用。

(三)操作方法

环甲膜穿刺术操作流程(图4-21)。

操作准备	→	用物准备、环境准备、病人准备、操作者准备
体位摆放	→	病人去枕仰卧，肩部垫一小枕，头尽量后仰
环甲膜定位	→	喉结下方，甲状软骨下缘与环状软骨弓上缘之间
消毒麻醉	→	皮肤常规消毒，1%丁卡因局部麻醉
环甲膜穿刺	→	左手固定环甲膜两侧，右手持针从环甲膜处垂直刺入，刺入气道时有落空感
连接供氧	→	取出枕芯，连接呼吸装置，持续给氧
整理记录	→	整理用物，做好记录

图4-21　环甲膜穿刺术操作流程图

（四）注意事项及护理要点

1. 穿刺时进针不要过深，避免损伤喉后壁黏膜。
2. 穿刺部位如有明显出血，应及时止血，以防血液流入气管内。
3. 穿刺完成后必须回抽有空气，确定针尖在喉腔内。
4. 环甲膜穿刺作为一种应急措施，穿刺针留置时间不宜超过 24h。

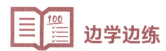 **边学边练**

实训六　人工气道的建立与管理

（吴　萍）

第三节　创伤急救技术

 工作情景与任务

赵先生，28 岁。因车祸倒地，诉说右下肢疼痛，可见右大腿中段前面有一长约 8cm 的伤口，出血不止，骨折端外露。

工作任务：

1. 如果你在现场，请采取正确的方法为病人止血。
2. 请正确处置开放性骨折。

创伤是指机械性致伤因素作用于人体所造成的组织结构完整性的破坏或功能障碍。严重创伤不仅可表现为伤区局部出现的致命性大出血、骨折等，更可能因此导致休克、窒息及意识障碍等严重全身反应。急救时应先维持生命体征，对伤口止血、包扎、伤肢固定，再将伤员安全、迅速地转运到医院接受进一步治疗。

一、止　血　术

伤口出血情况与表现因受损血管种类而不同。①动脉出血：颜色鲜红，随心脏搏动出血呈喷射状，发生在血管断裂的近心端，需急救才能止血。②静脉出血：颜色暗红，出血不间断、均匀、缓慢，呈涌泉状，发生在断裂血管的远心端，多不能自行停止。③毛细血管出血：颜色鲜红，出血呈水珠状或片状渗出，可自行停止。

止血是现场救护的一种重要技术。凡出血的伤口均需止血，止血是为了防止伤口继续出血而危及病人的生命。因此，熟练掌握各种止血方法非常必要。

（一）指压迫止血法

指压迫止血法多用于头面部及四肢中等或较大的动脉出血的临时止血，是临时性应急止血措施。方法：用手指压在出血部位的近心端，将出血动脉压迫闭合在骨面上，阻断血流，达到迅速和临时止血的目的。

1. 头顶部出血　手指对准伤侧颞下颌关节处，用拇指压迫颞浅动脉的搏动止血。

2. 面部出血　面部血供主要来自两侧面动脉，手指对准伤侧下颌骨下缘与咬肌前缘交界处的面动脉搏动点，将面动脉压向下颌骨，用拇指向内向上压迫面动脉止血。

3. 头颈部出血　用拇指或其他4指放在胸锁乳突肌内侧，将颈总动脉向颈椎体上按压（图4-22）。禁止同时压迫两侧颈总动脉，以免造成脑缺氧。

4. 肩部、腋部、上臂出血　用拇指压迫同侧锁骨上窝中部，对准第1肋骨面，压住锁骨下动脉止血。

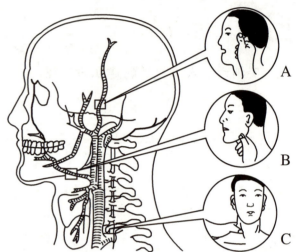

图4-22　头颈部出血常用指压部位
A. 颞浅动脉指压迫止血；B. 面动脉指压迫止血；C. 颈总动脉指压迫止血。

5. 前臂出血　用拇指压迫上臂肱二头肌内侧沟中部的搏动点，将肱动脉压向肱骨止血。

6. 手部出血　压迫手腕横纹稍上方内外侧的尺、桡动脉止血。

上肢出血常用指压部位见图4-23。

7. 下肢出血　用双手拇指重叠用力压迫腹股沟韧带中点稍下方的股动脉搏动点止血（图4-24）。

8. 足部出血　用两手拇指分别压迫足背中部近足踝处的胫前动脉和内踝与跟腱之间的胫后动脉搏动点止血。

（二）加压包扎止血法

加压包扎止血法适用于四肢、头颈、躯干等体表血管损伤时的止血。骨折或关节脱位时不宜使用。

方法：先将无菌纱布或洁净敷料覆盖在伤口上，再用绷带、三角巾或网套适当加压包扎，力量以能止血而肢体远端仍有血液循环为度。对于较深、较大的出血伤口，可先用敷料填充，再用绷带加压包扎。

（三）止血带止血法

1. 橡皮止血带止血法

（1）适应证：适用于四肢创伤经压迫止血不能控制的大出血，如腘动脉和肱动脉损伤

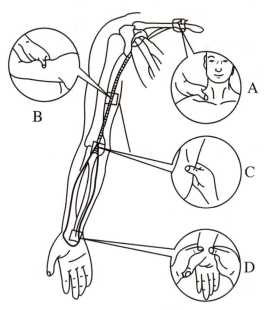

图 4-23　上肢出血常用指压部位

A. 锁骨上动脉指压迫止血;B、C. 肱动
脉指压迫止血;D. 尺、桡动脉指
压迫止血。

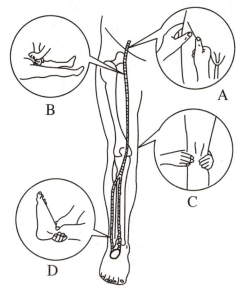

图 4-24　下肢出血常用指压部位

A. 股动脉双拇指压迫止血;B. 股动脉双
掌压迫止血;C. 腘动脉指压迫止血;D. 胫
前、胫后动脉压迫止血。

引起的大出血,股动脉出血不能用加压包扎止血时,应立即使用止血带。

　　(2) 操作方法:①在肢体伤口的上方加衬垫。②用左手的拇指、示指、中指持止血带
的头端。③用右手持止血带的尾端绕肢体一周后压住头端,再绕肢体一周,然后左手示指、
中指夹住尾端后,将尾端从止血带下拉出,打成一活结。放松止血带时,将尾端拉出即可
(图 4-25)。

　　(3) 注意事项:①止血带止血部位要正确,应扎在伤口的近心端,并尽量靠近伤口。
②止血带下必须放衬垫,以防损伤皮肤。③上止血带后必须记录时间,一般每隔 1h 放松
止血带 2~3min,秋冬季节或环境气温较低时可 90min 放松止血带 1 次。④止血带绑扎
松紧要适宜,以刚好使远端动脉搏动消失为好。⑤禁止使用铁丝、电线等代替止血带。

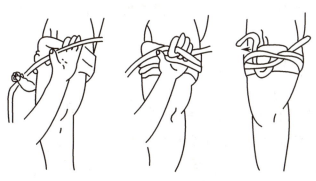

图 4-25　橡皮止血带止血法

2. 充气压力止血带止血法

（1）适应证：充气压力止血带主要用于出血量较大的四肢手术，可使手术视野清晰，便于手术的顺利进行。

（2）操作方法：①使用前检查充气气囊是否漏气。②在肢体上加衬垫。③止血带与搭扣缠扎妥当后，应外加绷带固定，防止充气时松脱。④立即充气加压到所需压力，一般上肢为 250～300mmHg，下肢为 400～500mmHg。⑤止血完毕后，旋开气阀慢慢放松，等指针降至"0"后，取下止血带。

（3）注意事项：正确记录充气时间，充气后可连续使用 1h，最多不超过 90min，必要时可放松一次，隔 5～10min 再充气使用。

3. 其他止血带　有卡式止血带、全自动止血带、计时止血带、按压止血带等，新型止血带避免了普通止血带的一些缺点，操作方便简单、止血效果好。

 知识拓展

抗休克裤的应用

抗休克裤是利用充气加压原理研制成的裤状止血固定器材（图 4-26）。穿着抗休克裤能有效降低受压部位血管内的压力梯度，使伤口面积变小，出血量减少，对抗休克及骨折固定有一定的作用。通过对其空气囊充气，使外加压力作用于腹部及下肢血管，达到止血和骨折固定的目的。

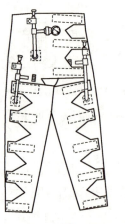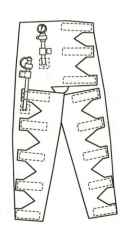

图 4-26　抗休克裤

使用抗休克裤的主要适应证：①腹部或腹部以下的活动性出血，急需直接加压止血的创伤病人。②骨盆骨折或双下肢骨折，急需固定或已伴有持续出血而出现低血压者。③动脉收缩压 <80mmHg 的低血容量性休克、神经源性休克和过敏性休克的病人。

二、包　扎　术

包扎是外伤急救常用的方法，主要用于创伤后有伤口的病人，具有保护伤口、减少污染、固定敷料、压迫止血、促进伤口早期愈合的作用。

（一）包扎材料

1. 绷带　有纱布绷带、弹力绷带、自粘绷带、石膏绷带等多种类型，绷带长度和宽度也有多种规格。

2. 三角巾　三角巾制作简单，使用方便。用边长为 1m 的正方形白布，将其对角剪开即成两块三角巾。

3. 便捷材料　现场急救时应利用最便捷的方法，以最快的速度对伤口进行包扎。可就地取材，如干净的毛巾、床单撕成条形或三角形均可作为临时包扎材料。

（二）包扎方法

常用的包扎方法有尼龙网套包扎法、绷带包扎法、三角巾包扎法、胸腹带包扎法等。

1. 尼龙网套包扎法　尼龙网套具有较好的弹性，使用方便，头部及四肢均可使用尼龙网套包扎（图 4-27）。包扎前先用敷料覆盖伤口并固定，再将尼龙网套套在敷料上，使用过程中应避免尼龙网套移位。

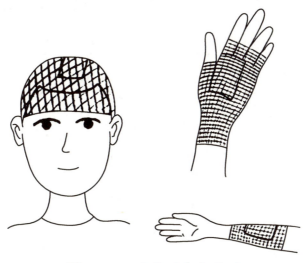

图 4-27　尼龙网套包扎法

2. 绷带包扎法　绷带包扎是包扎技术的基础，有固定敷料及夹板，加压止血和制动止痛的作用，还具有减少组织液渗出、促进组织液吸收和静脉回流等作用。

（1）环形包扎法：适用于四肢、额部、胸腹部等粗细相等部位的小伤口。操作时将绷带做环形重叠缠绕，包扎完毕将带尾中间剪开分成两头，打结固定或用胶布固定（图 4-28A）。

（2）蛇形包扎法：适用于由一处迅速延伸到另一处或作简单的固定，比如在绷带不足或骨折夹板的固定时。方法：将绷带从伤口远心端开始做环形重叠缠绕两周，然后以绷带宽度为间隔斜形上缠，包扎完毕，绷带环形重叠缠绕两周后，将带尾中间剪开分成两头，打结固定或用胶布固定（图 4-28B）。

（3）螺旋包扎法：适用于周径基本相同的上臂、大腿等部位的伤口。方法：将绷带从伤口远心端开始做环形重叠缠绕两周，然后后一圈压住前一圈 1/3～1/2，伤口包扎完毕，绷带环形重叠缠绕两周后，将带尾中间剪开分成两头，打结固定或用胶布固定（图 4-28C）。

（4）螺旋反折包扎法：适用于周径不相同的前臂、小腿等部位的伤口。方法：将绷带从伤口远心端开始做环形重叠缠绕两周,然后后一圈压住前一圈1/3～1/2的同时反折成一等腰三角形,伤口包扎完毕,绷带环形重叠缠绕两周后,将带尾中间剪开分成两头,打结固定或用胶布固定(图4-28D)。

(5) 8字形包扎法:适用于关节、手掌、手背部位的伤口包扎。方法:将绷带从伤口远心端开始做环形重叠缠绕两周,然后后一圈压住前一圈1/3～1/2的同时按8字走行缠绕,伤口包扎完毕,绷带环形重叠缠绕两周后,将带尾中间剪开分成两头,打结固定或用胶布固定(图4-28E)。

(6) 回返式包扎法:适用于残端或头部的伤口。方法:将绷带先环形重叠缠绕两周,然后从中间开始,前后来回反折,后一圈压住前一圈1/3～1/2,伤口包扎完毕,绷带环形重叠缠绕两周,将带尾中间剪开分成两头,打结固定或用胶布固定(图4-28F)。

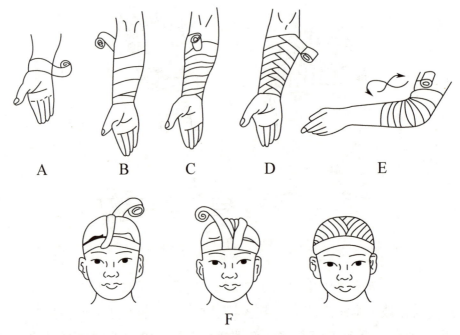

图4-28 绷带包扎基本方法
A. 环形包扎法;B. 蛇形包扎法;C. 螺旋包扎法;D. 螺旋反折包扎法;
E. 8字形包扎法;F. 回返式包扎法。

3. 三角巾包扎法 主要用于创伤后现场包扎伤口。将三角巾叠成带状、燕尾状、双燕尾状、蝴蝶形等用于不同部位包扎(图4-29)。

(1) 头顶部包扎法:将三角巾的底边向外向上反折3cm,正中置于前额处,高度齐眉梢上,顶角经头顶垂于枕后,然后把两底角经耳后拉紧,在枕后交叉并把顶角压在下面,再拉两底角在前额打结(图4-30)。

(2) 单肩包扎法:将三角巾折叠成燕尾式,尾角向上,放在伤侧肩上,大片向上盖住肩部及上臂上部,燕尾底边包绕上臂上部打结,两燕尾角分别经胸、背拉到对侧腋下打结(图4-31)。

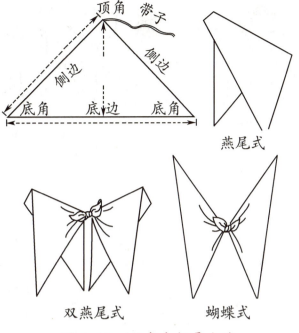

燕尾式

双燕尾式   蝴蝶式

图 4-29 三角巾折叠方法

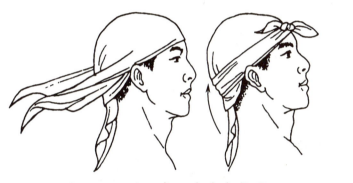

图 4-30 头顶部三角巾包扎法

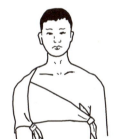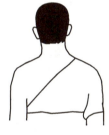

图 4-31 单肩三角巾包扎法

（3）双肩包扎法：将三角巾折叠成燕尾角等大的燕尾巾，夹角朝上对准项部，燕尾披在两肩上，两燕尾角分别经左右肩拉到腋下与燕尾底角打结。

（4）胸部包扎法：将三角巾顶角越过伤侧肩部，垂于背后，使三角巾底边中央位于伤部下方，并在底部反折两横指，两底角拉至背后打结，再将顶角上的带子与底角结打在一起（图 4-32）。

（5）背部包扎法：包扎背部方法与胸部相同，只是位置相反，结打于胸部。

（6）下腹、臀部包扎法：三角巾顶角朝下，底边横放于脐部，拉紧两底角至腰部打结，顶角经会阴部拉至臀上方，顶角带子与底角余头打结（图 4-33）。

（7）上肢包扎法：将三角巾一底角打结后套在伤侧手上，另一底角沿手臂后侧拉至对侧肩上，顶角包裹伤肢，前臂屈至胸前，拉紧两底角打结（图 4-34）。

（8）手（足）部的包扎法：将手（足）放于三角巾的中间位置，指（趾）尖对准顶角，将顶角提起反折覆盖于手（足）背上，然后将两底角绕过腕（踝）关节打结（图 4-35）。

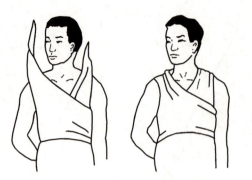

图 4-32　胸部三角巾包扎法

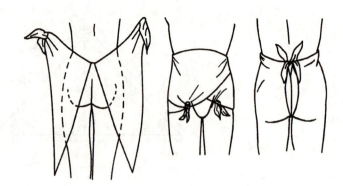

图 4-33　下腹、臀部三角巾包扎法

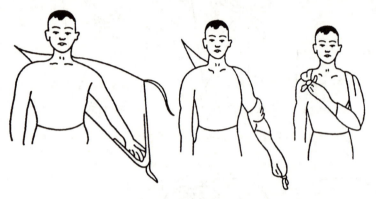

图 4-34　上肢三角巾包扎法

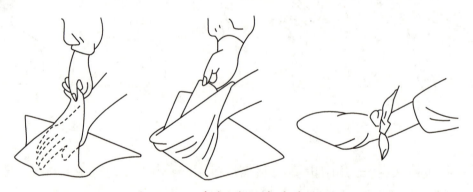

图 4-35　手（足）三角巾包扎法

（三）注意事项

1. 包扎的动作要轻、快、准、牢,避免触碰伤口增加伤员的疼痛、出血和感染。

2. 包扎时应先简单清创并盖上消毒纱布或干净敷料再包扎。

3. 选择宽度合适的绷带,包扎应松紧适度,用力均匀,以防滑脱或压迫神经血管,影响远端血液循环。

4. 包扎时方向应自下而上、由左向右、自远心端向近心端包扎。四肢包扎要暴露出指趾末端,以便观察肢端血液循环。

5. 包扎时使病人的位置保持舒适,包扎的肢体必须保持功能位,皮肤皱褶处用衬垫保护。

6. 包扎结束打结位置以不使病人在坐、卧活动时产生不适为宜,尤其不要在伤口上打结,以免压迫伤口而增加伤员痛苦。

三、固 定 术

固定术是针对骨折采取的急救措施。通过固定可以限制骨折部位的移动,从而减轻伤员的疼痛,避免骨折断端因摩擦而损伤血管、神经及重要脏器而导致二次伤害,固定也便于伤员的搬运。

(一)固定材料

1. 夹板 是最理想的固定材料。现临床使用的有木质夹板、铁丝夹板、塑料制品夹板、充气式夹板、真空夹板等。

2. 衬垫或绑缚物 可选用敷料、棉花、衣物、绷带、三角巾等物品。

3. 颈托、颈围、头部固定器具。

4. 如抢救现场一时找不到夹板,可就地取材,用竹板、木棒、镐把等代替。

(二)固定方法

急救时通常有夹板固定和自体固定两种固定方法。夹板固定时,要根据骨折部位选择合适的夹板,并辅以棉垫、纱布、三角巾、绷带等。自体固定是用三角巾或绷带将健肢和伤肢捆绑在一起,适用于下肢骨折固定,固定时应将下肢拉直,并在两下肢之间骨突出处放置衬垫,以防局部压伤。

1. 锁骨骨折固定 用毛巾垫于两腋窝前上方,将三角巾折叠成带状,两端分别绕两肩呈8字形,尽量使两肩后张,拉紧三角巾的两头在背后打结(图4-36)。

2. 肱骨骨折固定 用一长夹板置于上臂后外侧,另一短夹板放于上臂前内侧,在骨折部位上下两端固定,肘关节屈曲成90°,用三角巾将上肢悬吊,固定于胸前(图4-37)。

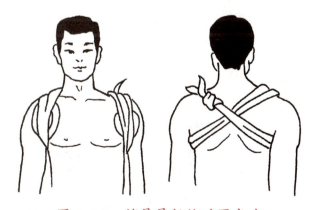

图 4-36 锁骨骨折临时固定法

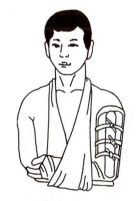

图 4-37 肱骨骨折临时固定法

3. 前臂骨折固定 使伤员屈肘90°,拇指向上。取两块夹板分别置于前臂的掌、背两侧,然后用绷带固定两端,再用三角巾将前臂悬吊于胸前(图4-38)。

4. 股骨骨折固定　取一长夹板(长度自腋下或腰部至足跟)置于伤腿外侧,另一夹板(长度自大腿根部至足跟)放置于伤腿内侧,用绷带或三角巾分段将夹板固定牢靠(图 4-39)。也可用自体固定法(图 4-40)。

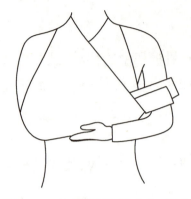

图 4-38　前臂骨折夹板固定

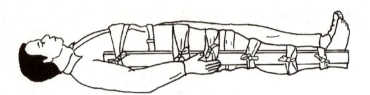

图 4-39　股骨骨折临时固定

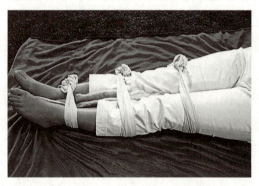

图 4-40　股骨骨折自体固定

5. 小腿骨折固定　取两块夹板(长度自大腿至足跟)分别置于伤腿内、外两侧,用绷带分段将夹板固定牢靠。

6. 脊柱骨折固定　颈椎骨折时,病人取仰卧位,尽快给病人上颈托(图 4-41),无颈托时可用沙袋或衣服卷填塞头、颈两侧,防止头部左右摇晃,再用布条固定(图 4-42)。胸腰椎骨折时病人应平卧于硬板床上,用衣服等垫塞颈、腰部,用布条将病人固定在硬质木板或担架上。

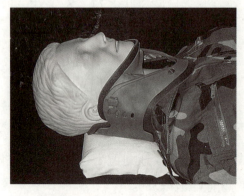

图 4-41　颈托固定

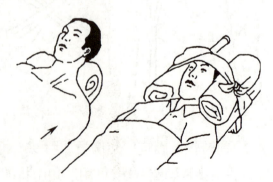

图 4-42　颈椎骨折临时固定

（三）注意事项

1. 固定骨折部位前如有伤口和出血,应先止血、包扎,然后再固定骨折部位。

2. 开放性骨折如有骨端刺出皮肤,切不可将其送回伤口,以免发生感染。夹板长度须超过骨折部位的上、下两个关节,骨折部位的上、下两端及上、下两个关节处均要固定牢固。

3. 夹板与皮肤间应加棉垫,使各部位受压均匀且易于固定。

4. 肢体骨折固定时,须将指(趾)端露出,以观察末梢循环情况,如发现血运不良应重新固定。

5. 固定中避免不必要的搬动,不可强制伤员进行各种活动。

四、搬 运 术

现场搬运伤员是为了及时、迅速、安全地将伤员转运至安全的地方,防止再次受伤,并迅速送达医院,接受进一步治疗。正确的搬运方法是急救成功的重要环节,不恰当的搬运可以造成二次损伤。

（一）徒手搬运

徒手搬运适用于现场无担架、转运路途较短、病情较轻的伤员。

1. 单人搬运

（1）扶持法:适用于清醒并能够站立行走的伤员。救护者站在伤员一侧,使伤员靠近救护者,伤员用一臂揽着救护者的头颈,救护者用外侧的手牵着伤员的另一手腕,救护者另一手伸过伤员背部扶持其腰部,使其身体略靠着救护者,扶持行走。

（2）抱持法:适用于体重较轻的伤员。如伤员能站立,救护者站于伤员一侧,一手托其背部,一手托其大腿,将其抱起,伤员若意识清楚,可让伤员双手抱住救护者的颈部。

（3）背负法:适用于老幼、体轻、清醒的伤者。救护者站在伤员前面,微弯背部,将病人背起,胸部创伤者不宜采用(图4-43)。

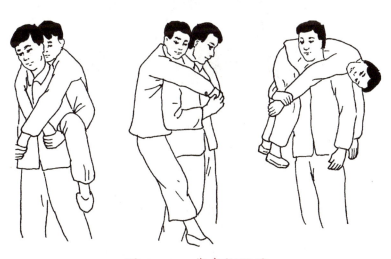

图 4-43　背负搬运法

（4）拖行法：适用于体重较重的伤员，不能移动，现场又非常危险需立即离开者。拖拉时不要弯曲或扭转伤员的颈部和背部。

2. 双人搬运

（1）椅托法：两救护者同向站于病人两侧，各以一手伸入病人大腿之下而互相紧握，另一手交替支持病人背部。

（2）拉车法：两个救护者，一人站在病人头部，两手插到腋前，将病人抱在胸前，另一人站在病人两腿中间，两臂环抱病人两膝部，两人步调一致将病人慢慢抬起（图4-44）。

（3）平抬法：两人平排将病人平抱，亦可一左一右将病人平抬。

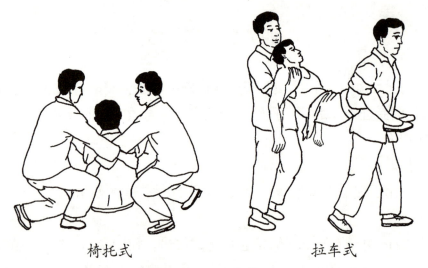

椅托式　　　　　　　拉车式

图4-44　双人搬运

3. 三人搬运或多人搬运　适用于路程较近但体重较重的病人。可以三人并排将病人抱起步调一致前行（图4-45）。若有第四人可固定头部，若有六人则可六人面对面从两侧将病人抱起。

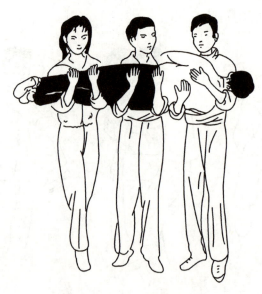

图4-45　三人搬运法

（二）担架搬运

担架搬运方便省力,适用于病情较重、转运路途较远或不宜徒手搬运的伤员。

1. 担架种类

（1）四轮担架:可平稳地将伤员由现场推至救护车、飞机舱内,也可在医院内转接伤员。

（2）铲式担架:适用于脊柱损伤等不宜随意翻动和搬运的危重伤员。

（3）帆布折叠式担架:适用于一般伤员的搬运,不宜转运脊柱损伤的伤员。

（4）楼梯担架:方便转运病人上下楼梯。

（5）脊柱板担架:用于搬运脊柱损伤的病人。

（6）船式担架:方便病人在山区、水面或空中救援搬运。

部分新型担架见图4-46。

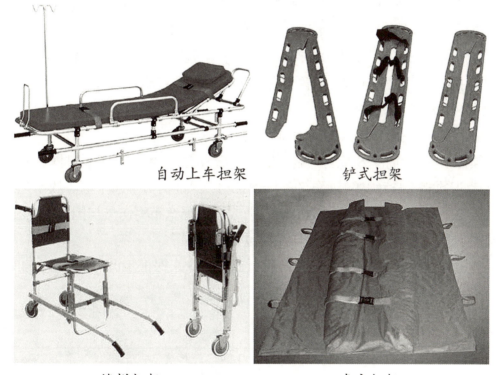

自动上车担架　　　　　　铲式担架

楼梯担架　　　　　　真空担架

图 4-46　部分新型担架

2. 搬运方法

（1）2~4名急救人员组成一组,将伤员平稳托起移上担架,妥善固定,脚在前,头在后,以方便后面的担架员观察病情。

（2）抬担架时要步调、行动保持一致,平稳前进。

（3）向高处抬(如上台阶)时,前面的担架员要放低,后面的担架员则要抬高,以使伤员身体保持在水平状态。向低处抬(如下台阶)时,则相反。

（4）后面的担架员应边走边观察伤员的病情如神志、呼吸、面色等,如有病情变化,应立即停下抢救,放担架时要先放脚后放头。

(三)特殊病人的搬运

1. 腹部内脏脱出伤员的搬运　伤员双腿屈曲,腹肌放松,仰卧于担架上。若有腹部内脏脱出不应回纳,以免造成感染,可用一清洁的碗盆扣住内脏,再用三角巾包扎固定,然后搬运。

2. 昏迷或有呕吐窒息危险伤员的搬运　使病人侧卧或俯卧于担架上,或平卧头偏向一侧,在保证呼吸道通畅的前提下搬运。

3. 骨盆损伤伤员的搬运　搬运时使病人仰卧于硬板或硬质担架上,用三角巾将骨盆做环形包扎,双膝略弯曲,其下加垫,用绷带捆扎固定(图4-47)。

4. 脊柱损伤者搬运　从受伤现场至救治医院,整个搬运过程必须采取正确的方法,以防骨折进一步造成神经损伤。

(1)严禁使用抱持、拖拽、背驮等可能使脊柱弯曲、移位的搬运方法。

(2)应采用脊柱板、门板、黑板等不变形的硬质器具搬运。

(3)先将伤员四肢伸直,双上肢放于体侧,脊柱板放于伤员一侧,由3人或4人(病人合并颈椎骨折或脱位时)同侧托起病人的头部、肩背部、腰臀部及双下肢,平放于硬质担架或硬板上。建议使用铲式担架。

(4)整个搬运过程要求轻柔、协调、同步,以防躯干扭转。

(5)颈椎损伤者,需4人搬运。最初先用颈托固定,上颈托及搬运过程中要有专人手锁固定伤者头颈部,保持颈部与躯干在同一轴线上,保证伤员平起平落。放于担架后要用沙袋、衣服卷、固定器固定在伤员的躯体两侧,或用大幅宽布将伤员与担架固定在一起,以防搬运途中因颠簸而导致肢体摆动,从而加重脊髓的损伤。

(6)搬运时动作要协调一致,多人搬运可通过口令来保证步调一致(图4-48)。

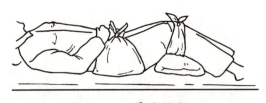

图4-47　骨盆伤搬运

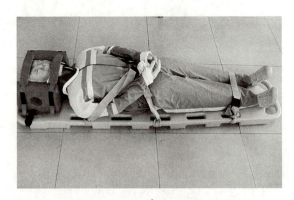

图4-48　脊柱伤搬运

5. 身体内带有刺入物伤员的搬运　先包扎好伤口,固定好刺入物,方可搬运。搬运时要避免碰撞、挤压,以防刺入物脱出或继续深入。

实训七　创伤急救技术

本章小结

　　常用急救技术是急救护理技术的最核心内容,本节讲述了危及病人生命的心搏骤停、窒息、大出血、骨折的主要基本急救理论和技能。常用急救技术是医护人员急救时,为维持病人基本生命体征必须熟练掌握的基本操作技能。

　　本章学习重点是:心肺脑复苏术、体外非同步电除颤术、人工气道的建立和护理、人工通气的建立和护理、大出血的止血方法、骨折病人的固定及搬运方法。本章学习难点是:气管插管和气管切开的操作流程及护理要点。同学们在学习时应注重理实结合,在实训练习时动作迅速、轻柔、规范,注重与伤病员沟通。树立爱伤观念,加强团队合作,培养团结协作精神。发扬吃苦耐劳精神,反复锤炼急救护理技能,掌握精湛的常用急救技术。

(魏雪峰)

❓ 思考与练习

1. 心搏骤停的原因及临床表现有哪些?
2. 心肺脑复苏包括哪些步骤?
3. 脑复苏的主要措施有哪些?
4. 橡皮止血带止血时应注意哪些事项?
5. 骨折固定应注意什么?

第五章 ｜ 重症监护

05章 数字资源

第一节　重症监护病房

　　重症监护病房（intensive care unit，ICU）或称重症医学科，是及时应用系统、连续、高质量的医学监护和诊疗技术，对因各种原因导致一个或多个器官与系统功能障碍、危及生命或具有潜在高危因素的病人进行综合救治的专业科室。

一、ICU 建设标准

（一）ICU 布局设置

　　1. 位置　ICU 应与其主要服务的医疗区域邻近，尽可能邻近手术室、医学影像科、检验科和输血科（血库）等区域，方便重症病人的转运、检查和治疗。

　　2. 床位　ICU 床位设置应符合医院功能任务和实际需要，并兼顾重大突发公共卫生事件重症救治的应急功能。三级综合医院 ICU 病床数不少于医院病床总数的 5%，二级综合医院不少于医院病床总数的 2%。床位使用率以 75% 为宜,每天至少保留一张空床备用;年平均床位使用率超过 85% 时,应适度扩大规模。ICU 内单间病房的使用面积不少于 18m²,多人间床间距不少于 2.5m。

3. 室内环境　应当有良好的自然采光和通风条件;应独立控制各功能区域或每个单间病房的温度和湿度。

(二) ICU 人员配备

ICU 医师与床位数量比例不低于 0.8:1,护士与床位数量比例不低于 3:1,还应配备适当数量的医疗辅助人员、勤杂保洁人员等。

(三) ICU 设备配置

1. ICU 应配置不间断电源系统,至少满足应急需求 1h 以上。

2. 每床配置功能完善的设备带或功能架,至少 18 个电源插孔,氧气、压缩空气和负压吸引插口各两套,配置适合 ICU 的病床,配有防压疮床垫。

3. ICU 每床配置床旁监护系统、简易呼吸器、常规呼吸机、输液泵、微量注射泵(至少每床 4 套)、肠内营养输注泵等。

4. ICU 还应配置心电图机、血气分析仪、超声诊断仪、便携式监护仪、除颤仪、临时体外起搏器、血液净化仪、便携式呼吸机、无创呼吸机、支气管镜、升降温设备、血栓预防用气动泵、心肺复苏抢救装备车等。

5. 根据临床需要配置颅内压、脑电监测设备、床旁 X 线机、主动脉内球囊反搏设备、心肺复苏机、体外膜氧和设备等。

二、ICU 模式

1. 专科 ICU　是为收治某种专科危重病人而设立的,如心内科 ICU、呼吸科 ICU 等。

2. 部分综合 ICU　是由医院内较大的一级临床科室为基础组建的 ICU,介于专科 ICU 与综合 ICU 之间,如外科 ICU、内科 ICU、麻醉科 ICU 等。

3. 综合 ICU　是一个独立的一级临床科室,收治医院各科室的危重病人,其重症救护能力代表医院最高水平。

三、ICU 病人的收治与转出

(一) ICU 病人的收治标准

1. 急性、可逆、已经危及生命的器官、系统功能障碍或衰竭,经过严密监护和加强诊疗短期内可能得到恢复的病人。

2. 存在各种高危因素,具有潜在生命危险,经过严密的监护和有效诊疗可能减少死亡风险的病人。

3. 在慢性器官或者系统功能不全的基础上,出现急性加重且危及生命,经过严密监护和诊疗可能恢复到原来或接近原来状态的病人。

4. 重大突发公共卫生事件的重症病人。

5. 其他适合在重症监护病房进行监护和诊疗的病人。

慢性消耗性疾病、不可逆性疾病和不能从加强监护治疗中获得益处的病人,一般不是ICU 的收治范围。

(二) ICU 病人的转出标准

1. 器官或系统功能衰竭已基本纠正或接近原来的功能状态,无需生命支持治疗者。

2. 病人和 / 或家属不同意继续在 ICU 诊疗者。

3. 病人的病情状况不能从继续加强监护诊疗中获益者。

(赵丰清)

第二节　ICU 的管理

一、ICU 人员管理

ICU 至少配备一名本专业副高级以上职称的医师担任行政主任,全面负责科室学科建设和行政管理。护士长应具有中级以上技术职称,具备较强的行政管理能力,且具有ICU 连续工作三年以上或三级医院 ICU 进修一年的经历。ICU 护士必须经过严格的专科培训,熟练掌握重症护理基本理论和技能,并经过科室考核合格后,才能独立上岗。

ICU 应当根据医院管理的要求,建立健全各项规章制度、岗位职责和相关技术规范、操作规程,并严格遵守,保证医疗服务质量。ICU 应当加强质量控制和管理,指定专(兼)职人员负责医疗质量和安全管理。

二、ICU 设备管理

ICU 所有抢救监护设备均应处于备用状态,要保证随时可用。设备要定期检查、校准和维修,及时清洁、消毒和保养。要设专人负责,建立设备档案,登记造册,每班都要进行交接并记录。

三、ICU 感染管理

ICU 是院内感染的高发区域,降低院内感染发生率是提升重症病人救治成功率的关键之一,ICU 感染控制措施主要包括:

1. ICU 各区域应相对独立,有利于感染控制,整体布局应当考虑到收治传染性疾病重症病人的需求,能够实现"平战结合"。

2. 合理规划包括人员流动和物流在内的医疗流向,为医务人员、病人和医疗污物等设置符合院感控制相关要求的进出通道。

3. 为减少交叉感染的风险,尽可能设置单间病房或分隔式病床。应根据需要设置一定数量的正压和负压病房,负压病房的设计应符合收治传染性疾病重症病人的要求。

4. 加强病室人员出入管理,严格限制非医务人员的访视。确有必要时,应限制访视人数和时长。访视人员应遵循院感防控规定穿着防护用品。

5. 严格执行手卫生规范,配置足够的非接触式洗手设施和手部消毒装置,单间病房每床 1 套,开放式病床至少每 2 床 1 套。

6. 加强各种医院获得性感染及耐药菌的监测与防控。

7. 加强其他医院感染防控措施落实及医院感染管理。

(赵丰清)

第三节　各系统功能监护

 工作情景与任务

　　张先生,49 岁,因脑出血、脑疝急诊行"开颅动脉瘤夹闭＋血肿清除术",术后被送入 ICU。病人瞳孔左右均为 3mm,对光反应存在,经口气管插管接简易呼吸器辅助呼吸,T 38.7℃,P 110 次 /min,BP 180/95mmHg,R 12 次 /min。呼唤病人能睁眼,压眶能躲避,上肢有自主活动,右颈部深静脉置管。

工作任务：

1. 为张先生实施心电、血压、血氧饱和度及呼吸监护。

2. 为张先生接呼吸机辅助呼吸。

3. 用格拉斯哥昏迷评分量表进行意识评分。

4. 采集动脉血进行血气分析。

5. 进行中心静脉压监测。

一、呼吸系统功能监护

（一）呼吸频率和深度

1. 呼吸频率（respiratory rate,RR）是指每分钟的呼吸次数。正常成年人静息时 RR 为 12～20 次 /min,吸呼比为 1：（1.5～2）。小儿 8 岁以内 RR 约 18 次 /min,1 岁以内

RR 约 25 次 /min,新生儿 RR 约 40 次 /min。如果成人 RR<6 次 /min 或 >35 次 /min,提示呼吸功能障碍。

2. 呼吸深度　正常胸式呼吸两侧胸廓同时起伏,幅度一致。呼吸幅度不对称提示一侧血气胸或肺不张等。呼吸浅快见于呼吸肌麻痹、肺部疾病、腹水等;呼吸深快见于紧张激动、代谢性酸中毒等。影响呼吸深度的常见因素见表 5-1。

表 5-1　影响呼吸深度的常见因素

增加呼吸深度因素	减小呼吸深度因素
酸中毒(代谢性)	碱中毒(代谢性)
中枢神经系统改变(脑桥)	中枢神经系统改变(大脑)
阿司匹林中毒	麻醉药过量
焦虑、疼痛	重症肌无力
低氧血症	重度肥胖

(二)脉搏血氧饱和度监测

1. 监测方法　将血氧饱和度探头置于病人的温暖四肢末端,如手指、脚趾等部位。局部剧烈的血管收缩(如休克、低体温)、严重贫血、指甲油、灰指甲、光线过强等会影响检测结果。长时间监测要注意观察病人局部皮肤情况,定时更换传感器位置。小儿可选择耳垂或额头部位放置探头。

2. 临床意义　脉搏血氧饱和度(pulse oxygen saturation,SpO_2)常用于监测呼吸功能、缺氧严重程度,间接判断氧供情况,正常值为 96% ~ 100%,SpO_2<90% 时常提示有低氧血症。但 CO 中毒时碳氧血红蛋白和氧合血红蛋白光谱近似,不能依赖 SpO_2 判断是否存在低氧血症。

(三)动脉血气分析

动脉血气分析是目前临床评价呼吸功能、肺部气体交换的最准确方法,同时还能判断酸碱平衡失调类型,指导治疗和判断预后。

1. 动脉血标本采集

(1)采血部位:动脉采血部位应选择侧支循环丰富、浅表易扪及的外周动脉,桡动脉为首选,还可选择足背动脉、肱动脉、股动脉,必要时也可从动脉留置导管中直接采取动脉血。

(2)采血方法:①在采集动脉血标本前,必须用肝素稀释液湿润注射器或使用专用血气分析采血器,抽取动脉血标本前推净注射器内的液体和气泡。②在动脉搏动最明显处进针采血 2ml。③拔出针头后,立即将针头插入准备好的胶塞内密封,与空气隔绝,然后轻摇注射器,使血液和抗凝剂充分混匀防止凝血。血标本中的气泡会影响酸碱度(pondus hydrogenii,pH)、动脉血氧分压(partial pressure of oxygen,PaO_2)、动脉血二氧化碳分压

（arterial partial pressure of carbon dioxide，PaCO$_2$）的检测结果，尤其是PaCO$_2$，理想的血气标本，其空气气泡应低于5%。④及时送检标本，在半小时内完成检测。

2. 血气分析监测指标　主要参数的正常范围及临床意义见表5-2。

表5-2　血气分析主要参数正常范围和临床意义

主要参数	正常范围	临床意义
血液酸碱度（pH）	7.35～7.45 （人体能耐受的 最低pH为6.90， 最高pH为7.70）	pH<7.35：失代偿性酸中毒 pH>7.45：失代偿性碱中毒 pH正常：无酸碱失衡或代偿范围内 的酸碱紊乱
动脉血氧分压（PaO$_2$）	90～100mmHg	轻度缺氧：60～90mmHg 中度缺氧：40～60mmHg 重度缺氧：20～40mmHg
动脉血二氧化碳分压（PaCO$_2$）	35～45mmHg	判断肺泡通气量 判断呼吸性酸碱失衡 判断代谢性酸碱失衡有否代偿及复 合性酸碱失衡
动脉血氧饱和度（arterial oxygen saturation，SaO$_2$）	96%～100%	与PaO$_2$高低、Hb与氧的亲和力有关 与Hb的多少无关
实际碳酸氢盐 （actual bicarbonate，AB）	（25±3）mmol/L	AB受代谢和呼吸因素的双重影响 AB升高：代谢性碱中毒或代偿性呼 吸性酸中毒 AB下降：代谢性酸中毒或代偿性呼 吸性碱中毒 AB正常：不一定无酸碱失衡
标准HCO$_3^-$ （standard bicarbonate，SB）	（25±3）mmol/L	仅受代谢因素影响 SB升高为代谢性碱中毒，SB下降为 代谢性酸中毒
碱剩余（bases excess，BE）	−3～+3mmol/L	BE正值增大，为代谢性碱中毒 BE负值增大，为代谢性酸中毒
缓冲碱总量或储备碱（buffer bases，BB）	45～55mmol/L	BB升高为代谢性碱中毒，或呼吸性 酸中毒代偿 BB降低为代谢性酸中毒，或呼吸性 碱中毒代偿

主要参数	正常范围	临床意义
阴离子间隙（anion gap，AG）	7~16mmol/L	大多情况下 AG 升高提示代谢性酸中毒 可用于复合性酸碱失衡的鉴别诊断

（四）肺功能监测

肺功能监测主要指肺容量、通气功能、换气功能的监测，主要监测指标的正常范围及临床意义见表 5-3。

表 5-3　肺功能监测主要指标的正常范围及临床意义

项目	正常范围	临床意义
潮气量 （tidal volume，VT）	5~7ml/kg	<5ml/kg 是进行人工通气的指征之一
肺活量 （vital capacity，VC）	30~70ml/kg	<15ml/kg 是进行人工通气的指征 >15ml/kg 为撤离呼吸机指标之一
每分通气量 （minute ventilation，VE）	男 6.6L/min 女 4.2L/min	>10L/min 提示过度通气 <3L/min 提示通气不足
每分肺泡通气量 （alveolar ventilation，VA）	70ml/s	VA 不足为低氧血症、高碳酸血症的主要原因
功能残气量 （functional residual capacity，FRC）	20%~30%	FRC 严重降低可导致小气道狭窄，甚至关闭，结果使 V/Q 比例失调，肺内分流量增加，导致低氧血症发生，如不及时纠正，可发生肺不张
通气/血流比值 （ventilation/perfution ratio，V/Q）	0.8	V/Q>0.8 表示肺灌注不足 V/Q<0.8 表示通气不足

（五）氧合指数（PaO_2/FiO_2）

氧合指数即动脉血氧分压（PaO_2）与吸氧浓度（fraction of inspiration O_2，FiO_2）之比，正常值为 400~500mmHg。<300mmHg 提示病人存在急性肺损伤；≤200mmHg 提示发生 ARDS；<150mmHg 提示病人气体交换及氧合功能极差，是气管插管和机械通气的指征。

（六）呼气末二氧化碳监测（end-tital carbon dioxide，$ETCO_2$）

呼气末二氧化碳监测是依据红外线光谱原理，利用 CO_2 能吸收波长为 4.3μm 的红外线，使红外线光束量衰减，其衰减程度与呼出气 CO_2 浓度成正比。

呼气末二氧化碳分压监测（$P_{ET}CO_2$）和 CO_2 波形图在急诊室中有着广泛的应用：①反

映病人的气道状况、通气功能及循环和肺血流情况,异常的 $P_{ET}CO_2$ 和 CO_2 波形提示通气功能和肺灌注的异常,因此其监测广泛应用于心衰、哮喘、慢性阻塞性肺疾病(chronic obstructive pulmonary disease,COPD)、深度镇静等病人的呼吸循环功能监测。② $P_{ET}CO_2$ 监测是判断气管插管位置的可靠方法。③在心肺复苏中 $P_{ET}CO_2$ 也是判断复苏效果、自主循环恢复(ROSC)及病人预后的重要指标。④ $P_{ET}CO_2$ 能够反映通气血流比值(V/Q),当 V/Q 正常时,$P_{ET}CO_2$ 接近于 $PaCO_2$;当 V/Q 升高时,$P_{ET}CO_2$ 下降;当 V/Q 下降时,$P_{ET}CO_2$ 升高。

二、循环系统功能监护

循环系统功能监护是 ICU 最常用的基本监护措施,包括心电监护、血流动力学监测、尿量、肢体温度监护等。

(一)心电监护

普通的心电监护仪都具有连续性无创监测心电变化功能,可以显示多导联心电图波形,也可以选择显示某个导联;不仅可以显示心率、心律,亦可以观察心电图波形动态变化及分析心律失常。临床常配合 12 导联心电图检查,使分析与判断更加准确。心电监护具体操作方法见本章第四节。

(二)血流动力学监测

充分的器官血流灌注对于危重症病人器官功能维持极为重要,而血流动力学监测的目的就是评估病人的器官灌注情况。

1. 无创动脉血压监测 是一种对机体没有损伤、间接取得有关心血管功能各项参数的方法,能够测量出收缩压、舒张压、平均动脉压和脉压。ICU 床旁监护仪均有无创血压监护功能,可完成动态血压监测。

优点:①无创伤性,重复性好;②操作简便,容易掌握;③适用范围广;④按需定时测压,省时省力;⑤测平均动脉压尤为准确。

缺点:①不能够连续监测;②不能反映每一心动周期的血压变化;③不能够显示动脉压波形;④可出现上肢缺血、麻木等并发症;⑤易受肢体活动、动脉壁弹性和袖带影响。

2. 有创动脉血压监测 即动脉穿刺插管直接测压法,是经体表插入导管或监测探头到达心脏和 / 或血管腔内,利用各种监测仪直接测出血压的方法。它可以反映每一个心动周期内的收缩压、舒张压和平均动脉压,其抗干扰能力较无创血压监测好,是最准确的血压监测方法,尤其适合于血流动力学不稳定、休克等病人。动脉导管还可以作为动脉采血的通道。

3. 中心静脉压(central venous pressure,CVP)监测 CVP 是血液流经右心房及上、下腔静脉胸腔段的压力,能反映右心功能和右心室前负荷状态。CVP 的正常值为 5～12 cmH_2O,临床上结合血压或心输出量变化情况,能更好地判断血压降低原因(表 5-4)。

中心静脉压最重要的作用是用来评估有效循环容量。

表 5-4　中心静脉压与血压之间的关系

中心静脉压	血压	提示意义
降低	降低	有效血容量不足
升高	降低	心功能不全
升高	正常	容量负荷过重
进行性升高	进行性降低	严重心功能不全或心脏压塞
正常	降低	心功能不全或血容量不足,给予补液试验

CVP 监测最常用中心静脉置管,亦可通过肺动脉导管测定。CVP 监测适应证包括需持续测定中心静脉压;用于评估心功能或血容量;用于危重症病人静脉给药通道或胃肠外营养静脉输入通道。CVP 监测最常用的穿刺部位为颈内静脉和锁骨下静脉,导管尖端应置于上腔静脉与右心房交界处(具体操作方法见本章第四节)。

(三)尿量

尿量是简单而具有重要意义的临床监测指标,是评估心功能、心排血量及器官灌注状况的重要标志之一。尿量 <30ml/h,提示器官灌注不良、血容量不足或心功能不全;尿量极少或无尿,血压 <60mmHg,提示肾动脉极度痉挛。

(四)皮肤温度

肢体皮肤温度和色泽反映末梢血液循环灌注情况。病人四肢温暖、皮肤干燥、甲床和口唇红润,表明器官灌注良好;四肢冰凉、皮肤苍白,表明器官灌注较差。

三、中枢神经系统功能监护

(一)神经系统体征观察

神经系统体征观察包括严密观察病人神志、瞳孔大小、对光反应及眼球运动情况等。

1. 意识状态　意识障碍通常分为嗜睡、昏睡、浅昏迷、深昏迷。目前临床上常使用格拉斯哥昏迷评分量表(Glasgow coma scale,GCS)(表 5-5)对病人的意识障碍及其严重程度进行观察和评估,满分为 15 分;分值越低,中枢神经功能越差。

表 5-5　格拉斯哥昏迷评分量表

睁眼反应	记分	语言反应	记分	运动反应	记分
自动睁眼	4	定向正常	5	能按指令发出动作	6
呼之睁眼	3	应答错误	4	对刺激能定位	5
疼痛引起睁眼	2	言语错乱	3	对刺激能躲避	4

睁眼反应	记分	语言反应	记分	运动反应	记分
不睁眼	1	言语难辨	2	刺痛肢体屈曲反应	3
		不语	1	刺痛肢体过伸反应	2
				无动作	1

GCS 总分在 8 分以上病人恢复机会较大,<7 分预后不良,3~5 分有潜在死亡危险。在评分时,必须以病人的最佳反应计分。GCS 量表有一定的局限性:眼肌麻痹、眼睑肿胀者无法评价其睁眼反应;气管插管和气管切开者无法评价其语言反应;四肢瘫痪者无法评价其运动反应。

2. 瞳孔状态 是评估重症病人包括心肺脑复苏后脑干功能的重要方法。正常人瞳孔等大等圆,对光反射灵敏。一侧瞳孔散大,常提示可能发生脑疝。瞳孔对光反射的灵敏度与昏迷程度成反比。

3. 神经反射 生理反射减弱或消失及病理反射出现均提示神经系统功能异常。

4. 肌张力与运动 大脑皮质受累时,病人四肢肌张力增强,呈现伸展体位,有时可呈角弓反张状态,称之为去大脑强直。肌张力的变化可以在一定程度上反映病情的转归。还可通过观察病人自主活动能力,判断是否存在瘫痪及瘫痪的类型。

(二)颅内压的监测

颅内压(intracranial pressure,ICP)是指颅内容物对颅腔壁产生的压力。持续 ICP 监测是诊断颅内高压最迅速、客观与准确的方法,也是观察颅脑疾病危重程度的一项重要指标,它的改变常在出现临床症状之前。

1. 监测方法

(1)有创监测方法:侧脑室内置管测压、硬膜外或硬膜下测压、脑实质内测压、腰部脑脊液压测定等。脑室内置管测压是最为准确的监测方法。

(2)无创监测方法:视觉诱发电位测定、经颅多普勒超声等方法。

2. 正常值 颅内压与颅内脑组织容量、脑血容量及脑脊液相关,ICP 正常值(安静状态下)为 10~15mmHg。ICP 超过 15mmHg 称为颅内压增高,15~20mmHg 为轻度升高,21~40mmHg 为中度升高,>40mmHg 为重度升高。

3. 临床意义 ①有利于及早发现颅内压增高,并配合其他辅助检查诊断中枢神经系统疾病。②及早发现颅内压升高,避免继发性脑损伤。③通过颅内压监测有助于观察各种降颅内压治疗的效果和预后评估。

(三)脑电图

脑电图是通过脑电图记录仪将脑部产生的自发性生物电放大后获得的图形。可以通过分析脑电活动的频率、振幅、波形,了解大脑的功能和状态,现逐渐用于 ICU 昏迷病人、麻醉监测、复苏后脑功能的恢复和预后以及脑死亡等方面的判断。

(四)体温监测

利用多功能监护仪或体温计监测体温变化。体温 >39℃时,可在头部、腹股沟等大血管处放置冰袋或使用降温毯、降温帽降温,以降低脑细胞代谢及耗氧量。

(五)镇静评估

合理的镇静治疗能改善机械通气病人的舒适度,提高疾病的诊断和治疗效果。镇静评估能指导镇静药物的调整,实现最佳镇静目标。常用的镇静评估工具有 Richmond 烦躁 – 镇静评分(Richmond agitation sedation scale, RASS)(表 5-6)、Ramsay 评分等。RASS 是目前 ICU 最可靠的成年人镇静评估工具,最佳镇静目标为 −2 ~ 0 分,即浅镇静。镇静治疗需要制订个体化方案,理想的镇静水平是既能保证病人安静入睡又容易被唤醒。

表 5-6 Richmond 烦躁 – 镇静评分(RASS)

分数		状态描述
+4	有攻击性	有暴力行为
+3	非常躁动	试着拔除呼吸管、鼻胃管或静脉输液管
+2	躁动焦虑	身体激烈移动,无法配合呼吸机
+1	不安焦虑	焦虑紧张,但身体只有轻微的移动
0	清醒平静	清醒自然状态
−1	昏昏欲睡	没有完全清醒,唤醒后可维持清醒状态超过 10s
−2	轻度镇静	没有完全清醒,唤醒后无法维持清醒状态超过 10s
−3	中度镇静	对声音有反应
−4	重度镇静	对身体刺激有反应
−5	昏迷	对声音及身体刺激都没有反应

四、肾功能监护

(一)尿量监测

尿量监测是肾功能监测最基本和最直接的指标。多数情况下需要安置尿管以准确进行计量,通常记录每小时及 24h 尿量。当成人尿量 <30ml/h 时,多为肾血流灌注不足,间接提示全身血容量不足;当尿量 <17ml/h 或 <400ml/24h 时,表示有一定程度肾功能损害;24h 尿量 <100ml 称为无尿,是肾衰竭的诊断依据之一。24h 尿量 >2 500ml 为多尿,多由肾小管重吸收和肾脏浓缩功能障碍所致。

(二)尿液常规检查

1. 尿外观　主要包括血尿、血红蛋白尿、脓尿、乳糜尿和胆红素尿等。

2. 尿比重　能够反映肾脏血流灌注和肾脏功能,成人正常值为 1.015 ~ 1.025。尿比重增高见于各种原因引起的肾灌注不足、急性肾小球肾炎、尿糖或尿蛋白含量增高等；下降见于各种原因引起的尿浓缩功能障碍，如机体水负荷增加、尿崩症、肾衰竭等；尿比重固定在 1.010 左右，提示急性肾性肾衰竭或肾实质损害终末期。

3. 尿生化　尿生化检查包括尿蛋白、尿胆红素、尿糖、尿酮体等测定。

4. 尿液有形成分分析　尿液中的有形成分主要包括细胞和管型等。非肾小球源性血尿红细胞形态多正常，多见于尿路感染或损伤，也可见于肾间质疾病。当白细胞 >5 个 / HP 为镜下脓尿，提示尿路感染。尿管型可分为透明管型、颗粒管型、细胞管型、蜡样管型、肾衰管型等。

（三）肾小球功能监测

1. 血尿素氮（blood urea nitrogen，BUN）　测定血中 BUN 的含量，可以判断肾小球的滤过功能。

（1）参考值：3.2～7.1mmol/L。

（2）临床意义：不作为早期肾功能判断指标，临床上动态监测尿素氮浓度极为重要，进行性升高是肾功能减退进行性加重的重要指标之一。

2. 血肌酐　肌酐由肾小球滤过排出体外，肌酐浓度升高反映肾小球滤过功能减退。

（1）血清或血浆参考值：男性为 53～106μmol/L，女性为 44～97μmol/L。

（2）临床意义：主要反映肾小球滤过功能。肌酐受食物影响较小，主要为肌肉代谢产物。各种类型的肾功能不全时，血肌酐明显增高。血肌酐也非早期反映肾小球滤过功能的敏感指标，若血肌酐在短时间内急剧增高，提示急性肾损伤。

（四）肾小管功能监测

监测肾小管重吸收功能常用方法是尿 β_2 微球蛋白监测；监测肾小管的分泌功能的常用方法是酚红排泌试验；监测肾小管浓缩吸收功能的常用方法是自由水清除率测定。钠排泄分数（filtration sodium excretion fraction，FENa）是指肾小球滤过钠和尿排泄钠的百分率，正常参考值为 1%。FENa 是目前评估肾小管功能特异性、敏感性和准确性都较高的指标，并且操作简单，成本也低。

（赵丰清）

第四节　重症监测与支持技术

一、重症病人生命体征监测

多功能床旁监护仪是 ICU 每个床单元必配设备，能对危重病人进行持续不间断的心率、心律、体温、呼吸、血压、脉搏及经皮 SpO_2 等重要生命体征进行监测。

（一）心电监护

心电监护是各种危重症病人的常规监测项目，使用床旁多功能监护仪可完成以下监测:①监测心率、心律变化。②可观察心电图波形变化,早期发现电解质变化、识别心律失常及性质。③可动态观察 ST 段改变,评价心肌供血情况。④监护治疗效果。必要时可配合 12 导联心电图检查使判断更为准确。心电监护操作步骤如下:

1. 监测前评估　评估病人有无紧张、焦虑、恐惧等心理反应;评估胸前区皮肤有无破损或出血点;检查病人是否佩戴金属物件和安装心脏起搏装置。

2. 物品准备　多功能床旁监护仪及其附件、电极片、生理盐水棉球、纱布等;连接多功能床旁监护仪各导联,接通电源,开机自检。

3. 皮肤清洁　病人取平卧或半卧位,使用肥皂水清洁放置电极片部位的皮肤,去除粘贴部位过多的毛发。

4. 贴电极片　在相应部位贴上电极片,连接电极导联线。多功能床旁监护仪有三导联和五导联两种装置,监护仪都标有电极粘贴位置示意图,可具体参照放置(图 5-1)。

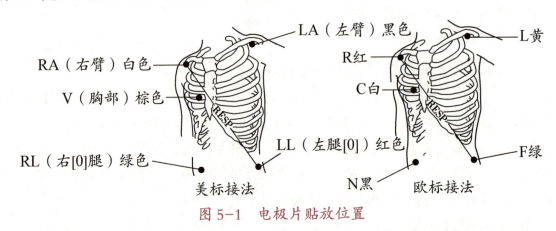

图 5-1　电极片贴放位置

三导联装置电极片安放位置:右上(RA)在右锁骨中线第 1 肋间或右上肢连接躯干部位;左上(LA)在左锁骨中线第 1 肋间或左上肢连接躯干部位;左下(LL)在剑突下。

五导联装置电极片安放位置:右上(RA)在右锁骨中线第 1 肋间;右下(RL)在右锁骨中线剑突水平处;中间(C)在胸骨左缘第 4 肋间;左上(LA)在左锁骨中线第 1 肋间;左下(LL)在左锁骨中线剑突水平处。

5. 观察心电图　选择波形清晰的导联,一般选择 II 导联。

6. 设置心率报警界限　①正常心率无特殊情况,上限 100 次 /min,下限 60 次 /min。②心动过速:上限上浮 5%～10%,最高不超过 150 次 /min。③心动过缓:下限根据血流动力学情况,可调至 45～50 次 /min。④或遵医嘱设置报警阈值。

(二) SpO₂ 监测

脉搏血氧饱和度监测是利用血液中血红蛋白具有光吸收的特性,而氧合血红蛋白与游离血红蛋白吸收光线的波长不相同,利用分光光度计比色的原理,可以测得随着动脉搏动血液中氧合血红蛋白对光的吸收量,从而间接判断病人氧供情况。SpO_2 监测操作步骤如下:

1. 监测前评估　评估指甲与甲床是否适合放置脉搏血氧饱和度传感器;评估病人周

边环境、光照情况及有无电磁波干扰。

2. 物品准备　多功能床旁监护仪及其附件、脉搏血氧饱和度探头（传感器）等。

3. 安放 SpO_2 传感器　将经皮 SpO_2 传感器的一端与多功能床旁监护仪连接，另一端夹在病人的手指上，感应区对准甲床，观察其波形变化。

4. 设置报警限　根据病情设置报警界限，经皮 SpO_2 报警一般上限设为 100%，报警下限为 95%。

（三）无创血压监测

无创血压监测可采用手动法和自动法两种监测方法，目前自动无创血压测定是临床广泛使用的监测方法，能够定时快速复测收缩压、舒张压、平均动脉压和脉率等参数。

1. 监测前评估　评估拟行测压侧肢体有无测压禁忌。

2. 物品准备　多功能床旁监护仪及血压监测附件；根据病人实际选择适宜袖带。

3. 绑扎袖带　将袖带缠在病人肘上 2 指处，松紧度以能够插入 1 指为宜，感应位置在肘前肱动脉处。

4. 测压　若为自动测压，根据病情或遵医嘱设定测压间隔和血压报警限，开启测压，监护仪会按设定的间隔时间定时测得血压，并进行自动记录。当血压值超出血压报警限时，监护仪将会报警提示。

（四）呼吸监测

根据病情或医嘱设置报警界限，正常情况下限 10 次 /min、上限 24 次 /min，呼吸过缓时下限不低于 8 次 /min，呼吸过速上限不高于 30 次 /min。

（五）多功能监护仪使用注意事项

1. 监护导联所描记的心电图不能代替常规心电图检查。

2. 贴电极片要避开电除颤位置，电极片连续应用 72h 需更换位置，防止刺激皮肤引起损伤。若病人对电极片过敏，则需每天改变电极片位置。

3. 每隔 2h 观察 SpO_2 监测部位的末梢循环情况和皮肤情况，并及时更换监测位置。

4. 每班检查上肢皮肤情况，并更换血压计袖带位置。SpO_2 监测与袖带血压监测勿置于同一侧肢体。

5. 对于怀疑 CO 中毒的病人，不宜依赖 SpO_2 监测判断缺氧情况。

6. 若机器出现报警，应查明原因，及时处理或报告医生。

二、呼吸支持技术

机械通气是目前急危重病人呼吸支持的最主要手段，它是利用人工方法或机械装置来代替、控制或辅助病人呼吸的呼吸支持技术，包括球囊 – 面罩通气、球囊与人工气道的连接通气和呼吸机使用。临床上根据呼吸机与病人的连接方式不同又分为无创机械通气和有创机械通气。

机械通气的目的在于：①改善通气与换气功能。通过气管插管或气管切开维持呼吸通畅，应用呼吸机正压通气，维持病人足够的潮气量和肺泡通气量；使用呼气未正压通气，可以防止肺泡塌陷，使肺内气体分布均匀，改善通气／血流比值，减少肺内分流，纠正低氧血症。②减少呼吸功耗。使用呼吸机进行机械通气，可以减少病人呼吸肌做功，降低呼吸肌耗氧量，缓解呼吸肌疲劳。

（一）有创机械通气

1. 适应证

（1）呼吸功能障碍：任何通气、换气功能障碍，引起严重缺氧和二氧化碳潴留的病人，均需机械通气进行呼吸支持。

（2）预防性通气治疗：危重病人尚未发生呼吸衰竭，但从临床疾病各方面判断有发生呼吸衰竭的高度危险性，可使用预防性机械通气，有助于减少呼吸功和耗氧量，减轻病人的负担。

2. 禁忌证　呼吸机使用没有绝对禁忌证，一般相对禁忌证包括张力性气胸、未经引流的气胸及肺大疱、低血容量性休克未补充血容量、严重肺出血、气管－食管瘘等。以上情况下使用呼吸机，可能会使疾病加重。出现致命性通气或氧合障碍时，在积极处理原发病基础上及时应用呼吸机治疗。

3. 操作方法

（1）使用前准备：①建立人工气道，可采用经口气管插管、气管切开。②选择适合的呼吸机，接好电源、气源和呼吸机湿化系统。③病人应选择舒适体位，若无禁忌，建议床头抬高 $30° \sim 45°$。

（2）开机自检。

（3）确定通气模式：根据病人的全身状况、血气分析结果及呼吸机为病人提供呼吸功的程度，确定通气模式。临床常用通气模式分为完全通气和部分通气支持，前者包括控制通气（controlled ventilation，CV）、辅助通气（assist ventilation，AV）、辅助／控制通气（assist-control ventilation，ACV），后者包括同步间歇指令通气（synchronized intermittent mandatory ventilation，SIMV）、压力支持通气（pressure support ventilalion，PSV）、持续气道正压（continuous positive airway pressure，CPAP）等。

（4）设定通气参数：根据病人的体重、肺部基本状态、病情及病程设定通气参数，主要包括每分通气量（minute ventilation，MV）、通气频率（f）、潮气量（tidal volume，TV）、吸气时间（inspiratory time，IT）和吸氧浓度（FiO_2）。

（5）设置报警界限和气道安全阀：按照呼吸机的报警参数，参照说明书，并根据病人情况进行调整。气道压力报警限一般设置在吸气峰压为 $\pm 5 \sim 10 cmH_2O$。

（6）调节湿化、温化器：温度一般控制在 $34 \sim 36℃$。

（7）调整同步触发灵敏度：根据病人自主吸气力量的大小，调整同步触发灵敏度，一般设置为 $-3 \sim -2 cmH_2O$。

（8）试机：用模拟肺测试呼吸机处于正常运行状态。

（9）上机：呼吸机连接病人，观察 30～60min 后依据血气分析结果调整通气参数。

4. 护理要点

（1）严密观察病情：除监测病人生命体征和呼吸机各项参数变化外，重点观察呼吸频率、呼吸运动、胸廓起伏幅度、有无呼吸困难、自主呼吸与机械呼吸的协调等，定时进行血气分析，综合病人的临床表现和通气指标判断治疗效果。

（2）加强气道管理

1）人工气道固定：①对气管插管者可使用一次性固定器、胶布或棉带固定，注意观察导管固定情况、插管深度、皮肤情况，及时发现导管移位、器械相关压疮和医用黏胶相关性皮肤损伤等并发症。保持固定部位清洁、干燥，定时或按需及时更换固定用物。②对气管切开者可使用带有衬垫的棉带进行固定，松紧度以容一指为宜。密切观察气管切开口有无红、肿和分泌物等炎性表现，观察固定带与颈项皮肤接触处有无压疮、浸渍，保持固定用物清洁、干燥，定时或按需及时更换。

2）人工气道湿化：对吸入气体进行温化和湿化，能够维持气道黏膜完整性，保证纤毛正常运动和分泌物排出，是降低呼吸道感染的重要措施。

常用的气道湿化方法包括：加热湿化器法、雾化加湿、热湿交换器（人工鼻）和气管内滴注（或输注）加湿等。使用加热湿化器时，湿化器内需加入无菌蒸馏水，不能加生理盐水或其他药液。理想的吸入气体温度是 36～37℃，相对湿度达 100%。

3）气管内吸引：气管内吸引是一种具有潜在损害的操作，临床护理时应尽量鼓励病人自行咳嗽排出分泌物，只有在具备临床指征时才进行气管内吸引。

吸引指征包括：气管导管内可见明显分泌物，病人频繁或持续呛咳，听诊时病人有明显痰鸣音；呼吸机出现高压或低通气量报警，呼吸机流速－时间曲线呼气相震动；病人突发呼吸困难，SpO_2 降低疑为气道分泌物阻塞引起。一般采用密闭式吸引方式，适宜的负压为 −200～−150mmHg。

（3）气囊护理：掌控气囊的充气量不仅能使气道密封更好、防止胃内容物及口咽分泌物的误吸，还能减轻对气管壁的压迫，避免气管壁损伤（详见第四章第二节）。

（4）一般护理：定时翻身、叩背，防止呼吸道分泌物排出不畅引起阻塞性肺不张或肺炎。做好口腔护理，提高口腔护理质量；做好皮肤护理，防治压力性皮肤损伤，预防下肢静脉血栓形成。

（5）心理护理：向病人说明呼吸机治疗的目的，取得病人的配合。询问病人的感受，可用手势、图片等多种方法进行沟通交流，鼓励病人，增强信心，增加病人舒适感。

（6）及时处理人机对抗：自主呼吸和呼吸机的协调非常重要，一旦出现不协调危害很大，可增加呼吸功、加重循环负担和低氧血症，严重时可危及生命。人机对抗表现：①呼出气 CO_2 监测，CO_2 波形可出现"毒箭"样切迹，严重时可出现"冰山样"改变。②无法解释的气道高压报警或低压报警，或气道压力波动明显。③潮气量非常不稳定，忽大忽小。④清醒病人出现烦躁不安、躁动,不能耐受。发现上述表现,即刻报告医生,紧急处置。

(7)预防及处理并发症:包括人工气道并发症,如脱管、气道堵塞、气道损伤和机械通气本身引起的并发症,如呼吸机相关性肺损伤、呼吸机相关性肺炎等。

(8)及时处理呼吸机报警:常见报警原因及处理见表5-7。

表5-7　呼吸机常见报警原因及处理

报警类别	原因	处理
电源报警	停电;电源插头松脱;电源掉闸;蓄电池电量低	将呼吸机与病人断开并行人工通气支持,同时修复电源
气源报警	压缩氧气或空气压力低;气源接头未插到位;氧浓度分析错误	将呼吸机与病人断开,给病人行人工通气支持,同时调整或更换气源。校对 FiO_2 分析仪,必要时更换氧电池
断开报警	呼吸回路、人机连接脱开或漏气量过大	检查回路及人机连接,确保两者正常连接及固定
呼出 V_T 降低	病人呼吸减弱;呼吸回路漏气;气囊充气不足;气体经胸腔闭式引流管漏出;压力控制通气时肺顺应性降低;呼出流量传感器监测错误	检查病人呼吸、呼吸回路、气囊压力;检查胸腔闭式引流管;吸痰;检测校正呼出流量传感器
吸气压降低	呼吸回路漏气;导管脱出;气囊充气不足;气体经胸腔闭式引流管漏出;气管食管瘘;峰流速低;设置 V_T 低;气道阻力降低;肺顺应性增加	检查呼吸回路;检查导管位置;检查气囊压力;检查胸腔闭式引流管;重新设置峰流速和潮气量,检查病人是否出现较强自主呼吸
气道高压	呛咳;肺顺应性降低(肺水肿、支气管痉挛、肺纤维化等);分泌物过多,气道阻力增加;导管移位;呼吸回路阻力增加(如管路积水、打折等);吸入气量太多或高压报警限设置不当;病人兴奋、激动、想交谈	吸痰;解除支气管痉挛;听呼吸音;检查呼吸回路并保持通畅;检查导管位置并妥善固定;调整呼吸参数;安抚病人;使用药物镇痛、镇静
呼吸增快	代谢需要增加;缺氧;高碳酸血症;酸中毒;疼痛;焦虑;害怕	监测动脉血气;纠正缺氧和酸中毒;镇痛;镇静;安抚病人
分钟通气量过高	病情变化,病人呼吸增快,潮气量增加;参数设置不当	处理原发疾病,必要时镇痛、镇静;重新调整参数

报警类别	原因	处理
窒息报警	病人病情改变,呼吸减慢或停止	根据病人病情调整呼吸模式和参数

（9）做好呼吸机撤机配合:呼吸机撤机是指逐渐减少呼吸支持时间,同时逐步恢复病人自主呼吸,直至完全脱离机械通气的过程。护士应密切配合医生,严格按照撤机指征和撤机方法安全实施撤机。

 知识拓展

呼吸机依赖及护理

呼吸机依赖是指机械通气病人使用呼吸机通气支持的实际时间超过根据病人病情所预期的通气支持时间的一种临床状况,病人至少有一次撤机失败。呼吸机依赖的原因包括生理和心理两个方面,生理方面的原因包括气体交换降低、通气负荷增加、通气需求增加、通气驱动力降低和呼吸肌疲劳等,心理方面的原因包括不能控制呼吸模式、缺乏信心及精神错乱等。部分机械通气病人从生理指标看可以脱机,但由于怀疑自己的呼吸能力、缺乏信心等原因,担心脱机后出现呼吸困难和窒息等,因而不愿意脱机。

对呼吸机心理依赖的病人,应确切告知其生理指标已达到脱机标准,脱机时做好安全保障措施,床旁严密观察病人,给予病人精神上的支持,鼓励病人尝试脱机,及时向病人反馈其各项生命体征稳定信息,增强病人对脱机的信心。

（二）无创机械通气

临床上最常用的无创机械通气是无创正压通气(noninvasive positive pressure ventilation,NIPPV)。NIPPV 不需要建立人工气道,人机配合较好,痛苦轻,使用方便。但需要病人清醒能够配合,另有气道分泌物不易引流,与有创机械通气相比效果不确切等缺点。

1. 适应证　各种情况引起的呼吸衰竭,如 COPD 急性发作、急性心源性肺水肿、阻塞性睡眠呼吸暂停综合征、神经－肌肉疾病等。

2. 禁忌证　绝对禁忌证包括心跳呼吸停止、自主呼吸微弱、上呼吸道机械性梗阻、误吸高风险、生命体征不稳定、严重不合作、面部创伤等;相对禁忌证包括气道分泌物多或排痰障碍、昏迷、严重感染及颌面、口腔等手术者。

3. 操作方法　无创正压通气病人与呼吸机之间是通过鼻罩、口鼻罩、全脸面罩等进行连接的,无须进行气管插管或气管切开。其中以鼻罩和口鼻罩最常用。其他操作方法与有创机械通气相同。

4. 护理要点

（1）一般护理：无创通气病人病情相对较轻，病人常有一定的活动能力和自理能力。如无禁忌，尽可能采取半卧位以利呼吸。根据病人自身情况，做好基础护理和生活照顾，协助病人进行适当的运动和活动。加强营养，定时翻身预防压疮。保持机体水的平衡，鼓励主动咳嗽、咳痰。

（2）严密观察病情：观察生命体征、呼吸状况、呼吸机工作状况及漏气情况；观察是否存在烦躁、呼吸状态差、生命体征恶化、明显漏气等人机配合不良表现；观察气道分泌物及病人咳嗽、咳痰情况。

（3）常见并发症护理

1）漏气：是无创通气很常见的问题，与留置鼻胃管、面罩性能、面部轮廓、固定方式和气道峰压等有关。应选择密闭性和舒适性好的鼻罩或面罩，适当增加固定带的拉力，以减少漏气。

2）压力性损伤：面部压疮与面罩对面部的压力、面罩性能、固定方式和面部潮湿等有关。因此，面罩要选择舒适性较好的面罩，保持面部清洁干燥，减少固定带的拉力，减轻面罩对面部的压力，可预防性使用减压贴。若病情允许也可间断停用呼吸机，以使面部皮肤充分减压，降低压疮发生率。

3）胃肠胀气：主要与通气压力过高和病人依从性差有关，应根据病情选择合适的通气压和面罩，指导病人学会人机配合。对气道压力过高和昏迷病人，应常规留置胃管，一旦出现胃胀气，立即进行胃肠减压。

4）误吸：误吸可导致吸入性肺炎，病情允许应抬高床头 30°～45° 半卧位。昏迷病人取侧卧位，少食多餐，缓解胃肠胀气，可有效减少反流物误吸。

 知识拓展

体外膜氧合器

体外膜氧合器（extracorporeal membrane oxygenation，ECMO）是一种对心脏功能或肺脏功能衰竭的病人，通过机械装置进行持续体外心肺功能支持的技术。ECMO 的基本结构包括血管内插管、连接管、动力泵、氧合器、供气系统和监测系统等。ECMO 的原理是将静脉血引出体外，通过氧合器（即膜肺）进行气体交换转换为动脉血，再通过驱动泵提供动力，将动脉血回输体内。对严重心肺功能衰竭及罹患危及心肺功能的创伤、中毒、感染等病人，ECMO 能较长时间地全部替代心肺功能，维持全身脏器的灌注，使心肺得到休息，为心肺功能恢复和疾病的治疗与转归争取时间。

三、营养支持技术

营养支持是危重症治疗中的核心环节之一。营养支持的目的不仅是供给细胞代谢所需要的能量与营养底物,更重要的是改善病人应激状态下的炎症、免疫与内分泌状态,减少并发症,缩短重症监护病房住院时间,改善病人预后。营养支持的途径包括肠内营养支持(enteral nutrition,EN)(通过管道输入胃肠道途径)与肠外营养支持(parenteral nutrition,PN)(通过外周或中心静脉途径)。

(一)肠内营养支持(EN)

肠内营养支持是 ICU 中主要的也是首选的营养支持方式,它具有并发症少、代谢紊乱少、费用低廉、禁忌证少等优势。

1. 适应证　胃肠道功能存在或部分存在,但不能经口正常摄食的重症病人,应优先给予 EN,只有当 EN 不可实施时才考虑 PN。胃肠道有功能且安全时,使用肠内营养。

2. 禁忌证　麻痹性和机械性肠梗阻、消化道活动性出血及休克均是 EN 的禁忌证。严重腹泻、顽固性呕吐和严重吸收不良综合征也应当慎用。

3. 操作方法

(1)供给时机:一般应在入院后最初的 24~48h 内早期开始使用,并应当在 48~72h 内达到喂养目标。肠鸣音消失、无排便排气等均不影响开始肠内营养支持。血流动力学不稳定时,应在充分补液或血流动力学稳定后开始肠内营养支持。在开始肠内营养支持前应对病人进行全面评估,在进行肠内营养支持过程中还需进行耐受性评估,包括病人临床表现、腹部影像学、胃残余量测定、误吸风险评估等。

(2)供给途径:根据病人情况可采用鼻胃管、鼻腔肠管、经皮内镜下胃造瘘或空肠造瘘等途径。

(3)供给方式:①一次性投给是将营养液用注射器缓慢地注入喂养管内,每次不超过 200ml,每天 6~8 次。此方法操作方便,但易引起腹胀、恶心、呕吐、反流与误吸。②间歇重力输注是将营养液置于输液瓶或袋中,输液管与喂养管连接,借助重力将营养液缓慢滴入胃肠道内,每天 4~6 次,每次 250~500ml。此法在临床上使用较广泛,病人耐受性好。③肠内营养泵输注适用于十二指肠或空肠近端喂养的病人,是一种理想的 EN 输注方式,可由 20~50ml/h 开始,逐步增加至 100~150ml/h。

(4)营养制剂:氨基酸型制剂不需要消化可直接吸收,适用于短肠及消化功能障碍的病人;短肽型制剂简单消化即可吸收,用于胃肠道有部分消化功能的病人;整蛋白制剂用于胃肠道消化功能正常病人;特殊疾病配方制剂适用于某种疾病病人,如糖尿病、肝功能障碍等。

4. 护理要点

(1)一般护理:①所有气管插管的病人在使用肠内营养时应将床头抬高 30°~45°,妥善固定喂养管,翻身、活动时避免管道脱落。②做好口腔、鼻腔、造瘘口护理,避免感染发生。③喂养结束时规范冲管,保持管路通畅,避免堵管。④喂养液温度应适宜,室温下保存可不加热直接使用,冷藏保存的营养液应加热至38~40℃后再使用,自配制营养液应现配现用,冷藏保存不超过24h。

（2）病情观察与评估:①观察病人有无恶心、呕吐、腹胀、腹泻等胃肠不耐受情况,必要时可降低营养液供给速度或调整供给途径、方式。②观察病人有无痉挛性咳嗽、呼吸困难、咳出痰液有无食物等误吸表现。③评估每天出入量、营养状态改善情况,监测血糖、能量与蛋白质平衡状况。④评估病人的胃残余量,若24h胃残余量<500ml且没有其他不耐受表现,不需停用肠内营养。

（3）并发症护理:肠内营养并发症主要包括感染性并发症、机械性并发症、胃肠道并发症和代谢性并发症。

1）感染性并发症:以吸入性肺炎最常见,是肠内营养最严重和可致命的并发症,应高度重视。一旦发生误吸,应立即停止肠内营养,促进病人气道内的误吸物排出,必要时可应用纤维支气管镜吸出。

2）机械性并发症:包括黏膜损伤、喂养管堵塞、喂养管脱出等,因此应选择直径适宜、质地柔软的喂养管,置管操作时动作要轻柔,置管后妥善固定,喂养后规范冲管。

3）胃肠道并发症:包括恶心、呕吐、腹胀、腹泻等,其中腹泻最常见,与营养液输液过快温度过低、乳糖不耐受、脂肪吸收障碍、应用某些治疗性药物等有关。发生上述并发症时应采取针对性措施,如减慢输注速度、调整营养液温度、调整膳食品种和喂养方式等。

4）代谢并发症:最常见的代谢性并发症是高血糖和低血糖。高血糖常见于高代谢状态者、接受高碳水化合物喂养者和接受皮质激素治疗者。低血糖则多发生于长期应用肠内营养而突然停止时。对于接受EN的病人应加强血糖监测,出现血糖异常时应及时报告医生进行处理,停止EN时应逐渐进行,避免突然停止喂养而引发低血糖。

（二）肠外营养支持（PN）

当存在禁忌证而不能耐受肠内营养支持时,可进行完全肠外营养（TPN）,也可选择联合应用肠内和肠外营养支持。采用小剂量管饲喂养,能够预防肠黏膜绒毛功能丧失。

1. 适应证　肠外营养支持适合于不能耐受EN和EN禁忌的病人,如胃肠道功能障碍者;由于手术或解剖结构问题胃肠道禁止使用的病人;存在腹腔感染、肠梗阻、肠瘘等尚未控制的腹部问题病人。

2. 禁忌证　血流动力学不稳定者,如早期复苏阶段;存在严重水电解质与酸碱失衡的病人;严重肝功能障碍的病人;急性肾功能障碍时存在严重氮质血症的病人;严重高血糖尚未控制的病人等。

3. 操作方法

（1）供给时机:营养风险筛查（NRS-2002）≤3分的病人即使无法自主进食和早期肠内营养,在入住ICU一周内也无须使用肠外营养;NRS-2002≥5分或重度营养不良的病人,若不能使用肠内营养,应在入住 ICU 后尽快给予肠外营养;不论营养风险高或低,如果单独应用肠内营养 7~10d 仍不能达到能量或蛋白需求的 60% 以上,应考虑使用补充性肠外营养。

(2)供给途径:包括经中心静脉营养(central parenteral nutrition,CPN)和经外周静脉营养(peripheral parenteral nutrition,PPN)两种途径。

(3)供给方式:包括单瓶输注和全合一输注。单瓶输注是指每一种营养制剂单独进行输注,目前已不建议使用;全合一输注是把供给病人的各种营养制剂按照一定的配制原则充分混合后进行输注,是目前推荐的方式。全合一输注可使营养素达到最佳利用,并发症发生率低,不容易污染,并能减轻护理工作量。

(4)适宜营养制剂:包括碳水化合物、脂肪乳剂、氨基酸、电解质、维生素和微量元素。其中碳水化合物提供机体能量的 50%~60%。

4. 护理要点

(1)一般护理:妥善固定导管,避免脱管,正确冲管封管保持导管通畅;做好穿刺部位护理,避免感染发生;严格规范配制营养液,合理调节输注速度,营养液 24h 内输完;每天更换输注管道,输注时严格无菌操作,使用专用静脉通道输注营养液,不可与给药通道混用。

(2)病情观察与评估:严密监测体温,观察导管穿刺部位有无红、肿、热、痛和分泌物,评估体温升高与静脉营养是否有关;监测病人每天出入量、营养状态改善情况、能量及蛋白质平衡状况;观察有无高血糖或低血糖表现,控制血糖在 7.8~10.0mmol/L。

(3)并发症护理

1)机械性并发症:包括气胸、血胸、皮下气肿、血管与神经损伤、导管堵塞与脱落、空气栓塞等。应熟练掌握置管技术,操作动作轻柔。置管时应让病人头低位。对于清醒病人,应嘱其屏气。加强输注过程巡视,不要输空,避免空气进入血管,最好使用输液泵进行输注。拔管时不要太快,以防形成空气栓塞。妥善固定导管,避免因外力牵拉、病人躁动等引起脱管。对不合作病人给予适当镇静、约束。

2)感染性并发症:是 PN 最常见、最严重的并发症,常见原因是无菌操作不严格,或置管时间过长。

3)代谢性并发症:包括电解质紊乱(如低钾血症、低镁血症)和糖代谢紊乱(低血糖或高血糖)。因此,对于接受 PN 的病人,应严密监测电解质及血糖与尿糖变化,及早发现电解质及代谢紊乱,并配合医生实施有效处理。

四、静脉穿刺置管术

(一)中心静脉导管置管术与护理

中心静脉导管(central venous catheter,CVC)置管术是指经锁骨下静脉、颈内静脉、股静脉穿刺置管,使尖端到达上腔静脉或下腔静脉腔内,临床首选锁骨下静脉。

1. 适应证　短时间内需要大量快速输血或输液而外周静脉穿刺困难,尤其是为抢救休克需要立即建立静脉输液通道时;监测中心静脉压、肺动脉插管、心血管造影、安装起搏器及血液透析临时通道等;肠外营养及输入对血管有刺激性液体。

2. 禁忌证　局部有感染或有出血倾向者。

3. 操作方法　以锁骨下静脉穿刺(图5-2)为例,操作流程见图5-3。

4. 并发症

(1)气胸、血胸:若取锁骨中点、锁骨下方进针法易造成气胸。

(2)乳糜胸:若行左侧锁骨下静脉穿刺,可损伤胸导管,造成乳糜胸。

(3)空气栓塞:中心静脉导管未排好气,可造成空气栓塞。

(4)损伤动脉:锁骨上静脉进针过深易刺破锁骨下动脉。

(5)感染:无菌操作不严格,置管时间过长等。

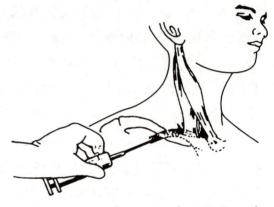

图5-2　经锁骨下行锁骨下静脉插管

5. 护理要点　见中心静脉压测量护理。

(二)经外周静脉穿刺中央静脉置管术及护理

经外周静脉穿刺中央静脉置管术(peripherally inserted central catheter,PICC)是指从外周静脉插管,将导管末端送达中心静脉的深静脉置管技术,主要适用于长期输液的病人。其操作简单安全,并发症少,降低了中心静脉穿刺的风险和感染概率,延长了导管的留置时间,同时减轻病人痛苦并保护了血管。目前PICC导管在我国的应用已很广泛。

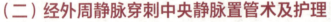

1. 适应证

(1)需长期静脉输液的病人,但外周浅静脉条件差、不易穿刺成功者,如休克、器官功能衰竭者。

(2)需每天多次抽取静脉血检查或经常测量中心静脉压者。

(3)长期输入高渗透性或黏稠度较高的药物,如高糖、脂肪乳等。

(4)需接受大量液体而使用输液泵或压力输液者。

(5)需反复输注刺激性强的药物或毒性药物治疗的病人,如肿瘤化疗病人。

2. 禁忌证

(1)肘部静脉条件太差或穿刺部位有感染或损伤者。

(2)有出血倾向,不能承受插管操作的病人,如凝血机制障碍病人、免疫缺陷病人慎用。

(3)选择的穿刺静脉有放射治疗史、静脉血栓形成、外伤史、血管外科手术史、乳腺癌根治术后患侧。

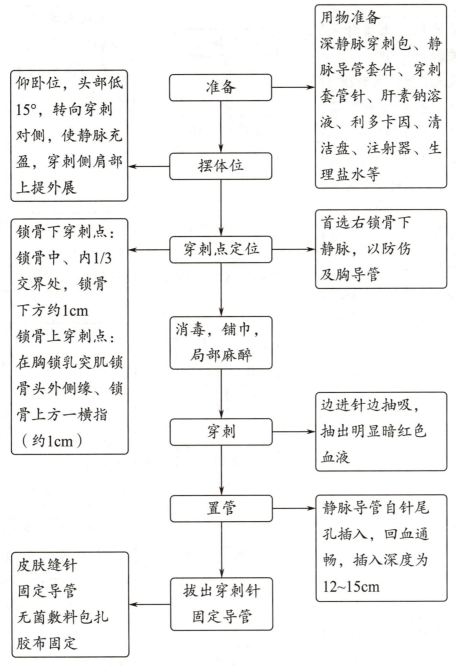

仰卧位，头部低15°，转向穿刺对侧，使静脉充盈，穿刺侧肩部上提外展 ← 摆体位

准备 → 用物准备
深静脉穿刺包、静脉导管套件、穿刺套管针、肝素钠溶液、利多卡因、清洁盘、注射器、生理盐水等

锁骨下穿刺点：锁骨中、内1/3交界处，锁骨下方约1cm
锁骨上穿刺点：在胸锁乳突肌锁骨头外侧缘、锁骨上方一横指（约1cm） ← 穿刺点定位

穿刺点定位 → 首选右锁骨下静脉，以防伤及胸导管

消毒，铺巾，局部麻醉

穿刺 → 边进针边抽吸，抽出明显暗红色血液

置管 → 静脉导管自针尾孔插入，回血通畅，插入深度为12~15cm

皮肤缝针固定导管无菌敷料包扎胶布固定 ← 拔出穿刺针固定导管

图 5-3　中心静脉穿刺置管术操作流程

3. 操作方法　本技术需要由经过培训、考核合格,给予资质授权的护士进行操作,操作流程见图 5-4。

4. 护理要点

（1）严格遵守无菌操作规程,防止感染发生:导管定位后,妥善固定,防止导管脱落。穿刺后 24h 更换敷料,纱布敷料每 2d 更换 1 次,透明膜每周更换 1 次,当敷料潮湿、粘贴不牢固或有明显污染时应立即更换。

（2）保证 PICC 导管的通畅:静脉输液完毕后,需对导管进行冲洗和封管,最好用生理盐水脉冲式注射冲管,使等渗盐水在导管内形成小漩涡,然后用肝素生理盐水封管。

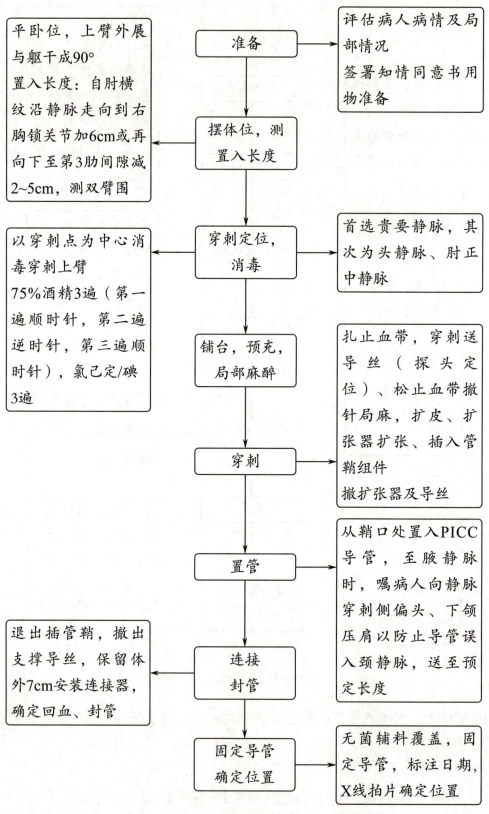

平卧位，上臂外展与躯干成90°
置入长度：自肘横纹沿静脉走向到右胸锁关节加6cm或再向下至第3肋间隙减2~5cm，测双臂围

准备 → 评估病人病情及局部情况
签署知情同意书用物准备

摆体位，测置入长度

穿刺定位，消毒 → 首选贵要静脉，其次为头静脉、肘正中静脉

以穿刺点为中心消毒穿刺上臂75%酒精3遍（第一遍顺时针，第二遍递时针，第三遍顺时针），氯己定/碘3遍

铺台，预充，局部麻醉 → 扎止血带，穿刺送导丝（探头定位）、松止血带撤针局麻，扩皮、扩张器扩张、插入管鞘组件撤扩张器及导丝

穿刺

置管 → 从鞘口处置入PICC导管，至腋静脉时，嘱病人向静脉穿刺侧偏头、下颌压肩以防止导管误入颈静脉，送至预定长度

退出插管鞘，撤出支撑导丝，保留体外7cm安装连接器，确定回血、封管

连接封管

固定导管确定位置 → 无菌辅料覆盖，固定导管，标注日期，X线拍片确定位置

图5-4　PICC穿刺置管操作流程图

（3）PICC留置期间并发症的护理

1）穿刺处出血、渗血：最常见的并发症之一，出血多发生在穿刺后24h内。插管后4h

内最好在穿刺点放置沙袋压迫止血,24h内适当限制手臂的活动。

2)静脉炎:包括血栓性静脉炎和机械性静脉炎,导管材料过硬、穿刺肢体活动过度可导致机械性静脉炎,表现为穿刺点红肿、硬结、化脓。发生机械性静脉炎后,应抬高患肢,避免剧烈运动,用硫酸镁或庆大霉素溶液交替湿敷。发生血栓性静脉炎后应热敷,并用尿激酶溶栓,若炎症不能控制则需拔管。

3)导管堵塞:常见有血栓、纤维鞘阻塞和药物沉积等。多与封管不规范及病人血液黏度增加有关。用生理盐水脉冲冲管、正压封管是预防堵管的关键。

4)导管断裂:若发生导管断裂就近使用止血带在病人上臂较高位置结扎,以阻止静脉反流,同时触摸手臂动脉搏动,避免动脉受压供血中断,然后利用X线或CT确认导管断端位置,行静脉切开术,取出断裂的导管。

(4)拔管

1)拔管指征:无法排除的置管并发症,如导管堵塞或由导管引起的感染等;全部治疗结束;置管时间超过1年以上。

2)拔管方法:①让病人取舒适体位,置管侧上肢外展45°～90°,手臂下放置一条止血带,以应对导管断裂的情况。②去除管道周围敷料,沿与皮肤平行方向轻缓地将导管拔除。若拔管时阻力大,可局部热敷20min再拔出。③测量导管的长度,检查导管是否完整。④剪取导管末端送细菌培养,监测导管相关感染。⑤对于有出血倾向的病人,加压止血时间要超过20min,无渗血、无出血方可撤离。⑥导管拔除后用无菌纱布覆盖伤口,再用透明敷贴粘贴24h,以免发生空气栓塞和静脉炎。

五、动脉穿刺置管术

动脉穿刺置管术指经皮穿刺动脉并留置导管在动脉腔内,经此通路进行治疗或监测的技术。常用穿刺置管的动脉有桡动脉、肱动脉、股动脉。

1. 适应证

(1)需经动脉注射高渗葡萄糖溶液及输血者。

(2)危重症及大手术后病人进行有创血压监测。

(3)实施某些特殊检查,如选择性动脉造影者。

(4)需频繁抽取动脉血标本进行动脉血气分析及其他检查者。

(5)实施某些治疗,如注射溶栓剂治疗动脉栓塞、病灶局部注射药物。

2. 禁忌证

(1)该动脉是某肢体或部位唯一的血液供应来源时,不得长时间在此动脉内插管。

(2)血管通畅试验阳性。

(3)血液高凝状态。

(4)出血倾向或抗凝治疗期间。

（5）穿刺局部皮肤有感染。

血管通畅试验法

受检前臂抬高至心脏水平以上，术者用双手拇指分别摸桡、尺动脉搏动，压迫阻断桡、尺动脉血流，嘱病人做3次握拳和松拳动作，直至手部变苍白。放平前臂，只解除尺动脉压迫，观察手部转红的时间：正常为5~7s；0~7s表示掌弓侧支循环良好；8~15s属可疑；>15s属掌弓侧支循环不良，禁忌使用桡动脉穿刺插管。

3. 操作方法　以桡动脉穿刺（图5-5、图5-6）为例。

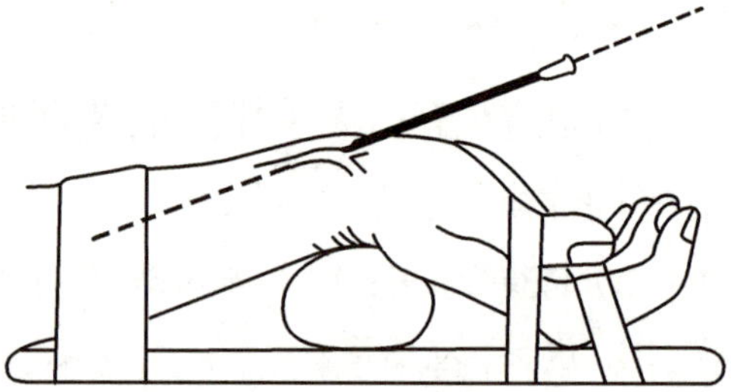

4. 护理要点

（1）置管过程中配合医生操作，密切观察心电监护各项指标，注意病人面色、意识、生命体征的变化，发现问题及时处理。

图5-5　桡动脉穿刺时手的位置及进针方向

（2）置管后妥善固定，注意观察穿刺部位有无渗血、渗液、红肿、感染等情况，敷料污染应及时更换。

（3）动脉压监测时，若病人变换体位，必须重新校对零点，使换能器与心脏水平保持一致。

（4）监测压力及波形变化，严密观察心率、心律变化，如发生异常及时报告医生进行处理，减少各类并发症的发生。

（5）肝素盐水冲洗时，严格控制入量，以免入量过多影响机体凝血。

（6）压力曲线异常时，应查找原因及时处理，防止管道堵塞、打折。如发现凝血，应抽出血块，切不可用力推注液体，以免发生栓子脱落造成栓塞。如发生堵塞不能疏通，拔除动脉导管，拔管后按压至不出血，必要时重新置管。

（7）动脉导管留置时间最长不超过96h。

六、中心静脉压监测

1. 适应证

（1）动态了解循环血容量变化，间接反映右心功能。

（2）监测肺循环阻力及胸膜腔内压情况，是肺水肿、肺动脉高压、缩窄性心包炎等疾病的重要监测指标。

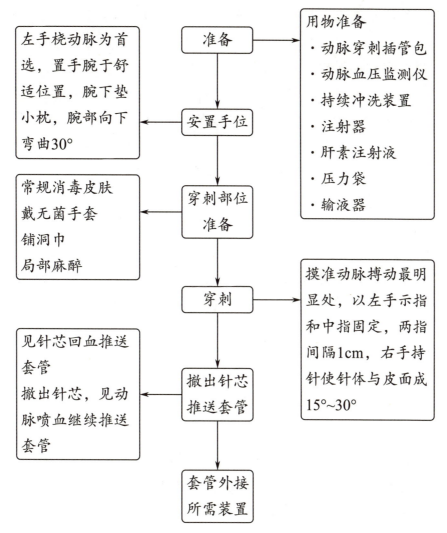

左手桡动脉为首选，置手腕于舒适位置，腕下垫小枕，腕部向下弯曲30°

准备

用物准备
·动脉穿刺插管包
·动脉血压监测仪
·持续冲洗装置
·注射器
·肝素注射液
·压力袋
·输液器

安置手位

常规消毒皮肤
戴无菌手套
铺洞巾
局部麻醉

穿刺部位准备

穿刺

摸准动脉搏动最明显处，以左手示指和中指固定，两指间隔1cm，右手持针使针体与皮面成15°~30°

见针芯回血推送套管
撤出针芯，见动脉喷血继续推送套管

撤出针芯推送套管

套管外接所需装置

图5-6 桡动脉穿刺置管操作流程

（3）判断心脏对补液的耐受能力，是调节输液治疗的一个重要指标。

2. 操作方法

（1）核对医嘱，携用物至床旁，核对病人信息，做好解释工作，病人取平卧位或半卧位。

（2）将三通接头的前端与中心静脉导管相连，末端连接测压管，测压管通过压力换能器连接于心电监护仪上，显示其压力波形及数值变化，三通接头的侧孔与输液器相连。

（3）将压力换能器置于心脏水平（腋前线与腋中线中间与第4肋间交叉点），调至零点。

（4）确定管路是否通畅。

（5）测压，监护仪可直接观察 CVP 曲线变化和 CVP 值。

（6）详细记录测量时间、CVP 值、穿刺部位情况等。

3. 护理要点

（1）严格执行无菌操作技术，压力传感器每周更换，预防感染。

（2）管路系统必须连接紧密，预防空气进入。测压时不要离开，以免CVP为负值吸入空气。

（3）测压时以病人平卧为宜，改变体位时要重新调至零点。

（4）使用呼吸机正压通气、呼气末正压通气（positive end expiratory pressure，PEEP）治疗，当吸气压大于25cmH$_2$O时，胸膜腔内压增加，会影响CVP值，测压时可暂时脱开呼吸机。

（5）咳嗽、咳痰、呕吐、躁动、抽搐均可影响CVP值，应安静10~15min后测量。

（6）疑有管腔堵塞时不能强行冲管，只能拔除，以防血块栓塞。

（7）密切观察穿刺部位，发现局部红、肿、热，病人主诉疼痛时，及时给予处理。

（8）测压通路不能输入或滴注升压药、血管扩张药等，以免测压时药物输入中断或输入过快引起病情变化。

（9）CVP的监测最好使用单独的通道，若必须在测压管路上连接三通接头，测压传感器应尽可能与离中心静脉最近的侧孔连接，以保证监测数据的准确性。

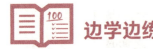 **边学边练**

实训八　重症监护技术

本章小结

随着医疗护理事业发展，重症监护技术在临床上的应用越来越广泛，与急救护理技术的交叉越来越多，急诊监护化趋势越来越明显，急救与重症监护已密不可分。

本章学习重点是：重症病人呼吸、循环、神经、泌尿等系统功能监测、评估和意义；心电、血压、血氧饱和度等基本重症监护技术、营养支持技术与护理等。本章学习难点是呼吸支持技术、静脉穿刺置管技术及护理。

同学们在学习时应注重与实践结合，重视实训练习，认真对待情景模拟训练，提升实操能力。培养严谨的工作作风，提升自律意识，具备高度的责任感和良好的团队协作能力。

（赵丰清）

 练习与思考

1. 床旁监护仪使用注意事项有哪些？

2. 肠内营养支持常见并发症有哪些？如何处理？

3. PICC置管发生导管断裂该如何处置？

第六章 | 临床常见急症救护

06章 数字资源

学习目标

1. 具有生命至上急救责任意识和精益求精的职业素养。
2. 掌握临床常见急症的急救护理措施。
3. 熟悉临床常见急症的急救原则、护理评估和护理诊断。
4. 了解临床常见急症的发病原因。
5. 熟练掌握评估和处理急危重症病情变化和抢救措施的护理配合。
6. 学会临床常见急症救护工作中的有效沟通与协作配合。

　　临床急症来势凶猛、病情危急、变化多端,对维持生命的重要脏器构成严重威胁。若不尽早进行紧急救护,可能对病人身体造成严重伤害或导致死亡。

第一节　脑卒中病人的救护

 工作情景与任务

　　唐先生,67岁。晨起锻炼时突然头痛、呕吐、右侧肢体不能活动。15min后唐先生意识模糊,家人拨打120急救电话,急救车迅速到达,并转送至急诊科。既往有高血压病史30余年,未坚持系统治疗。查体:意识模糊,BP 180/130mmHg,HR 55次/min,R 17次/min,瞳孔对光反应正常,右侧肢体肌力Ⅱ级。

　　工作任务:

1. 请遵医嘱协助唐先生完成各项急诊检查。
2. 作为急救室护士,配合医生完成对唐先生的紧急救护。
3. 请对唐先生及家人进行脑卒中健康指导。

脑卒中（stroke）是指由于急性脑循环障碍所导致的局限或者全面脑功能缺损综合征，分为缺血性脑卒中和出血性脑卒中。缺血性脑卒中又称脑梗死，是最常见的脑血管病急症，占全部脑卒中的 60%~80%，分为脑血栓形成、脑栓塞和腔隙性脑梗死。出血性脑卒中也称脑出血，是指非外伤性脑实质出血，占全部脑卒中的 20%~40%，分为脑出血、蛛网膜下腔出血。

一、病因与发病机制

脑卒中的危险因素包括高血压、细菌性心内膜炎、房颤、糖尿病、高脂血症、吸烟和口服避孕药等。

脑血栓形成的常见病因是动脉粥样硬化和动脉炎。脑栓塞按栓子来源不同可分为心源性、非心源性和来源不明三类，其中 60%~75% 的栓子为心源性，如房颤时附壁血栓脱落形成的栓子、心肌梗死形成的附壁血栓、心脏外科手术体外循环产生的栓子等。80% 以上的脑出血是由高血压性脑内细小动脉病变引起，其他病因有动 - 静脉血管畸形、脑动脉瘤、血液病、抗凝或溶栓治疗等。蛛网膜下腔出血的常见病因是颅内动脉瘤。

二、护理评估与诊断

（一）护理评估

1. 健康史　了解病人有无脑卒中常见病因和危险因素，了解病人发病时间、发病急缓及发病时所处状态等。

2. 身体状况　脑卒中的病人因病灶部位、大小、出血量多少不同，表现为多种多样的症状和体征。

（1）常见症状和体征：①原因不明的突发剧烈头痛。②眩晕、失去平衡或协调性。③恶心、呕吐。④一侧脸部、手臂或腿突然乏力或麻木。⑤不同程度的意识障碍。⑥双侧瞳孔不等大。⑦说话或理解有困难。⑧偏瘫。⑨吞咽困难或流涎等。

（2）快速评估：急诊分诊护士对于疑似脑卒中的病人必须立即进行快速评估和分诊，评估时可使用美国国立卫生研究院辛辛那提院前卒中量表（Cincinnati prehospital stroke scale，CPSS）（表 6-1），其中出现 CPSS 中的 1 个异常结果，表示脑卒中的概率为 72%；若出现所有 3 个异常结果，则表示脑卒中的概率大于 85%。

卒中的严重程度也可以使用量表进行评估，目前世界上较为通用的、简明易行的脑卒中评价是辛辛那提院前卒中量表。它可以根据详细的神经学检查，有效测量卒中的严重程度。格拉斯哥昏迷评定量表（GCS）也可用于脑卒中病人危重程度评估。脑干和小脑大量出血的病人病情危重，脑干出血尤其是脑桥出血的病人预后很差，多可在 48h 内死亡。小脑大量出血病情进展迅速，可因血肿压迫脑干发生枕骨大孔疝而死亡。

表 6-1　辛辛那提院前卒中量表

测试	结果
微笑测试:让病人露出牙齿或微笑	正常:脸部两侧移动相同
	异常:脸部一侧的移动不如另一侧
举手测试:病人双眼闭合,伸出双臂手掌向上平举10s	正常:双臂移动相同或根本没移动
	异常:一只手臂没有移动,或与另一只手臂相比,一只手臂逐渐下垂
言语异常:让病人学说话	正常:措辞正确,发音不含混
	异常:用词错误,发音含糊或不能说话

（3）脑卒中类型鉴别:由于出血性脑卒中和缺血性脑卒中在治疗上有显著的不同,出血性卒中的病人禁忌给予抗凝和纤溶治疗,而缺血性脑卒中在症状出现后 3h 内可以提供静脉溶栓疗法,因此应对出血性和缺血性脑卒中进行鉴别(表 6-2)。

表 6-2　出血性脑卒中和缺血性脑卒中的鉴别要点

	脑梗死	脑出血
发病年龄	多 >60 岁	多小于 <60 岁
起病状态	安静或睡眠中	动态起病(活动中或情绪激动)
起病速度	$10h^+$ 或 $1\sim2d$ 症状达到高峰	10min 至数小时症状达到高峰
全脑状态	轻或无	头痛、呕吐、嗜睡、打哈欠等颅内高压症状
意识障碍	无或较轻	多见且较重
神经体征	多为非均等性偏瘫(大脑中动脉主干或皮质支)	多为均等性偏瘫(基底核区)
CT 检查	脑实质内低密度病灶	脑实质内高密度病灶
脑脊液	无色透明	可有血性

3. 心理 - 社会状况　了解病人对突然发生肢体瘫痪,生活难以自理而产生的焦虑、恐惧、绝望等心理反应。了解家庭成员组成、家庭环境、经济状况,和家属对病人的关心、支持程度等。

4. 辅助检查　根据病情选择头颅 CT、头颅 MRI 和数字减影血管造影(digital subtraction angiography,DSA)、脑脊液检查、血液检查等。

（二）主要护理诊断

1. 头痛　与出血性脑卒中致颅内压增高有关。

2. 急性意识障碍　与脑出血有关。

3. 躯体移动障碍 与脑血管破裂形成的血肿或脑血管闭塞,脑组织缺血、缺氧使锥体束受损,导致肢体运动功能障碍有关。

4. 有受伤的危险 与出血性脑卒中引起嗜睡、昏迷及肢体运动障碍等有关。

5. 潜在并发症:脑疝、上消化道出血等。

三、紧急救治与护理

(一)紧急救治

总体救治原则是保持呼吸道通畅,维持生命体征、减轻和控制颅脑损伤,预防与治疗各种并发症,并尽可能地提高病人的康复率与生存质量,防止复发。缺血性脑卒中以溶栓、抗凝治疗和处理并发症等为主;出血性脑卒中以脱水降颅压、调整血压、防治继续出血、防治并发症为主。

1. 体位 立即给予病人半卧位,床头抬高30°,减轻脑水肿。对于昏迷病人,应取侧卧位或平卧位,头偏向一侧。

2. 保持呼吸道通畅 解开病人衣领,有活动义齿者应设法取出,及时清除口腔内分泌物和呕吐物,保持呼吸道通畅。必要时建立人工气道,行人工通气,吸氧,氧流量4~6L/min。

3. 心电监护 即刻行心电监护,密切观察生命体征、意识、瞳孔及肢体变化,评估有无再出血及颅内压增高、心肌梗死、心律失常等并发症,一旦发现立即报告医生。

4. 建立静脉通路 迅速为脑卒中病人建立静脉通路,遵医嘱准确给药,采集血液标本并快速送检。

5. 遵医嘱迅速协助完成神经病学检查、十二导联心电图检查和头颅CT检查等。

6. 保持安静,减少移动 对烦躁不安的病人,给予保护性约束,防止坠床。安抚病人,避免情绪激动,尽量减少不必要的搬动。

7. 降低颅内压 遵医嘱使用20%甘露醇125~250ml,输注时应选择粗大的上肢静脉,保证15~30min内滴注完毕,注意保护血管及局部组织,防止外渗。控制液体输入量和速度,以防加重脑水肿。避免各种引起颅内压增高的因素。

8. 控制血压 急性期血压增高是对颅内压升高的一种代偿反应,一般不需要紧急处理,而是以脱水降颅压治疗为主;但血压过高≥200/100mmHg时,则应适当降压,通常应维持病人血压较平时稍高水平,以保证脑部灌注,防止梗死面积扩大。

9. 溶栓治疗的护理 是目前脑梗死病人最重要的恢复血流的措施,在发病270min以内使用重组组织型纤溶酶原激活剂(rt-PA)和尿激酶进行溶栓使血管再通,可以降低死亡率、致残率,保护神经功能。溶栓时应严格按医嘱剂量给药,密切观察有无头痛、呕吐、意识障碍加重等脑出血症状,以及皮肤黏膜、牙龈、穿刺部位和消化道出血征象。遵医嘱复查凝血时间、头颅CT,评价溶栓效果和病情变化。

卒中生存链

卒中生存链是由美国心脏协会(AHA)和美国卒中协会共同制定,包括:①对卒中警示体征的快速识别和反应。②快速启动急救医疗服务(emergency medical services,EMS)。③ EMS 向接诊医疗机构快速运送病人并进行院前通知。④院内快速诊断和救治。卒中生存链把各个操作环节紧密衔接,以便病人、家庭成员及医务人员实施,从而尽可能提高病人康复率和生存质量。

AHA 把卒中救治总结为 8 个"D"。Detection(发现):迅速识别卒中症状;Dispatch(派遣):拨打 120,及早启动和派遣 EMS;Delivery(运送):EMS 快速识别、治疗和运送病人;Door(入院):将病人转送至卒中医疗中心;Data(资料):在急诊科对病人进行快速预检分诊、评估与治疗;Decision(决定):治疗选择;Drug(药物):溶栓治疗、动脉内治疗方案;Disposition(安排):迅速将病人收治于卒中病房或 ICU。

(二)一般护理

对于昏迷病人,应注意及时清除口腔及气道内分泌物,防止反流与误吸,定时翻身、叩背,做好口腔护理,预防肺部感染。做好尿管和会阴部护理,防止尿路感染。加强皮肤护理,保持肢体功能位,预防压疮。遵医嘱进行降温护理,对急性期发热病人可使用冰袋、冰帽、冰毯等行物理降温,使体温保持在 32~36℃。

(三)病情观察

严密观察体温、脉搏、呼吸和血压等生命体征,注意瞳孔变化和意识改变。观察头痛的性质、部位、持续时间、伴随症状。若病人出现烦躁不安时,使用镇静剂,防止病情加重及坠床等意外的发生。蛛网膜下腔出血病人 1 个月内极易再次出血,须格外注意。对脑卒中病人应观察心脏情况,常规检查心电图。

(四)对症护理

1. 高血糖 血糖高于 10mmol/L 时,应遵医嘱予以胰岛素治疗,密切监测血糖变化,避免降血糖治疗过程中发生低血糖。

2. 上消化道出血 观察病人有无黑便、呕血等消化道出血征象,可遵医嘱给予预防性药物。

3. 心脏损伤 动态心电监测,及时发现心脏损伤表现,随时做好损伤标志物检查准备。

4. 下肢深静脉栓塞 注意病人肢体活动以及肢体末端的颜色和温度,警惕深静脉栓塞的发生。

（五）心理护理

对病人和家属告知有关本病的知识，耐心解释，加强心理疏导，消除恐惧、焦虑心理，增强病人的信心。

（刘鸿业）

第二节　癫痫发作病人的救护

癫痫发作是大脑神经元过度同步放电所致的短暂性脑功能障碍，是一种反复发作的慢性临床综合征。癫痫持续状态（status epilepticus，SE）是指癫痫连续多次发作，两次发作期间病人意识不恢复者或癫痫发作持续时间超过 30min 以上未自行停止。癫痫持续状态是常见神经系统急症之一，致残率和死亡率均很高。任何类型的癫痫均可出现癫痫持续状态，其中全身强直 – 阵挛发作最常见。

一、病因与发病机制

癫痫分症状性癫痫、特发性癫痫、隐源性癫痫三类。症状性癫痫由各种明确的中枢神经系统结构损伤或功能异常引起，如颅脑损伤、脑部感染、脑血管病、脑肿瘤等脑部损害或肝性脑病、一氧化碳中毒、尿毒症等全身性疾病。特发性癫痫病因不明，未发现脑部存在足以引起癫痫发作的结构性损伤或功能异常，可能与遗传因素密切相关。隐源性癫痫病因不明。

癫痫发作时大脑神经元出现异常的、过度的同步性放电，其原因为兴奋过程的增强、抑制过程的衰减和／或神经膜本身的变化。不同类型癫痫的发作机制可能与异常放电的传播有关：异常放电被局限于某一脑区，表现为局灶性发作；异常放电波及双侧脑部，则出现全面性癫痫；异常放电在边缘系统扩散，引起复杂部分性发作；异常放电传至丘脑神经元被抑制，则出现失神发作。

二、护理评估与诊断

（一）护理评估

1. 健康史

（1）年龄：特发性癫痫与年龄密切相关。婴儿多在 1 岁内起病，失神发作多发生于 6～7 岁儿童，肌阵挛发作在青春期前后起病。

（2）遗传因素：在特发性和症状性癫痫的近亲中，癫痫的患病率分别为 1%～6% 和 1.5%，高于普通人群。

（3）睡眠：癫痫发作与睡眠 – 觉醒周期关系密切。全面强直 – 阵挛发作常发生于晨醒后,婴儿痉挛症多于睡前和醒后发作。

（4）内环境改变:睡眠不足、饥饿、疲劳、饮酒、情绪激动等均可诱发癫痫发作,电解质紊乱、代谢异常和内分泌失调均可影响神经元放电阈值而导致癫痫发作。

2. 身体状况　癫痫发作的临床类型繁多,常见类型及临床表现如下:

（1）单纯部分性发作:以发作性一侧口角、手指或足趾、足部肌肉的发作性抽搐或感觉障碍（麻木感或针刺感）为特征,或出现简单的幻觉,无意识障碍。

（2）复杂部分性发作（精神运动性发作）:发作开始病人有错觉、幻觉等精神症状和特殊感觉症状。发作时病人表现为舔唇、流涎、吸吮、咀嚼、摸索等动作的重复,或机械地重复发作前的动作,甚至突然外出、大吵大闹、脱衣、跳楼等,事后不能回忆发作经过。

（3）单纯失神发作（小发作）:表现为突然发生和突然停止的意识障碍,发作时突然停止原来活动,呼之不应,双目凝视。持续 30s 左右意识迅速恢复,对发作无记忆。

（4）强直 - 阵挛性发作（大发作）:以意识丧失和全身抽搐为特征,先有瞬间麻木、疲乏、恐惧或无意识的动作为先兆,随后突然意识丧失,尖叫并跌倒,全身骨骼肌强直性收缩,同时呼吸暂停、口面青紫、眼球上翻、瞳孔扩大。随即全身肌肉节律性强力收缩（即阵挛）,持续数分钟或更长时间,之后抽搐突然停止。发作过程中常伴有牙关紧闭、大小便失禁、口吐白沫或血沫。一次发作达数分钟,事后对发作过程无记忆。

3. 心理 - 社会状况　了解病人对癫痫反复发作和发作的不确定性产生的焦虑、恐惧、自卑等心理反应。了解家庭情况、经济状况和家属对病人的关爱程度等。

4. 辅助检查

（1）电生理检查:脑电图检查能提供最具参考价值的诊断依据。发作时记录的脑电图诊断意义最大。在癫痫发作间歇期亦可出现各种痫样放电,部分性发作病人可出现局灶性异常放电,常规脑电图记录时间短,目前可应用 24h 脑电监测。

（2）CT 和 MRI 检查:对癫痫诊断无用,但通过检查可以明确病因。

（二）主要护理诊断

1. 气体交换障碍　与喉头痉挛所致呼吸困难、气道分泌物增多有关。

2. 有外伤的危险　与突然意识丧失、抽搐、惊厥有关。

3. 知识缺乏　与缺乏对癫痫病的预防、治疗、饮食、运动等知识有关。

4. 潜在并发症:脑水肿、酸中毒、水电解质紊乱。

三、紧急救治与护理

（一）紧急救治

癫痫持续状态的救护关键是注意保护,防止窒息、吸入性肺炎和外伤,保持呼吸道通畅。

1. 迅速让病人就地去枕平卧,头偏向一侧,松开衣领和腰带。

2. 有义齿者及时取下，牙关紧闭者放置牙垫。病人抽搐时，可用缠有纱布的压舌板或毛巾塞入病人上、下磨牙间，防止舌咬伤。

3. 保持呼吸道通畅，高流量吸氧，必要时行气管插管或气管切开。

4. 癫痫持续状态紧急救治　处理原则为迅速控制抽搐，立即终止发作。在给氧、防护的同时，首选静脉注射地西泮 10～20mg，注射速度不超过每分钟 2mg，以免抑制呼吸。在监测血压的同时静脉滴注苯妥英钠以控制发作。由于上述药物均有抑制呼吸的作用，使用时应密切观察呼吸、心率、血压，准备好气管插管和人工呼吸机。

（二）一般护理

1. 保持环境安静，尽量减少各种刺激，应集中进行各种检查、治疗和护理操作。

2. 让昏迷病人保持侧卧位或平卧位头偏向一侧，防止误吸的发生。

3. 对不能经口进食者，给予鼻饲流质饮食。

4. 及时吸痰。遵医嘱给予雾化吸入，每天 2 次。每 2h 给病人翻身、叩背 1 次。床旁备好吸引器、气管切开包，以备抢救时使用。

5. 防止外伤的发生

（1）嘱病人有癫痫前驱症状时立即平卧。

（2）癫痫发作时勿强制约束病人肢体，以防止骨折或脱位。癫痫持续状态发作时病床加护栏，躁动时应适当约束肢体。

（3）癫痫发作后及恢复期应安排专人陪伴并让病人充分休息。

（4）在意识恢复过程中少数病人会有短暂的兴奋躁动，应加以保护，防止自伤和他伤。

（三）病情观察

严密观察病人的神志、瞳孔变化以及对光反射。监测生命体征、心电图。注意观察病人的抽搐部位及持续时间，并详细记录。

（四）对症护理

1. 神经系统损害　癫痫持续状态病人常发生脑水肿，继发颅内压增高，出现意识障碍、瞳孔改变、呼吸不规则、血压升高等临床表现，应给予 20% 甘露醇、呋塞米等药物进行脱水治疗，同时使用保护脑功能的药物。

2. 酸中毒　癫痫发作可增加机体的无氧代谢，导致乳酸中毒。应定时监测血气分析，及时纠正酸碱平衡紊乱，维持水电解质平衡。

3. 心律失常　频繁抽搐时心脏处于缺血缺氧状态，加之交感神经兴奋、电解质紊乱均可导致心律失常，应给予心电监护。

4. 肾功能损害　酸中毒、电解质紊乱、血压改变均可使肾功能受损害。监测肌酐、尿素氮，观察出入量。

（五）心理护理

增强病人信心，向病人及家属进行病情告知、安慰与心理支持，使其尽可能消除恐惧，保持情绪平稳,避免复发。

(刘鸿业)

第三节　呼吸困难病人的救护

呼吸困难是急诊科常见的症状之一,也是一种较为严重的临床症状。病人主观表现为通气不足或者呼吸费力,客观表现为呼吸的频率、节律和深度异常。临床上根据呼吸困难发病的急缓分为急性和慢性呼吸困难,其中急性呼吸困难可危及生命,应立即采取相应措施,积极抢救。这也是本节主要讲述的内容。

一、病因与发病机制

（一）病因

引起急性呼吸困难的原因很多,临床上根据其发病原因分为心源性呼吸困难、肺源性呼吸困难、中毒性呼吸困难、神经精神性呼吸困难及其他呼吸困难(表 6-3)。急性呼吸困难病情紧急、危重,需急诊处理。

表 6-3　呼吸困难病因分类

疾病分类	病因
肺源性	上呼吸道阻塞、支气管炎、肺炎、肺结核、急性呼吸窘迫综合征(ARDS)、支气管哮喘、COPD、弥漫性间质性肺疾病、急性肺水肿、肺栓塞、自发性气胸、大量胸腔积液、胸膜炎、呼吸肌膈肌麻痹等
心源性	先天性心脏病、急性左心衰、急性冠脉综合征、心肌炎、心肌病、缩窄性心包炎、严重心律失常等
急性中毒	一氧化碳中毒、有机磷杀虫药中毒及蛇咬伤等
血液和内分泌系统疾病	重度贫血、甲亢危象、糖尿病酮症酸中毒
神经精神及其他因素	癔症、严重颅脑病变(如出血、肿瘤、外伤)、胸部外伤

（二）发病机制

根据导致呼吸困难的病变部位不同,呼吸困难又分为吸气性、呼气性和混合性呼吸困难三种类型。吸气性呼吸困难的产生主要由于大气道阻塞所致;呼气性呼吸困难主要由于小支气管痉挛及肺组织弹性减弱所致;混合性呼吸困难主要由于广泛肺部病变,使呼吸面积减少、影响换气功能所致。

二、护理评估与诊断

（一）护理评估

1. 健康史　了解与呼吸困难发生有关的情况,如年龄、疾病史、中毒史、外伤史、遗传史以及呼吸困难发作的时间、性质和诱发因素等。

2. 身体状况

（1）起病方式:突然发作的呼吸困难多见于自发性气胸、支气管哮喘、急性心肌梗死、急性肺水肿和肺栓塞等。夜间阵发性呼吸困难常见于急性左心衰。慢性阻塞性肺疾病（COPD）病人夜间咳喘,被迫端坐体位。ARDS病人多在原发病起病后5d内发生,约半数在24h内呼吸加快,并呈进行性呼吸困难。

（2）呼吸困难表现:①吸气性呼吸困难:典型表现为吸气明显困难,出现"三凹征",常见于气管、喉部病变（肿瘤、炎症、水肿和异物）。②呼气性呼吸困难:病人表现为呼气明显延长、并伴有喘鸣音,常见于支气管哮喘、COPD等。③混合性呼吸困难:病人表现为吸气和呼气均费力,常见于大量胸腔积液、重症肺炎、肺间质纤维化和气胸。

（3）呼吸频率和节律的改变:呼吸频率加快见于发热、贫血等;呼吸频率减慢见于呼吸中枢抑制、颅内压增高等;节律异常如潮式呼吸见于糖尿病酮症酸中毒和急性中毒。

（4）伴随症状:呼吸困难病人可伴有发热、咳嗽、咳痰、胸痛等症状。

3. 心理-社会状况　了解病人对呼吸困难产生原因的认识程度,客观评估病人对疾病产生的焦虑、恐惧、自卑等心理反应。了解家庭情况、经济状况和家属对病人的关爱程度等。

4. 辅助检查

（1）血液检查:血常规检查、血液生化检查、血气分析等,有助于明确病因、判断病情、分析酸碱失衡。

（2）胸部X线、CT、MRI检查:用于诊断心脏、肺脏、纵隔及颅脑疾病等。

（3）心电图、超声心动图:用于诊断心脏疾病、心律失常、瓣膜病等。

（4）肺功能检查:了解肺功能损害程度,明确肺功能障碍的机制和类型,对部分阻塞性肺疾病早期有诊断价值。但其检查项目较多,应根据病人病情需要及耐受情况选择。

（二）主要护理诊断

1. 气体交换受损　与支气管痉挛、气道炎症、气道阻塞有关。

2. 恐惧　与呼吸困难反复发作伴濒死感有关。

3. 知识缺乏　与缺乏对疾病预防及病情变化等知识的了解有关。

4. 潜在并发症:窒息。

三、紧急救治与护理

（一）紧急救治

1. 保持呼吸道通畅　开放气道,清除气道分泌物,必要时快速建立人工气道。若存在支气管痉挛,遵医嘱静脉给予支气管扩张药物,如 β_2 肾上腺素受体激动剂、糖皮质激素、茶碱类等。

2. 纠正缺氧和/或二氧化碳潴留　通常采用鼻导管、面罩或鼻罩给氧。对缺氧不伴有二氧化碳潴留病人,采用高流量、高浓度给氧;对缺氧伴二氧化碳潴留病人,采用低流量、低浓度给氧。

3. 取舒适体位　嘱病人保持安静,取半卧位或端坐位,昏迷或休克者取平卧位,头偏向一侧。

4. 迅速建立静脉通路　遵医嘱保证及时用药。

5. 紧急行心电监护　监测心率、心律、血压、呼吸和血氧饱和度。

6. 准确留取血标本　采集动脉血标本查动脉血气等。

7. 备好急救物品　随时做好气管插管或气管切开、机械通气的准备工作。

8. 做好隔离措施　对可疑呼吸道传染性疾病,应严格按传染病接诊要求,做好隔离与防护,防止交叉感染。

（二）一般护理

根据病情选择合适的卧位,一般采取半卧位或坐位;注意休息,减少交谈;保持良好的情绪状态。

（三）病情观察

密切监测心率、心律、血压的变化,观察呼吸频率、深度和节律变化,尤其应注意血氧饱和度和动脉血气情况,判断氧疗效果以及药物的不良反应,并及时上报医生,遵医嘱调整氧流量或呼吸机参数设置,保证氧治疗效果。

（四）对症救护

1. 肺栓塞救护　除做好上述护理措施外,还应进行以下护理:①绝对卧床休息,保持安静,防止活动致使其他静脉血栓脱落。②遵医嘱做好溶栓治疗的相关护理工作,保证静脉通路畅通,密切观察溶栓治疗过程中有无出血倾向,遵医嘱抽血查凝血时间、动脉血气等,以判断溶栓效果及病情变化。

2. 支气管哮喘急性发作救护　及时缓解气道阻塞,纠正低氧血症,恢复肺功能,预防哮喘恶化或再次发作,维持水电解质与酸碱平衡,补充液体,纠正哮喘发作引起的脱水,避免痰液过于黏稠导致气道阻塞。

3. ARDS 救护

（1）氧疗:首先使用鼻导管,或需要较高吸氧浓度时,采用可调节吸氧面罩或带有储氧袋的非重吸式氧气面罩,在保证 PaO_2 提高到 60mmHg 或 SpO_2 达 90% 以上的前提下,尽量降低给氧浓度。

(2)机械通气:保护性机械通气是 ARDS 的主要治疗方法,包括应用呼气末正压通气(PEEP)和小潮气量(6～8ml/kg)治疗。预计病情能够短期内缓解者,可以先尝试无创机械通气。若病人经高浓度吸氧仍不能改善低氧血症时,应行气管插管进行有创机械通气,机械通气模式选择应尽量保留自主呼吸。若无禁忌证,病人应采用 30°～45° 半卧位,密切观察气道平台压 <$30cmH_2O$,以防气道高压引发并发症。

(3)合理补液:在保证血容量、血压稳定及器官灌注的前提下,控制液体量,保证病人液体摄入量、排出量维持适度负平衡(−1 000～−500ml)。

(4)肺外器官功能和营养支持:ARDS 病人处于高代谢状态,往往存在营养缺乏,应遵医嘱补充足够的营养,提倡全胃肠营养,以维持足够的能量供应,避免发生代谢和电解质紊乱。病情稳定应尽早开始肠内营养,有利于恢复肠道功能和保护肠黏膜屏障,防止细菌及毒素移位导致病情恶化。

4. 慢性阻塞性肺气肿急性发作的护理 协助病人咳痰,必要时吸痰,保持呼吸道通畅。

5. 气胸发作的护理 配合医生给予排除胸腔气体,闭合伤口,促进患侧肺复张,减轻呼吸困难,改善缺氧的症状;预防肺水肿和皮下气肿等并发症的产生。

(五)心理护理

病人因为突然发病,几乎都存在恐惧心理,应给予恰当的病情告知、安慰与心理支持,使其尽可能消除恐惧,保持情绪平稳。

(刘鸿业)

第四节 大咯血病人的救护

一、病因与发病机制

咯血是指喉及喉以下呼吸道和肺组织的出血经口排出。一次咯血量超过 100ml 或每天咯血量超过 500ml 为大咯血。大咯血是呼吸系统疾病急症之一,若急救不及时,可发生窒息或出血性休克等并发症而导致死亡。

二、护理评估与诊断

(一)护理评估

1. 健康史 引起咯血的原因很多,以呼吸系统疾病和心血管疾病为常见。肺结核、支气管扩张和支气管肺癌是我国引起咯血的前三位病因。

2. 身体状况　咯血病人的临床表现因咯血量多少、持续时间长短而不同。一般少量咯血，仅有痰中带血。中等量以上的咯血，咯血前病人可有喉部痒感、胸闷、咳嗽等先兆症状，咯出的血多为鲜红色，伴有泡沫或痰。大量咯血时血液从鼻腔涌出，病人常伴有呛咳、出冷汗、脉搏细速、呼吸急促、颜面苍白、紧张不安和恐惧感。

3. 心理 - 社会状况　大咯血病人一般都有极度恐惧、绝望等心理反应。

4. 辅助检查　根据病情选择胸部 CT、纤维支气管镜检查、血液检查等。

（二）主要护理诊断

1. 焦虑 / 恐惧　与起病急、突然大咯血有关。

2. 潜在并发症：窒息、肺不张、肺部继发感染、失血性休克。

三、紧急救治与护理

（一）紧急救治

急性大咯血的直接致死原因是血凝块导致的窒息，其次是大失血造成循环衰竭。因此，紧急救治的重点是迅速有效止血，保持呼吸道畅通，防止窒息，迅速补充血容量。

1. 保持气道畅通　大咯血病人应绝对卧床，一旦出现窒息征象，立即取头低足高 45°俯卧位，头偏向一侧，并轻叩病人背部，尽可能排出滞留在气道内和口咽部的积血。必要时用吸痰管进行负压吸引。同时，应在床旁备好急救器械，做好气管插管或气管切开的准备与配合工作。若心搏骤停即行心肺复苏。

2. 镇静　给予小剂量镇静剂或镇咳剂，以缓解病人极度惊恐紧张、烦躁不安或咳嗽剧烈的状态。同时，嘱病人咯血时不要紧张屏气，以免诱发喉头痉挛，血液引流不畅，导致窒息。对年老体弱、呼吸功能不全者，慎用镇咳药，禁用抑制咳嗽反射和能使呼吸中枢麻醉的药物。

3. 紧急止血

（1）药物止血：给予垂体后叶素收缩小动脉，减少肺血流量，使肺循环压力迅速降低，从而快速止血。但垂体后叶激素能引起冠状动脉、子宫、肠道平滑肌的收缩，故冠心病、高血压及孕妇忌用。普鲁卡因用于对垂体后叶素有禁忌的病人，酚妥拉明能有效扩张血管平滑肌降低肺循环压力，有较好的止血作用。还可应用氨基己酸、卡巴克络等纠正凝血或止血药物。

（2）非药物止血：①局部止血。使用支气管镜注入低温生理盐水、凝血酶、去甲肾上腺素等，收缩局部血管达到止血目的。②支气管动脉栓塞。在 X 线透视下，经股动脉放置导管，插至为病变区域供血的支气管动脉，注入吸收性明胶海绵碎粒或聚乙烯醇微粒，栓塞支气管动脉，达到止血目的。③手术止血。经多方止血无效时，急诊手术止血可以挽救生命。

4. 维持有效循环容量　迅速建立 2～3 条静脉通道，根据具体情况选择晶体液、胶体液补充血容量。

（二）一般护理

大咯血发生后应绝对卧床休息。病人取患侧卧位或半卧位,可限制患病侧肺部的活动或减少下肢血液的回流,降低肺循环阻力,有利于肺血管收缩止血。出血情况不明确时,病人可取平卧位,头偏向一侧休息,以免发生吸入性肺炎或气道堵塞造成窒息。不宜搬动或转送,以防加重咯血造成窒息或休克。病人剧烈咳嗽或频繁咳嗽时,应给予可待因等镇咳药,但年老体弱或肺功能不全者应慎用强镇咳药。

（三）病情观察

1. 定时监测生命体征,同时记录病人情绪、神志、瞳孔变化,观察皮肤黏膜色泽、温度有无改变。

2. 注意有无窒息表现。大咯血病人的最危急的并发症是窒息,一旦发现病人出现烦躁、呼吸浅快、喉部作响、明显胸闷、大汗淋漓、肺部呼吸音消失甚至神志不清等表现时,应立即报告医生采取措施,全力以赴地进行抢救。

3. 注意有无呼吸衰竭、循环衰竭的症状及体征。

（四）心理护理

大咯血病人常有恐惧、烦躁心理。安排专人护理并鼓励和安慰病人,避免紧张,增强战胜疾病的信心。咯血后及时清理血块及污染的衣物、被褥,减少不良刺激,增加安全感,有助于稳定病人情绪。

（刘鸿业）

第五节　急性胸痛病人的救护

 工作情景与任务

张先生,60岁。病人1个月前曾在酒后出现胸痛、心慌、气短,持续约10min自行缓解,未予诊疗。2h前病人散步时突然出现心前区剧烈疼痛,呈持续性压榨性疼痛,伴有恶心、呕吐,大汗淋漓,有濒死感,自己连续舌下含服3片硝酸甘油后疼痛仍不缓解,急诊入院。既往有高血压病史25年,间断服用"尼群地平";吸烟30年,每天1包,喜饮酒。

查体:BP 90/60mmHg,P 110次/min,R 20次/min。面色苍白,出汗,表情紧张。HR 110次/min,心律不齐,偶有室性期前收缩(2次/min),心尖部第一心音减弱。门诊心电图示$V_1 \sim V_5$导联Q波宽而深,ST段弓背向上抬高。

工作任务:

1. 请对张先生进行快速护理评估。

2. 请协助医生完成关键辅助检查。

3. 根据评估结果,协助医生对张先生实施紧急救护。

胸痛是临床急诊常见的主诉症状,是一些致命性疾病的主要临床表现。如急性冠脉综合征(acute coronary syndrome,ACS)尤其是急性心肌梗死(acute myocardial infarction,AMI)、急性肺栓塞(acute pulmonary embolism,APE)、主动脉夹层(aortic dissection,AD)、张力性气胸等疾病导致的胸痛可迅速致死,故称为威胁生命的胸痛。

一、病因与发病机制

(一)病因

1. 心血管疾病　心绞痛、心肌梗死、心包炎、心脏神经症、主动脉夹层等。

2. 肺部疾病　自发性气胸、气管炎、支气管炎、肺梗死、肺癌、胸膜炎、过度换气综合征等。

3. 胸壁疾病　肋间神经痛、肋骨骨折、流行性肌痛、非化脓性肌软骨炎等。

4. 食管、纵隔疾病　食管撕裂、食管裂孔疝、食管癌、胃-食管反流症、纵隔炎、纵隔肿瘤等。

(二)发病机制

1. 各种刺激因子(缺氧、炎症、癌肿浸润、组织坏死以及物理、化学因子)刺激胸部的感觉神经纤维产生痛觉冲动,并传至大脑皮质的痛觉中枢后引起胸痛。

2. 放射痛(牵涉痛)非胸部内脏疾病引起的胸痛,是因为病变内脏与分布在体表的传入神经进入脊髓同一节段并在后角发生联系,来自内脏的痛觉冲动直接激发脊髓体表感觉神经元,引起相应区域的痛感。

 知识拓展

胸痛中心的起源与发展

全球第一家胸痛中心于1981年在美国巴尔的摩建立,至今全球多个国家的医院都设立了胸痛中心。胸痛中心可显著减少胸痛确诊时间,降低ST段抬高型心肌梗死再灌注治疗时间,缩短住院时间,降低再就诊和再住院次数,减少不必要检查费用,改善生活质量。

2010年《"胸痛中心"建设中国专家共识》正式发表,标志着我国胸痛中心建设正式起步。2011年3月广州军区广州总医院宣布中国首个区域军民协同远程胸痛急救网正式投入运营。2012年8月上海胸科医院和广州军区广州总医院的胸痛中心首批通过美国胸痛中心协会国际认证。2013年9月《中国胸痛中心认证标准》发布,中国成为继美国、德国之后第 3 个有胸痛中心建设标准的国家。

二、护理评估与诊断

（一）护理评估

接诊急性胸痛病人时，首要任务是迅速评估生命体征，简要收集病史，判断是否存在危及生命的表现，优先排查致命性胸痛，以决定是否需要立即对病人进行抢救。

1. 健康史　询问胸痛发作情况，如有无外伤史或剧烈咳嗽，有无用力屏气的动作，有无过度疲劳或吞服异物等诱发因素。了解以往与胸痛相关的疾病，如冠心病、食管炎、食管裂孔疝、溃疡病及肿瘤病史。询问院前用药及用药后胸痛改善情况。

2. 身体状况

（1）起病：急性冠脉综合征多在 10min 内胸痛达到高峰，主动脉夹层起病急骤突发，疼痛剧烈。

（2）疼痛部位：①心血管疾病所致胸痛部位多数在胸骨后、心前区，少数可以在剑突下，且向左肩、左臂放射，也可向左颈或面颊部放射，易误诊为牙痛而延误治疗。②主动脉夹层疼痛可随血肿的扩展，向近心端或远心端蔓延，升主动脉夹层可以向前胸、颈、喉部放射，降主动脉夹层疼痛则可向肩胛间、背、腹、下肢放射。③急性肺栓塞、气胸时常呈现剧烈的患侧胸痛。

（3）疼痛性质：胸痛的性质多种多样，程度不一，且胸痛的严重程度不一定与病变严重程度相一致。典型的心绞痛和心肌梗死表现为压榨样痛并伴有窒息感，非典型心绞痛表现为胀痛或消化不良等非特异性不适感。主动脉夹层为骤然发生的撕裂样胸背部剧烈疼痛。

（4）疼痛持续时间与影响因素：心绞痛一般持续 2～10min，休息或含服硝酸甘油后 3～5min 内缓解，常因劳累、饱餐、情绪激动而诱发。心肌梗死的疼痛持续时间常大于 30min，硝酸甘油不能有效缓解。肺、心包疾病导致的胸痛常随呼吸、咳嗽而加重。

（5）伴发症状：胸痛伴生命体征异常、面色苍白、大汗、颈静脉怒张、血压下降或休克时，多为致命性胸痛。胸痛伴呼吸困难、发绀、烦躁不安常提示呼吸系统疾病。胸痛伴周围动脉搏动消失，应考虑动脉夹层。胸痛伴恶心、呕吐可能为心源性或消化系统疾病。

3. 心理-社会状况　突然发生胸痛特别是剧烈胸痛伴有濒死感，病人会产生的焦虑、恐惧、绝望等心理反应。护士应了解家庭成员关系、经济状况以及家属对病人的关心、支持程度等，为心理护理做好准备。

4. 辅助检查

（1）血常规检查：有助于感染性疾病的诊断。

（2）心电图、心肌酶谱、肌钙蛋白、超声心动图检查：对诊断心肌缺血、心肌梗死、冠心病有价值。

（3）胸部 X 线检查：可诊断胸壁、胸内疾病及胸部外伤、肿瘤等。

（4）通气 – 血流扫描、D– 二聚体检测：对肺栓塞有诊断意义。

（5）CT、MRI 检查：有助于夹层动脉瘤的诊断。

（6）体液细胞及生化检查：对诊断肿瘤、结核病有帮助。

（二）主要护理诊断

1. 疼痛：胸痛　与心血管、肺部、胸壁等疾病有关。

2. 潜在并发症：心源性休克、心律失常、急性左心衰竭、失血性休克等。

三、紧急救治与护理

（一）紧急救治

1. 尽快送医　对不明原因胸痛病人应高度重视，都应尽快送往医院救治。

2. 生命体征监测　病人入急诊科后，应立即行心电图、呼吸、血压、氧饱和度等监测。应做 12 导联心电图检查，如未发现异常，应 1～2h 后重复检查。确定生命体征平稳后，再简要询问发病情况、既往病史，进行胸痛相关体格检查。

3. 吸氧，建立静脉通路　若病人氧饱和度 <94%，应给予鼻导管或面罩吸氧。立即建立静脉通路，确保用药途径通畅。

4. 辅助检查　多数胸痛病人应遵医嘱做胸部 X 线或 CT 检查，特别对疑为肺栓塞、主动脉夹层、张力性气胸、心脏压塞等可迅速致命的危急症有鉴别诊断价值。遵医嘱采取动脉血、静脉血标本紧急送检。

5. 对症紧急处理　若病人呼吸明显困难，表现为张力性气胸的症状和体征，应立即给予胸腔穿刺排气。对怀疑为心源性胸痛的病人，若生命体征平稳，可使用硝酸甘油来缓解疼痛，首次 0.5mg，舌下含服，3～5min 可重复。若病人无凝血功能障碍，无明确过敏史，可给予阿司匹林 150～300mg。如发生心搏骤停，立即进行 CPR 和除颤。对极高危缺血病人，做好紧急行冠状动脉造影的准备。

6. 明确诊断，镇静止痛　完善各项检查，尽早明确诊断，确诊前慎用镇痛药，以免掩盖病情。一旦明确诊断，立即采取止痛措施，使病人卧床保持安静休息，消除其紧张恐惧的情绪，可适当给予镇静药。

（二）一般护理

病人安置于安静环境，卧床休息，减少活动，若为心源性胸痛和主动脉夹层，则应绝对卧床休息。若无禁食，应清淡饮食，食用易消化食物，少食多餐，保持大便通畅。

（三）病情观察

密切监测心电、呼吸、血压和血氧饱和度，一旦生命体征发生变化，或出现呼吸困难、循环衰竭等症状，应立即报告医生，采取抢救措施，挽救病人生命。

（四）对症救护

1. 急性冠脉综合征（ACS）救护　包括：①绝对卧床休息，建立静脉通路、吸氧，进行心电、血压、呼吸和血氧饱和度监测，并做好电除颤和心肺复苏的准备。②遵医嘱应用镇痛药（吗啡）、硝酸甘油、β受体阻滞药及抗心律失常药等。③做好再灌注治疗包括溶栓治疗、介入治疗准备。

2. 主动脉夹层动脉瘤（AD）救护　包括：①绝对卧床休息，建立静脉通路、吸氧，进行心电、血压、心律、血氧饱和度和尿量等监测。②镇静、镇痛，常用吗啡、哌替啶。③控制血压，尽可能将血压控制在120/70mmHg，多采用静脉给药，如硝普钠、乌拉地尔等。④控制心率、降低心肌收缩力，常用β受体阻滞剂。⑤外科治疗包括人工血管置换术、支架植入等。⑥主动脉夹层极易发生夹层破裂而危及生命，应随时做好抢救准备。

3. 急性肺栓塞（pulmonary embolism，PE）救护　见本章第三节呼吸困难病人的救护。

4. 气胸救护　包括：①张力性气胸应迅速减除胸膜腔高压力，立即配合医生行第2肋间的胸腔穿刺排气或胸腔闭式引流，每次排气不宜超过1 000ml。②对大量血胸或血气胸者，亦应采取胸腔穿刺或闭式引流予以减压。③在胸腔闭式引流后，若持续有大量气体排出，病人呼吸困难不缓解，提示可能有严重的肺和支气管损伤，应做好手术探查修补裂口的准备。

（五）心理护理

胸痛病人突然发病、症状危重，病情及治疗选择的不确定性，加之急诊特殊流程和环境，均会引起病人及家属的紧张、恐惧、焦虑、烦躁，甚至产生绝望等负性情绪。因此，护士应重视对病人及家属的心理护理，关心体贴病人，抢救过程中适时安抚和鼓励病人，适当告知抢救措施，减轻病人恐惧感，取得家属配合，增强战胜疾病的信心。

（许奇伟）

第六节　急性腹痛病人的救护

急性腹痛是指发生在1周之内，由各种原因引起的腹腔内外脏器急性病变而表现在腹部的疼痛，是临床上常见的急症之一，涉及内科、外科、妇产科、儿科等诸多专科。急性腹痛具有发病急、变化多、进展快的特点。处理不及时，极易发生严重后果，甚至危及病人生命。

一、病因与发病机制

（一）病因

急性腹痛是一种常见急症，引起腹痛的病因很多，分为器质性和功能失调性两类。器质性病变包括急性炎症、梗死、扩张、扭转、破裂、出血、坏死等。功能失调性包括麻痹、痉挛、神经功能紊乱等。

（二）发病机制

1. 体性痛　近脏器的肠系膜、膈肌等均有脊髓性感觉神经,当病变累及其感觉神经时产生冲动,并上传至丘脑,再传至大脑而被感知,体性痛较剧烈,定位较准确,与体位有关,变换体位常可使疼痛加重。

2. 内脏痛　多由消化道管壁平滑肌突然痉挛或强力收缩,管壁或脏器突然扩张、急性梗阻、缺血等刺激自主神经的痛觉纤维传导所致,常为脏器本身的疼痛。

3. 牵涉痛　也称放射痛或感应性痛,是由某种病理情况致身体某一局部非病变部位疼痛,该部位与病变脏器的感觉常来自同一节段的神经纤维。

二、护理评估与诊断

（一）护理评估

接诊急性腹痛病人后,应首先评估病人总体情况,初步判断病情严重程度,以决定是否需要进行急救处理。待情况允许后再询问健康史和进行详细护理体检。

1. 健康史　询问病人的发病年龄、性别、职业、个人嗜好和生活习惯等;询问有无与疼痛相关的疾病史或诱因;对女性病人还应了解月经史、生产史。

2. 身体状况　急性腹痛的原因很多,不同疾病临床表现亦不相同,根据腹痛病因、病变性质,可归纳为7类。

（1）炎症性腹痛:此类腹痛以腹痛、发热、压痛或腹肌紧张为主要临床特征。疼痛多由轻渐重,剧痛呈持续性并进行性加重。炎症累及脏器浆膜或壁腹膜时,呈典型局限性或弥漫性腹膜刺激征。常见疾病包括急性阑尾炎、急性胆囊炎、急性胰腺炎、急性坏死性肠炎及急性盆腔炎等。

（2）脏器穿孔性腹痛:此类腹痛以突发的持续性疼痛、腹膜刺激征、气腹为主要临床特征。突然起病,呈剧烈刀割样痛、烧灼样痛,后呈持续性,范围迅速扩大。以胃、十二指肠穿孔为多见,伤寒穿孔好发于夏秋季,常有1~2周发热、头痛、腹泻病史。

（3）梗阻性腹痛:此类腹痛以阵发性腹痛、呕吐、腹胀、排泄障碍为主要临床特征。多突然发生,呈阵发性剧烈绞痛,当梗阻器官合并炎症或血运障碍时,则呈持续性腹痛,阵发性加重。常见疾病有肠梗阻、小肠扭转、乙状结肠扭转、嵌顿性腹股沟疝、胆结石、胆道蛔虫病、肾及输尿管结石等。

（4）出血性腹痛:此类腹痛以腹痛、隐性出血或显性出血、失血性休克为主要临床特征。发病较急,疼痛呈持续性,但没有炎症性或穿孔性腹痛剧烈。大量积血刺激导致急性腹膜炎,但腹膜刺激症状较轻,有急性失血、贫血表现。常见于异位妊娠破裂出血、胆道出血、肝癌的自发性破裂出血等。

（5）缺血性腹痛:此类腹痛以持续腹痛和随缺血坏死而出现的腹膜刺激征为主要临

床特征,见于肠系膜缺血性疾病,包括急性肠系膜上动脉闭塞、非闭塞性急性肠缺血、肠系膜上静脉血栓形成和慢性肠系膜血管闭塞缺血。症状重、体征轻是急性肠缺血的特点,不容忽视。发生肠坏死后,腹膜刺激征明显,伴有呕吐、腹泻、血便,可导致休克。

（6）损伤性腹痛:此类腹痛以外伤、腹痛、腹膜炎或内脏出血症候群为主要临床特征。有明确的外伤史与损伤部位疼痛及体征,诊断明确,但对腹部损伤应注意动态观察,应详细了解受伤史,分析是实质性脏器还是空腔脏器损伤,是单一脏器损伤还是多发损伤等具体损伤情况。

（7）功能紊乱性或其他疾病所致腹痛:此类腹痛的特点是腹痛无明确定位,呈间歇性、一过性或不规则性。体征轻,腹软,无固定压痛和反跳痛。病人有全身性疾病史或存在精神因素。排除引起腹痛常见疾病后,考虑全身疾病或罕见疾病引起的腹痛,如肠易激综合征、结肠肝（脾）曲综合征、慢性铅中毒、急性溶血、腹型紫癜、腹型癫痫、酮症酸中毒等。

3. 心理-社会状况　突然发生腹痛会使病人产生焦虑、恐惧等心理反应。护士应了解家庭成员组成、经济状况以及家属对病人的关心、支持程度等,为心理护理做好准备。

4. 辅助检查

（1）血、尿、粪的常规检查,有助于腹痛的病因诊断。

（2）腹腔穿刺、内镜检查、X 线、B 超、心电图及 CT 检查都有助于发现病因。

（二）主要护理诊断

1. 疼痛:腹痛　与脏器炎症、穿孔、梗阻、缺血、出血、损伤及功能紊乱等有关。

2. 潜在并发症:失血性休克、水电解质紊乱等。

三、紧急救治与护理

（一）紧急救治

首先应快速评估病人全身情况,关注病人是否属于危重情况,明确紧急处理措施,再对腹部情况进行判断。无论腹痛病因诊断是否明确,均应考虑有无急诊手术适应证。

1. 禁食禁水,必要时给予有效的胃肠减压。

2. 取半卧位,可缓解腹部肌紧张,减轻疼痛,有利于腹腔积液引流至盆腔,减少膈下积液感染可能性。若有呕吐,应头偏向一侧,以防发生误吸。

3. 对危重病人给予重症监测,监测呼吸功能、血气、肝肾功能等。

4. 迅速建立静脉通路,应用抗生素控制感染,维持水电解质及酸碱平衡。

5. 腹痛未明确诊断者要遵循"四禁"原则,即禁食、禁灌肠、禁止痛、禁用泻药。经积极治疗后,对腹痛不缓解、腹部体征不减轻、全身状况恶化的病人可行剖腹探查。

（二）一般护理

尽可能为病人提供舒适体位,一般状况良好或病情允许时宜取半卧位或斜坡卧位,注意更换体位,防止发生压疮。对于病情较轻且无禁忌证的腹痛病人,可给予少量流质或半流质饮食。病因未明或病情严重者必须禁食。

（三）病情观察

对急性腹痛特别是原因未明的急性腹痛病人,严密观察是极为重要的护理措施。观察的内容包括:意识状态及生命体征,腹痛的变化情况和胃肠功能状态,全身情况及重要脏器功能变化,腹腔积气、积液情况,是否有新的症状和体征出现。若有以下病情变化,说明病情危重:

1. 病人出现血压降低或休克、急性弥漫性腹膜炎,伴脉速(>130 次 /min)、高热(体温≥39℃),或体温不升、烦躁、冷汗等严重感染中毒症状。

2. 呕吐、腹泻,出现脱水征,尿量 <25ml/h 者,有明显体液、电解质紊乱或酸碱失衡者。

3. 黄疸伴高热病人,如胆道感染严重,容易发生感染性休克。

4. 腹部手术后近期出现急性腹痛,多与手术有关,如出血、吻合口漏、肠梗阻等,少数是腹腔内暴发性感染,手术后急性胰腺炎或血管栓塞导致器官梗死等,病情多严重且复杂。

（四）对症救护

1. 若腹痛病因明确,遵医嘱及时给予解痉镇痛药物,但使用止痛药物后应严密观察病情变化,病因未明时禁用镇痛药物。

2. 高热者给予物理降温或药物降温。

3. 对行胃肠减压病人,应注意保持引流通畅,观察与记录引流液的量、色和性状,及时更换减压器。对于预计较长时间不能进食者,遵医嘱应尽早给予肠外营养。

4. 对危重病人应在不影响诊疗的前提下尽早做好必要的术前准备,一旦治疗过程中出现手术指征,立即完善术前准备,送入手术室。

（五）心理护理

急性腹痛会给病人造成较大的恐惧,因此应注意与病人及家属沟通,做好病情解释、安慰工作,认真倾听病人主诉,减轻其焦虑,降低病人的不适感。

（许奇伟）

第七节　高血糖症与低血糖症的救护

 工作情景与任务

巴先生,32 岁。18 岁时因多食、多饮、多尿、血糖高诊断为糖尿病,长期口服二甲双胍和皮下注射胰岛素治疗。1 个月前自行停止注射胰岛素,最近 1 周来食欲明显减退、极度口渴、恶心、呕吐。就诊当天晨起四肢厥冷,呼吸加快,呼出气烂苹果味,由家人紧急送院急诊。初步诊断:糖尿病酮症酸中毒。

工作任务:

1. 请对巴先生进行护理评估。
2. 遵医嘱正确给予补液治疗和胰岛素治疗。
3. 对巴先生及家人进行糖尿病健康指导。

糖尿病(diabetes mellitus,DM)是一组由多病因引起的以慢性高血糖为特征的代谢性疾病,是由于胰岛素分泌减少或作用缺陷所引起。典型的症状为"三多一少",即多尿、多饮、多食及体重减轻。病情严重或应激时可发生急性严重代谢紊乱,如高血糖症(包括糖尿病酮症酸中毒、高渗性高血糖状态)、低血糖症等并发症,长期代谢紊乱可引起多系统及器官的功能减退及衰竭。

一、糖尿病酮症酸中毒

糖尿病酮症酸中毒(diabetic ketoacidosis,DKA)是由于体内胰岛素缺乏,升糖激素增多等多种原因共同作用的结果,引起糖和脂肪代谢紊乱,以严重脱水、高血糖、酮尿、水电解质紊乱和代谢性酸中毒为主要特征的临床综合征。DKA是糖尿病的急性并发症,也是内科常见的危象之一。

(一)病因与发病机制

1型糖尿病病人有自发DKA倾向,部分病人首发即可能为DKA(约占25%),DKA也是1型糖尿病病人死亡的主要原因之一。2型糖尿病发生DKA的诱因不明,可能的诱发因素见表6-4,其中最常见的诱因为感染。

表6-4 糖尿病酮症酸中毒诱发因素

诱因类别	诱发因素
药物使用不当	停用或减少胰岛素、降糖药物,大剂量使用糖皮质激素、拟交感药物(肾上腺素、去甲肾上腺素、生长激素、多巴胺等),过量使用利尿剂等
感染	呼吸道、泌尿道、消化道感染及脓毒症等
应激状态	创伤、手术、妊娠、急性心肌梗死、脑血管疾病、过度紧张、情绪激动等
饮食不当	暴饮暴食或进食大量含糖及脂肪食物,酗酒或过度限制碳水化合物摄入
其他	剧烈呕吐、腹泻、高热和/或高温环境时进水不足,消化道出血等

胰岛素活性的重度或绝对缺乏和升糖激素(如胰高血糖素、儿茶酚胺类,皮质醇和生长激素)过多,导致糖、脂肪、蛋白质三大营养物质代谢紊乱,血糖升高,脂肪分解加速,大

量脂肪酸在肝脏组织经氧化产生大量酮体（乙酰乙酸、β-羟丁酸和丙酮）。当酮体超过机体的氧化能力时，血中酮体升高并从尿中排出，形成糖尿病酮症。乙酰乙酸、β-羟丁酸为较强有机酸，大量消耗体内储备碱，当代谢紊乱进一步加剧，超过机体酸碱平衡的调节能力时，即发生代谢性酸中毒，严重时出现意识障碍。

（二）护理评估与诊断

1. 护理评估

（1）健康史：了解有无糖尿病病史及糖尿病分型，了解病人有无糖尿病家族史。糖尿病发病隐匿，有的病人可能不清楚是否患有糖尿病，应注意询问近期有无诱发因素存在。

（2）身体状况：原有糖尿病"三多一少"症状加重，出现烦渴、尿量增多、疲倦、乏力。早期可有头痛、头晕、精神萎靡、食欲不佳、恶心、呕吐等症状。部分不典型病人可出现广泛腹痛，易被误诊为急腹症。由于严重失水，皮肤干燥且弹性差、眼眶下陷、脉搏细速，进一步加重可出现循环衰竭，表现为尿量减少、心率加快、四肢发冷、血压下降，甚至休克。严重者因脑细胞脱水，病人出现不同程度的意识障碍，甚至昏迷，各种反射迟钝或消失。因酸中毒出现库斯莫尔呼吸，呼气有烂苹果味。

（3）心理-社会状况：护士要了解病人对自身糖尿病认识程度和情绪状态，收集病人社会关系、经济状况、对现实生活的满意度等方面的资料，了解病人工作学习形态、休闲活动方式、饮食习惯。

（4）辅助检查：①尿糖、尿酮体均呈阳性或强阳性，可有蛋白尿及管型尿。②血糖明显升高，多数为 16.7～33.3mmol/L，超过 33.3mmol/L 时常伴有高渗状态或肾功能障碍。③血酮体定量检查多在 4.8mmol/L 以上。④酸中毒失代偿后动脉血 pH 下降（6.9～7.2），CO_2CP 降低。

2. 主要护理诊断

（1）营养失调：高于机体需要量　与胰岛素不足致血糖过高有关。

（2）体液不足　与糖尿病多尿导致严重失水有关。

（3）知识缺乏　与缺乏糖尿病健康生活知识有关。

（4）潜在并发症：水电解质紊乱、酸碱平衡失调。

（三）紧急救治与护理

1. 紧急救治　一旦确诊，应立即紧急救治。救治原则是：改善循环血容量和组织灌注；给予胰岛素治疗，控制血糖和血浆渗透压至正常水平；平稳清除血、尿中酮体；纠正水电解质及酸碱平衡紊乱；消除诱因，防治并发症。具体紧急救治措施如下：

（1）保持呼吸道通畅，防止误吸，必要时建立人工气道。如有低氧血症伴呼吸困难，给予吸氧 3～6L/min。

（2）建立静脉通路，立即开放 2 条以上静脉通道补液。

（3）立即送检血尿常规，采取动脉血标本行血气分析，查血糖、血酮体、电解质、肾功能、血浆渗透压等。

（4）行重症监护，监测生命体征和器官功能，严密观察病情变化。

（5）对低血容量性休克病人，应进行中心静脉压监测，根据病情采取插胃管、留置尿管等措施。对频繁呕吐者，应防止误吸。

2. 补液　尽快补液是抢救DKA的首要措施。补液治疗不仅能纠正失水，快速恢复肾灌注，还有利于降低血糖、排出酮体，有效的补液还可增加机体对胰岛素的敏感性，有助于纠正酸中毒。

（1）补液原则：先快后慢，适时补钾。

（2）液体选择：等渗氯化钠或林格液。

（3）补液量和速度：①DKA失水量可超过体重的10%，可根据病人体重和失水程度来估算。②如病人无心衰，最初1~2h内补液量1~2L，以尽快补充血容量，改善周围循环和肾功能。以后每1~2h补液量0.5~1L，根据周围循环情况、血压、心率、尿量、神志及心血管状态等调整补液量和速度。对于老年病人及有心肾疾病病人，必要时监测中心静脉压。③第一个24h输液量总量一般为4~5L，严重失水者可达6~8L。若治疗前已有低血压或休克，快速输液不能有效升高血压，应按医嘱输入胶体溶液并采取其他抗休克措施。

（4）补液途径：以静脉为主，胃肠道补液为辅，鼓励清醒病人多饮水，昏迷病人可通过胃管补液，但不宜用于有呕吐、胃肠胀气或上消化道出血者。

3. 胰岛素治疗

（1）采用小剂量[0.1U/（kg·h）]短效胰岛素治疗即能控制DKA，防止大剂量使用发生低血糖、低血钾、脑水肿等并发症。

（2）通常将胰岛素加入生理盐水中持续静脉滴注，应使用单独静脉通道滴注，方便准确计算胰岛素用量。

（3）当血糖降至13.9mmol/L时，可遵医嘱开始输入5%葡萄糖，按比例加入短效胰岛素，此时仍需每4~6h复查血糖、调节输液中胰岛素比例。

（4）当血糖维持在11.1mmol/L左右，尿酮体消失时，可根据其血糖、进食情况等调节胰岛素剂量或改为每4~6h皮下注射1次胰岛素，使血糖水平稳定在较安全的范围内。病情稳定后过渡到胰岛素常规皮下注射。

4. 纠正酸中毒及电解质紊乱　轻、中度酸中毒经胰岛素治疗及充分补液后即可纠正，无须补碱，当pH<7.1或HCO_3^-<5mmol/L时，给予$NaHCO_3$静脉滴注，补碱速度不宜过多过快，注意监测血钾水平，根据具体情况调节补钾量及速度。

5. 一般护理　及时采取血、尿标本，监测电解质、血气分析，监测尿糖、尿酮体等。加强基础护理。对于昏迷病人，应勤翻身，做好口腔和会阴护理，防止压疮和继发性感染。积极处理诱因，遵医嘱应用抗生素预防感染。

6. 严密观察病情　在抢救病人的过程中需注意治疗措施之间的协调，重视病情观察，防治并发症，尤其是脑水肿和肾衰竭等，以维持重要脏器功能。

7. 心理护理　酮症酸中毒的突然发生,常为病人及家属不可预料的结果,会给病人及家庭造成较大的焦虑与恐惧,因此,应注意与病人及家属沟通,做好病情解释和安慰工作,恰当告知病人及家属病情实际情况,减轻其焦虑,配合治疗。

二、高渗性高血糖状态

高渗性高血糖状态(hyperosmolar hyperglycemic state,HHS)是糖尿病急性代谢紊乱的另一并发症,临床以严重高血糖、血浆高渗、严重脱水和不同程度的意识障碍为特点。与酮症酸中毒的区别在于无明显酮症酸中毒。多见于老年 2 型糖尿病病人,约半数以上病人发病前未能诊断为糖尿病。

（一）病因与发病机制

HHS 最初表现常被忽视,诱因为引起血糖增高和脱水的因素:急性感染、外伤、手术、脑血管意外、水摄入不足或失水、透析治疗、静脉高营养疗法以及使用糖皮质激素、免疫抑制剂、利尿药、甘露醇等药物,有时在病程早期因未确诊糖尿病而输入大量葡萄糖或因口渴而摄入大量含糖饮料而诱发本病。

HHS 的发病机制复杂,未完全阐明。各种诱因下升糖激素分泌增加,进一步抑制胰岛素分泌,加重胰岛素抵抗,糖代谢紊乱加重。血糖升高导致渗透性利尿,大量失水,血容量减少,血液浓缩,渗透压升高,导致细胞内脱水和电解质紊乱。脑细胞脱水和损害导致脑细胞功能减退,引起意识障碍甚至昏迷。

（二）护理评估与诊断

1. 健康史　评估有无糖尿病病史及诱发 HHS 的诱因,如应激、摄水不足、失水过多、高糖摄入等。对于昏迷的老年人,脱水伴有尿糖或高血糖,特别是有糖尿病史并使用过利尿药、糖皮质激素、苯妥英钠或普萘洛尔者,应高度警惕发生高渗性高血糖症的可能。

2. 身体状况　主要表现为严重脱水、血液高渗、血容量不足和神经系统异常。本病起病隐匿,多有前驱症状,如多饮多尿、倦怠无力、反应迟钝、表情淡漠等。随病程进展,出现严重的脱水症状和体征,皮肤干燥和弹性减退、眼球凹陷、唇舌干裂、脉搏快而弱、卧位时颈静脉充盈不良、立位时血压下降等。神经系统表现因失水程度而不同,一过性偏瘫、脑卒中和癫痫样发作较常见,且可能为首发症状,易误诊,也可有幻觉、眼球震颤、肌阵挛以及意识障碍甚至昏迷等。

3. 心理-社会状况　了解病人对自身糖尿病认识程度和情绪状态,收集病人社会关系、经济状况、对现实生活的满意度等方面的资料,了解病人工作形态、饮食习惯等生活方式。

4. 辅助检查　血糖达到或超过 33.3mmol/L,尿糖强阳性,尿酮体阴性或弱阳性,血浆渗透压达到或超过 340mmol/L。

5. 主要护理诊断

（1）营养失调:高于机体需要量　与胰岛素不足致血糖过高有关。

（2）体液不足　与糖尿病多尿导致严重失水有关。

（3）知识缺乏:缺少糖尿病健康生活知识。

（4）潜在并发症:水电解质紊乱。

（三）紧急救治与护理

1. 紧急救治　HHS 死亡率高达 40%,明确诊断后需给予紧急处理,原则为尽快补液以恢复血容量、纠正失水状态及高渗状态;降低血糖及代谢紊乱;消除诱因,防治并发症。

（1）立即将病人安置于急诊重症监护病房,行生命体征监护和器官功能监护。

（2）给予吸氧,同时建立 2~3 条静脉通路,以备补液。

（3）立即行血常规、尿常规、血糖、电解质、肾功能、血浆渗透压、血气分析等检查。

2. 补液(液体复苏)　HHS 失水比 DKA 更严重,最好在中心静脉压(CVP)监测下进行补液。目前多主张先静脉输注等渗盐水,以便较快扩张微循环而补充血容量,迅速纠正低血压。若血容量恢复,血压上升,渗透压和血钠仍不下降时,应按医嘱改用低渗氯化钠溶液(0.45% 氯化钠)。若病人出现休克或收缩压持续 <80mmHg,则应在补液基础上间断补充胶体溶液。补液的速度宜先快后慢,最初 12h 补液量为失液总量的 1/2,其余在 24~36h 内补入并加上当天的尿量。视病情可给予经胃肠道补液。

3. 胰岛素的应用　宜应用小剂量短效胰岛素。大剂量胰岛素因使血糖降低过快而易产生低血糖、低血钾和促发脑水肿,故不宜使用。胰岛素的用法、注意事项与 DKA 治疗相似。

4. 纠正电解质紊乱　低钠可补充氯化钠溶液,钾的补充与 DKA 相同,如肾功能正常,在补液和胰岛素使用 2h 后,若血钾 <4.0mmol/L,即应开始补钾。

5. 一般护理　病人绝对卧床休息,注意保暖。昏迷者应保持气道通畅,防止压疮和继发性感染。

6. 病情观察　所有 HHS 昏迷病人均为危重病人,均应严密监测生命体征和各脏器功能。病人有下述表现提示预后不良:①昏迷持续 48h 还未恢复者。②血浆高渗状态于 48h 内未能纠正者。③昏迷伴癫痫样抽搐和病理反射阳性者。④血肌酐、尿素氮持续增高者。⑤合并革兰氏阴性菌感染者。⑥出现横纹肌溶解或肌酸激酶升高者。

7. 心理护理　HHS 的突然发生、病情危重、死亡率高,会给病人及家庭造成较大的焦虑与恐惧,护士应注意与病人及家属沟通,做好病情通告及安慰工作,减轻焦虑,配合治疗。

三、低血糖症

低血糖症是指血中葡萄糖浓度明显降低(<2.8mmol/L),临床上出现以交感神经兴奋和脑细胞糖缺乏为主要特点的综合征。早期及时补充葡萄糖可使之迅速缓解。晚期将出现不可逆的脑损伤甚至死亡。糖尿病病人在药物治疗过程中,若血糖水平≤3.9mmol/L,

即属于低血糖范畴。

（一）病因与发病机制

低血糖病因很多，临床上常分为：①空腹低血糖，见于内分泌异常（如胰岛细胞瘤、垂体前叶功能减退、艾迪生病等）、严重肝病（如重症肝炎、肝硬化、肝癌晚期等）、代谢性酶缺陷（糖原沉着症、丙酮酸羧化酶缺乏症等）、营养物不足（婴儿酮症低血糖、严重营养不良等）。②药物性低血糖，见于应用胰岛素或磺脲类降血糖药过量、服用水杨酸、磺胺类药物等。③餐后低血糖，见于早期糖尿病、特发性低血糖、胃大部切除、胃空肠吻合等。

人体正常情况下，通过神经－体液调节机制来维持血糖的稳定，保证脑细胞的供能。而脑细胞所需能量几乎全部来自葡萄糖，脑细胞本身没有糖原储备。当血糖降低至 $2.8\sim3.0mmol/L$ 时，体内胰岛素分泌减少，升血糖激素如肾上腺素、皮质醇、胰高血糖素分泌增多，肝糖增加，糖利用减少，交感神经兴奋，进而大脑皮质由于能量供应不足而出现功能抑制。

（二）护理评估与诊断

1. 健康史　询问有无糖尿病病史及诱发低血糖的病因，如低血糖发生前的饮食、用药情况（如胰岛素及其他降糖药物），了解低血糖发生后的神志、精神状况、诊疗过程，了解病人的既往病史特别是肝病史等。

2. 身体状况　低血糖症一般呈发作性，发作时间及频率因病因而异，其主要表现有：

（1）交感神经过度兴奋症状：心悸、软弱、饥饿、焦虑、紧张、脸色苍白、心动过速、冷汗及手足震颤等。

（2）中枢神经系统症状：表现为精神不集中、大汗、头痛、头晕、视物不清、精细动作障碍、行为异常和嗜睡，严重者可出现癫痫发作、意识障碍甚至昏迷。逐渐发生的低血糖症，交感神经过度兴奋症状多被掩盖，以中枢神经症状为主要表现。

（3）特殊表现：①未察觉低血糖综合征，是 1 型糖尿病中较为危险的并发症，无交感神经症状，迅速出现惊厥或昏迷，易误诊而死亡。②低高血糖现象，常见于 1 型糖尿病治疗过程中，胰岛素过量使用导致未被识别的低血糖发作，通常发生于晨间睡眠时，醒后因升血糖激素作用又出现高血糖，易被误作为增加胰岛素用量的依据，而导致严重低血糖症，甚至昏迷。③低血糖后昏迷，血糖浓度恢复正常且维持 30min 以上，病人神志仍未清醒，此类病人可能存在脑水肿。

3. 心理－社会状况　护士应关注病人心理变化，注意与病人及家属沟通，做好病情通告及安慰工作，减轻焦虑，配合治疗。

4. 辅助检查　血糖测定低于 2.8mmol/L。

5. 主要护理诊断

（1）营养失调：低于机体需要量　与胰岛素过量使用及胰高糖激素分泌增多等有关。

（2）意识障碍　与血糖过低、脑细胞缺少能量供给等有关。

（3）知识缺乏　与缺少糖尿病等疾病防治知识有关。

（三）紧急救治与护理

1. 紧急救治

（1）血糖测定：对凡怀疑低血糖的病人，应立即做血糖测定，并在治疗过程中动态观察血糖水平，评估治疗效果。密切观察病人生命体征及神志变化，观察并记录24h出入量。

（2）补充葡萄糖：对意识清楚者，可喂糖水或含糖饮料或进食糖果、饼干、面包等；如病人昏迷或抽搐，除需按昏迷或抽搐常规护理外，立即静脉注射50%葡萄糖50ml，然后继续用5%～10%葡萄糖静脉滴注，视病情调整滴速和输入液量，大多数病人可迅速清醒。

（3）应用胰高血糖素：适用于不能迅速建立静脉通路的病人，可选择1～2mg肌内注射或1mg静脉滴注。

（4）至少2h检测血糖一次。

2. 对症护理　对意识障碍病人，按昏迷常规护理；抽搐者除补充葡萄糖外，按医嘱可酌情使用镇静药，注意防止外伤；低血糖后昏迷病人可能存在脑水肿，应在维持血浆葡萄糖正常浓度的同时行甘露醇脱水治疗，或静脉注射地塞米松，或两者联合使用。

3. 病情观察　严密监测生命体征、神志变化、心电图、尿量等，定时监测血糖。意识恢复后仍要监测血糖至少24～48h。注意低血糖症诱发的心、脑血管意外，注意观察是否有出汗、嗜睡、意识模糊等再度低血糖状态。

4. 健康指导　低血糖症纠正后，适时对病人及家属进行糖尿病健康教育，指导糖尿病病人合理饮食、进餐和自我检测血糖方法，让病人知晓在胰岛素和口服降糖药治疗过程中，如何预防低血糖发生和识别低血糖症，指导病人携带糖尿病急救卡。对于儿童或老年病人的家属也要进行相关的培训，教会病人及亲属识别低血糖早期表现和自救方法。

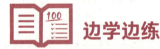 **边学边练**

实训九　急症病人的紧急救护

本章小结　　本章主要介绍了临床常见急症，如脑卒中、癫痫、呼吸困难、大咯血、急性胸痛、急性腹痛、高血糖症及低血糖症的救治和护理。这些临床症状看似简单，实则病因复杂，病情多变，需给予紧急处理。本章学习重点是：临床常见急症的病情评估与判断、救治与护理。本章学习难点是：学生掌握相关内容，并能在急诊工作中细思明辨、争分夺秒地对病人开展救治工作，同时通过对急重症病人的急救过程学习，培养学生良好的职业道德和急诊观念。

（许奇伟　刘鸿业）

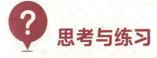

思考与练习

1. 脑梗死与脑出血的鉴别要点有哪些?
2. 如何紧急处理癫痫持续状态?
3. 大咯血病人的紧急救护措施有哪些?

第七章 | 急性中毒病人的救护

07章 数字资源

第一节 概　　述

凡对机体产生毒害作用的外来物质统称为毒物。毒物进入人体并在效应部位积累到一定量,造成组织器官的结构破坏和功能损害称为中毒。常见毒物有农药、药物、工业性毒物、有毒动植物等。短时间内大量毒物或剧毒物进入人体,迅速引起组织器官器质性或功能性损害,称为急性中毒。急性中毒发病急骤、症状严重、变化迅速,常危及生命。长时间接触并吸收少量毒物引起的中毒称为慢性中毒,特点是发病隐匿、不易发现。本章主要介绍急性中毒。

一、病因与发病机制

(一)病因

1. 生活性中毒　见于用药过量、误食或意外接触有毒物质、自杀或谋害等情况。
2. 职业性中毒　在生产、运输、保管、使用等工作过程中,如不注意劳动保护,不遵守安全防护制度,与某些有毒的原料、敷料、中间产物或成品密切接触可发生中毒。

（二）毒物的体内过程

1. 吸收　毒物主要经呼吸道、消化道、皮肤黏膜等途径进入人体。气态、烟雾态或气溶胶态的毒物大多经呼吸道进入人体，是毒物进入人体最简捷、最迅速、毒性作用发挥最快的一种途径。毒物经消化道吸收是生活性中毒的常见途径，很多毒物如农药、酒精、镇静安眠药、强酸强碱等可经此途径进入人体。皮肤是人体的保护屏障，一般经皮肤吸收的毒物较少，但有机磷、苯类等脂溶性毒物可经皮肤或黏膜进入体内引起中毒。

2. 代谢　毒物吸收后进入血液，分布于全身，主要在肝脏通过氧化、还原、水解、结合等反应进行代谢。大多数毒物经代谢后毒性降低，但也有少数毒物在代谢后毒性反而增强，如对硫磷氧化成对氧磷，其毒性比原毒物增加约 300 倍。

3. 排泄　肾脏是排泄毒物及其代谢产物最有效、最重要的途径。口服化学毒物未被吸收的可随呕吐物和粪便排出。一些挥发性毒物可经呼吸道排出。少数毒物可经乳汁、皮肤汗腺及唾液腺排出。

（三）中毒机制

1. 局部刺激和腐蚀　强酸、强碱等可吸收组织水分，并与蛋白质或脂肪结合，引起局部刺激、腐蚀、坏死，造成严重的局部组织破坏。

2. 缺氧　窒息性毒物如一氧化碳、硫化氢、氰化物等可阻碍氧的吸收、转运和利用。刺激性气体（如氯气）可引起肺炎或肺水肿，影响肺泡内气体交换而引起缺氧。

3. 麻醉作用　部分强亲脂性毒物如有机溶剂、吸入性麻醉剂等可通过血－脑脊液屏障，进入脑内，抑制脑组织的功能。

4. 抑制酶的活力　很多毒物可通过其本身或代谢产物抑制酶的活力，通过破坏细胞内酶系统引起中毒。如有机磷杀虫药可抑制胆碱酯酶活力、氰化物可抑制细胞色素氧化酶活力、重金属可抑制含巯基的酶的活力。

5. 干扰细胞膜和细胞器的生理功能　如四氯化碳在体内经代谢产生自由基使肝细胞膜中的脂肪酸发生过氧化，从而导致线粒体、内质网变性、肝细胞死亡。

6. 受体竞争　如阿托品可阻断胆碱能受体。

二、病情评估

（一）询问病史

重点询问职业史和中毒史。了解毒物进入体内的时间及途径、毒物的种类及剂量、中毒症状及出现时间。了解院前急救处置情况。

（二）症状与体征评估

不同毒物引起急性中毒的表现各不相同，护理评估时首先应评估生命体征，然后再重点检查皮肤黏膜、眼部、呼吸系统、循环系统、消化系统、泌尿系统、血液系统、神经系统出现的变化。

（三）辅助检查

1. 毒物检测　收集剩余毒物或可能含毒的标本，如呕吐物、血液、大小便等，及时送检进行毒物鉴定。

2. 血液检查　血常规检查、血生化检查、凝血功能检查、异常血红蛋白监测、酶学检查、动脉血气分析等。

3. 尿液检查　尿色及尿液成分检查等。

三、救 护 原 则

1. 尽快脱离中毒现场，终止与毒物的继续接触。
2. 快速检查并稳定生命体征。
3. 迅速清除未被吸收的毒物。
4. 排出已经吸收进入体内的毒物。
5. 尽早使用特效解毒药。
6. 对症支持治疗与护理。

四、紧急救护措施

急性中毒发病急骤、病情凶险，医护人员应团结协作，按照急性中毒病人紧急救护原则，争分夺秒抢救病人。若病人已出现心脏呼吸骤停，应立即进行心肺复苏。

（一）立即终止与毒物接触

1. 吸入性中毒　应迅速将病人转移到室外通气良好、空气新鲜处，及时清除呼吸道分泌物，保持气道通畅，尽早吸氧，注意保暖。

2. 接触性中毒　应立即脱去污染的衣物，用大量清水冲洗毒物接触的皮肤、黏膜，彻底清洗毛发、眼、指甲、会阴部和皮肤皱褶处，局部一般不用化学拮抗药。切忌用热水冲洗。皮肤接触腐蚀性毒物时，冲洗时间应达到15～30min。特殊毒物可选用相应的中和剂或解毒剂冲洗（表7-1）。

表7-1　特殊毒物清洗液及其适应证

特殊毒物清洗液	适应毒物
10%酒精	苯酚、苯胺、硝基苯、溴苯、二硫化碳
5%碳酸氢钠或肥皂液	酸性毒物（有机磷、甲醛、汽油、溴化烷等）
2%醋酸或3%硼酸	碱性毒物（氨水、氢氧化钠、碳酸钠等）
1%碳酸氢钠	磷化锌或黄磷

（二）清除尚未吸收的毒物

此项措施对口服中毒者尤为重要。毒物清除越早、越彻底，病情改善越明显，预后越好。

1. 催吐　适用于神志清楚并能配合的病人。

（1）物理催吐：让病人取左侧卧位，头略低，饮温水 300~500ml，用手或压舌板刺激咽后壁、舌根而诱发呕吐，可反复使用，直至胃内容物完全呕出为止。此法简单易行，奏效迅速，并可在任何环境下立即施行。

（2）药物催吐：吐根糖浆 15~20ml 加入 200ml 水中分次口服。

以下病人不宜使用催吐法：昏迷、惊厥、吞服强酸强碱等腐蚀性毒物、食管静脉曲张、主动脉瘤、消化性溃疡、体弱、妊娠、高血压、冠心病、休克病人。

2. 洗胃　应尽早进行，服毒后 6h 内洗胃效果最好。但如摄入毒物量较大、毒物为脂溶性不易吸收或固体颗粒、有肠衣的药片，即使超过 6h，由于部分毒物仍残留于胃内，仍有洗胃的必要性。

对不明原因的中毒一般使用清水洗胃，如已知毒物种类，则应选择特殊洗胃液（表 7-2）。一次洗胃液体总量至少 2~5L，有时可达 6~8L。洗胃结束拔除胃管时，应先夹闭胃管尾部，以防拔管过程中管内液体反流进入气管引起误吸。有机磷杀虫药中毒时，导致胃肠功能紊乱，肠道中毒物可能因肠道逆蠕动而进入胃内，可在拔除洗胃管后留置普通胃管反复洗胃。

对吞服强酸强碱等腐蚀性毒物病人，洗胃可引起消化道穿孔，一般不宜采用。对昏迷、惊厥病人，洗胃时应注意呼吸道保护，避免发生误吸。

表 7-2　洗胃液选择及注意事项

洗胃液	适用毒物	注意事项
清水或生理盐水	砷、硝酸银、溴化物、不明原因中毒	儿童用生理盐水
1:5 000 高锰酸钾	镇静催眠药、有机磷、氰化物、阿片类、生物碱、砷化物等	对硫磷中毒禁用
2%碳酸氢钠	有机磷杀虫药、苯、铊、汞等	敌百虫及强酸中毒禁用
0.3%过氧化氢	阿片类、氰化物、高锰酸钾	
1%~3%鞣酸	吗啡类、洋地黄、阿托品、颠茄、莨菪、草酸、乌头、毒蕈、藜芦	
10%氢氧化镁悬液	阿司匹林、草酸、硝酸、盐酸、硫酸	
5%~10%硫代硫酸钠	氯化物、丙烯腈、碘、汞、铬、砷	
10%活性炭悬浮液	河豚毒、生物碱及其他多种毒物	
液体石蜡	汽油、煤油、甲醇等	

洗胃液	适用毒物	注意事项
鸡蛋清、牛奶	腐蚀性毒物、硫酸铜、铬酸盐	再用清水洗胃
3%～5% 醋酸、食醋	氢氧化钠、氢氧化钾等	

3. 导泻　洗胃后可由胃管灌入泻药,以清除肠道内的毒物。导泻常用盐类泻药,如硫酸钠或硫酸镁15g溶入水中,口服或经胃管注入。一般不用油类泻药,以免促进脂溶性毒物的吸收。对于严重脱水、口服强腐蚀性毒物者,禁止导泻。由于过多镁离子可抑制中枢神经系统,故硫酸镁禁用于肾功能不全、呼吸抑制、昏迷及磷化锌或有机磷中毒晚期者。

4. 全肠道灌洗　是一种快速清除肠道毒物的新方法,适用于口服中毒超过6h以上、导泻无效者。使用高分子聚乙二醇等渗电解质溶液连续灌洗,速度为 2L/h,可在 4～6h 内清空肠道,因效果显著已逐渐取代肥皂水连续灌肠。

(三)促进已吸收毒物的排出

1. 促进毒物经肾脏排泄

(1)强化利尿:如无脑水肿、肺水肿和肾功能不全等情况,可大剂量快速静脉滴注葡萄糖或其他晶体溶液(速度以 200～400ml/h 为宜),然后静脉注射强效利尿药如呋塞米,促进苯巴比妥、水杨酸类、苯丙胺等毒物排出。

(2)碱化尿液:改变尿液的pH可促进毒物排出,静脉滴注5%碳酸氢钠使尿pH达8.0可碱化尿液,促进弱酸性毒物(如苯巴比妥、水杨酸类)离子化,减少肾小管的吸收而加速其排泄。

(3)酸化尿液:输注维生素C或氯化铵使尿 pH<5.0,可使碱性毒物酸化,有利于排出。

2. 供氧　高压氧疗已广泛用于急性中毒的治疗,是一氧化碳中毒的特效疗法,吸氧可促进碳氧血红蛋白解离,加速一氧化碳排出,减少迟发性脑病的发生。

3. 血液净化

(1)血液透析:用于清除血液中分子量较小、水溶性强、蛋白结合率低的毒物,如苯巴比妥、水杨酸类、甲醇、茶碱等。对于氯酸钾或重铬酸盐中毒引起的急性肾衰,应首选血液透析。血液透析应尽早采用,一般在中毒12h内效果最好。

(2)血液灌流:对水溶性和脂溶性毒物均有清除作用,如镇静催眠药、解热镇痛药、洋地黄、有机磷杀虫药、百草枯、毒鼠强等,血液灌流是目前最常用的急性中毒抢救措施。但应注意,血液中的正常成分在灌流时也能被吸附而排出,故灌流时需认真监护并进行必要的补充。

(3)血浆置换:用于清除蛋白质结合率高、分布容积小的大分子毒物,如生物毒蛇毒、毒蕈及砷化氢等溶血性毒物中毒,还可清除肝功能衰竭所产生的大量内源性毒素,补充血中有益成分,如有活性的胆碱酯酶。

（四）特效解毒药的应用

1. 金属中毒解毒药　多为螯合剂。

（1）依地酸钙钠：最常用，可与多种金属形成稳定、可溶的金属螯合物而排出体外，用于铅中毒。

（2）二巯丙醇：可与某些金属结合形成无毒、难解离但可溶的金属螯合物随尿排出体外，还可夺取已与酶结合的重金属而使该酶恢复活性，用于砷、汞、铜、铅、锑中毒。

2. 高铁血红蛋白血症解毒药　小剂量亚甲蓝（1～2mg/kg）可使高铁血红蛋白还原为正常血红蛋白，用于亚硝酸盐、苯胺、硝基苯等中毒。

3. 氰化物中毒解毒药　多采用亚硝酸盐-硫代硫酸钠疗法。病人中毒后立即给予亚硝酸盐，使血红蛋白氧化而产生高铁血红蛋白，后者与氰化物结合形成氰化高铁血红蛋白。再给予硫代硫酸钠，氰离子与硫代硫酸钠结合形成毒性低的硫氰酸盐而排出体外。

4. 有机磷杀虫药中毒解毒药　如阿托品、碘解磷定、氯解磷定等。

5. 中枢神经抑制剂中毒解毒药　纳洛酮为阿片类麻醉药的解毒药，可特异地拮抗麻醉药引起的呼吸抑制。氟马西尼为苯二氮䓬类中毒的拮抗药。

（五）对症救护

很多急性中毒并无特效解毒剂或解毒疗法，故对症治疗十分重要，其目的在于保护机体重要脏器并使其恢复功能。具体措施包括：①卧床休息，保暖，严密观察病人的生命体征和神志。②保持呼吸道通畅，充分供氧。对昏迷病人应维持呼吸和循环功能，定时翻身以免发生坠积性肺炎或压疮。③输液或鼻饲以维持机体营养。④严重中毒者出现昏迷、肺炎、肺水肿以及循环、呼吸和肾衰竭时，应积极采取相应的抢救措施。⑤对心脏呼吸骤停者应立即给予心肺复苏。⑥对惊厥者应注意保护病人免受损伤并应用抗惊厥药。⑦对脑水肿病人应及时行脱水疗法。

（徐培聪）

第二节　常见急性中毒病人的救护

工作情景与任务

刘女士，50岁。1h前因误服敌敌畏，出现恶心、呕吐、腹痛、多汗，意识模糊不清，急诊入院。查体：体温37.5℃，脉搏51次/min，呼吸20次/min，呼出气有大蒜味，血压115/85mmHg。深昏迷；双侧瞳孔等大等圆，直径约1.0mm，对光反射消失，双侧球结膜水肿；双肺呼吸音粗，可闻及湿啰音；双腋下皮肤有较多汗液。急查胆碱酯酶活力为45%。诊断：急性有机磷杀虫药中毒。

工作任务：

1. 请你对刘女士进行护理评估。

2. 对刘女士实施紧急救护措施，快速清除进入体内的毒物。

3. 正确遵医嘱静脉注射阿托品，并判断阿托品化表现。

一、有机磷杀虫药中毒病人的救护

有机磷杀虫药多呈油状或结晶状，稍有挥发性，有蒜味。除敌百虫外，多难溶于水，不易溶于有机溶剂，在碱性条件下易被分解。其对人、畜、家禽均有毒性，主要在于抑制胆碱酯酶活性使乙酰胆碱蓄积，导致胆碱能神经先兴奋后抑制，出现一系列毒蕈碱样、烟碱样和中枢神经系统症状，严重者可因昏迷和呼吸衰竭而死亡。

（一）中毒原因

1. 生活性中毒　自服有机磷杀虫药或误食被污染的食物或毒杀的动物，经胃肠道吸收中毒，也可见于用杀虫药杀灭蚊虫、治疗皮肤病或内服驱虫时引起的中毒。

2. 职业性中毒　生产、包装、保管过程中防护不当，或生产设备密闭不严导致污染皮肤或吸入呼吸道。或进入刚喷药的农田工作，由皮肤及呼吸道吸入中毒。

（二）毒物分类

按大鼠急性经口进入体内的半数致死量（LD_{50}）分为：

1. 剧毒类　$LD_{50} < 10mg/kg$，如甲拌磷、内吸磷、对硫磷等。

2. 高毒类　LD_{50} $10 \sim 100mg/kg$，如甲基对硫磷、氧乐果、敌敌畏等。

3. 中度毒类　LD_{50} $100 \sim 1\ 000mg/kg$，如乐果、碘依可酯、敌百虫等。

4. 低毒类　LD_{50} $1\ 000 \sim 5\ 000mg/kg$，如马拉硫磷、辛硫磷等。

（三）毒物的吸收和代谢

有机磷杀虫药主要经胃肠道、呼吸道、皮肤和黏膜吸收，迅速分布在全身各器官，在肝中分布最高，其次为肾、肺、脾等，肌肉和脑最低。毒物主要在肝内代谢，经氧化、水解后毒性降低。毒物吸收入血后 $6 \sim 12h$ 浓度达高峰，24h 通过肾脏由尿排出，48h 后全部排出体外。

（四）中毒机制

有机磷杀虫药进入人体后与乙酰胆碱酯酶的酯解部位结合，形成磷酰化胆碱酯酶，后者无分解乙酰胆碱的能力且较为稳定，从而使乙酰胆碱积聚，导致胆碱能神经先兴奋后抑制，中毒严重者甚至昏迷死亡。

（五）护理评估

1. 健康史　有口服或喷洒有机磷杀虫药等接触史；应详细了解杀虫药的种类、剂量、中毒时间、中毒经过和侵入途径。

2. 身体状况

（1）急性中毒全身损害

1）毒蕈碱样表现：又称 M 样症状，最早出现，为副交感神经末梢兴奋所致，表现为平滑肌痉挛和腺体分泌增加；多先出现恶心、呕吐、腹痛、腹泻、多汗，尚有流泪、流涎、尿频、大小便失禁、心率减慢和瞳孔缩小；支气管痉挛和分泌物增加，咳嗽、气促，严重者出现肺水肿。

2）烟碱样表现：又称 N 样症状，乙酰胆碱在神经－肌肉接头处过度蓄积和刺激，使面、眼睑、舌、四肢和全身的横纹肌发生肌纤维颤动，甚至强直性痉挛。表现为肌束颤动、牙关紧闭、抽搐、全身紧缩压迫感，甚至肌力减退、瘫痪、周围性呼吸衰竭。乙酰胆碱还可刺激交感神经节，促使节后神经纤维末梢释放儿茶酚胺，引起一过性血压增高、心率加快和心律失常。

3）中枢神经系统表现：早期出现头晕、头痛、疲乏，逐渐出现共济失调、烦躁不安、谵妄、抽搐和昏迷。

（2）反跳：某些有机磷杀虫药如乐果和马拉硫磷口服中毒，经急救后好转，但可在数日至 1 周后突然急剧恶化，重新出现急性中毒症状，甚至发生肺水肿或突然死亡，这种现象称为中毒后"反跳"现象。可能与残留在皮肤、毛发和胃肠道的杀虫药被重新吸收或解毒药过早停用有关。

（3）迟发性多发性神经病：个别急性中毒病人在重度中毒症状消失后 2～3 周发生多发性、迟发性的感觉、运动神经病变，主要累及肢体末端，表现为肢体末端烧灼、疼痛、麻木以及下肢无力、瘫痪、肌肉萎缩等。可能是有机磷杀虫药抑制神经靶酯酶并使其老化所致。

（4）中间型综合征：是指急性有机磷杀虫药中毒所引起的一组以肌无力为突出表现的综合征。因其发病时间在急性症状缓解后和迟发性神经病变发生前，常发生于急性中毒后 1～4d，故称中间综合征。主要表现为屈颈肌、四肢近端肌肉以及第 III、VII、IX、XII 对脑神经所支配的部分肌肉肌力减退。若病变累及呼吸肌，常引起呼吸肌麻痹，并可进展为呼吸衰竭。中间型综合征的发病机制尚不完全清楚，一般认为与胆碱酯酶长期受到抑制、影响神经－肌肉接头处突触后功能有关。

（5）其他：敌敌畏、敌百虫、对硫磷等可引起过敏性皮炎，出现水疱和剥脱性皮炎。杀虫药滴入眼部可引起结膜充血和瞳孔缩小。中毒病人呼出气、呕吐物可闻及大蒜味。

3. 心理－社会状况　有机磷杀虫药中毒的一个重要原因是病人服毒自杀，其中以抑郁、焦虑、人际关系敏感或精神性疾病最为突出，应了解病人的心理特征，了解其家庭、工作、生活和情感情况。

4. 辅助检查

（1）全血胆碱酯酶活力测定：是诊断有机磷中毒的特异性实验室指标，对判断中毒程度、疗效和估计预后极为重要。将正常人血胆碱酯酶活力值定为 100%，急性有机磷中毒时，血胆碱酯酶活力 70%～50% 为轻度中毒；50%～30% 为中度中毒；30% 以下为重度中毒。

（2）尿中有机磷杀虫药分解产物测定：如对硫磷和甲基对硫磷中毒时尿中出现对硝基酚，敌百虫中毒尿中出现三氯乙醇。

（六）护理诊断

1. 急性意识障碍　与有机磷中毒导致神经功能受损有关。

2. 体液不足　与呕吐、腹泻有关。

3. 气体交换受损　与支气管腺体分泌物增多、肺水肿、呼吸肌麻痹等有关。

4. 低效性呼吸型态　与呼吸机麻痹和呼吸中枢受抑制有关。

5. 有误吸的危险　与意识障碍有关。

6. 知识缺乏：缺乏有机磷杀虫药使用、管理和防范知识。

（七）护理措施

1. 紧急救护

（1）迅速清除毒物

1）清洗：对经皮肤黏膜吸收中毒者，立即脱离中毒现场，脱去污染衣物，用肥皂水彻底清洗皮肤、毛发、指甲缝隙，禁用热水或酒精擦洗。对眼部污染者，用 2% 碳酸氢钠液或生理盐水冲洗。

2）洗胃：对口服中毒者，用清水、2%碳酸氢钠溶液（敌百虫忌用，因为碳酸氢钠可将敌百虫转化为敌敌畏，使毒性增强）或 1：5 000 高锰酸钾溶液（对硫磷忌用，因为高锰酸钾可将对硫磷转化为对氧磷，使毒性显著增强）反复洗胃。洗胃要尽早、彻底、反复进行，直至洗出液清亮、无大蒜味为止。洗胃过程中应严密观察病人生命体征的变化，如出现呼吸、心搏骤停，应立即停止洗胃并协助医生进行心肺复苏。

3）导泻：洗胃后常用硫酸镁 20~40g，溶入水中，一次性口服，30min 后可追加用药。

4）血液净化：血液灌流或血液灌流加血液透析等方式可有效消除血液中的有机磷杀虫药。一般在中毒后 1~4d 内进行，每天 1 次，每次 2~3h，以提高清除效果。

（2）特效解毒剂的应用：应用原则为早期、足量、联合、重复用药。

1）胆碱酯酶复能剂：能使被抑制的胆碱酯酶恢复活性，有效解除烟碱样症状。常用药物有碘解磷定、氯解磷定、双复磷和双解磷等。由于胆碱酯酶复活剂不能复活已老化的胆碱酯酶，故必须尽早用药。对胆碱酯酶复活剂疗效欠佳的病人，应以抗胆碱药为主或两药合用。

2）抗胆碱药：能与乙酰胆碱争夺胆碱受体，阻断乙酰胆碱的作用，缓解毒蕈碱样症状和对抗呼吸中枢抑制。临床此类药物主要代表是阿托品和盐酸戊乙奎醚。

阿托品应早期、足量、反复给药，直到毒蕈碱样症状明显好转或病人出现阿托品化表现为止。此时，应减少剂量或停用阿托品。如有瞳孔扩大、神志模糊、烦躁不安、抽搐、昏迷和尿潴留等表现，提示阿托品中毒，应立即停药。临床上很少单独使用阿托品解救有机磷杀虫药中毒，尤其是对于中、重度中毒病人，必须将阿托品与胆碱酯酶复活剂联合应用。两药合用时，要减少阿托品的用量，以避免发生阿托品中毒。

盐酸戊乙奎醚是一种新型长效抗胆碱药,主要选择性作用于脑、腺体、平滑肌等部位的 M_1、M_3 型受体,对心脏和神经元突触前膜 M_2 受体无明显作用,因此对心率影响较小。应用时也需达到阿托品化,但不包括心率增快。

(3) 对症紧急处置:有机磷中毒的主要死亡原因有肺水肿、呼吸肌麻痹、呼吸中枢衰竭。因此应重点维持正常心肺功能,保持呼吸道通畅,正确氧疗和使用机械通气。心搏骤停时,紧急心肺复苏。对休克病人使用血管活性药物,对肺水肿病人使用阿托品,对脑水肿病人使用甘露醇和糖皮质激素。对于重度中毒者,中毒症状缓解后应逐渐减少用药剂量,症状消失后停药,至少观察 3~7d。

2. 一般护理　卧床休息、保暖。让清醒者取半卧位,昏迷者取平卧位、头偏向一侧。

3. 病情观察

(1) 观察生命体征、尿量和意识:若出现胸闷、严重呼吸困难、咳粉红色泡沫痰、双肺湿啰音、意识模糊等,提示急性肺水肿;若出现呼吸节律、频率和深度改变,警惕呼吸衰竭;若出现意识障碍、头痛、剧烈呕吐、抽搐等,考虑急性脑水肿。

(2) 警惕中间综合征:病人清醒后又出现胸闷、心慌、气短、乏力等症状,是中间综合征的先兆。此时应进行全血胆碱酯酶化验、动脉血氧分压监测、记录出入液量等。

(3) 严密观察"反跳"的先兆症状:如胸闷、流涎、出汗、言语不清、吞咽困难等。

4. 对症护理

(1) 维持有效呼吸:及时有效地清除呼吸道分泌物以保持呼吸道通畅。使昏迷者头偏向一侧,注意随时清除痰液和呕吐物,备好气管切开包和呼吸机等,必要时配合医生行气管插管或气管切开,建立人工气道。也可给予呼吸中枢兴奋剂如尼可刹米,忌用吗啡、巴比妥类等抑制呼吸中枢的药物。

(2) 氧疗护理:高流量吸氧,每天更换鼻导管、更换吸氧鼻孔。

(3) 应用阿托品的护理:①阿托品不能作为预防用药。②阿托品兴奋心脏的作用很强,中毒时可导致心室颤动,故应充分吸氧,维持正常的血氧饱和度。③大量使用低浓度阿托品输液时,可能发生溶血性黄疸。④阿托品化和阿托品中毒的剂量十分接近,应严密观察(表7-3)。

表7-3　阿托品化与阿托品中毒的区别

观察内容	阿托品化	阿托品中毒
瞳孔	由小扩大后不再缩小	极度扩大
神志	意识清楚或模糊	烦躁不安、谵妄、抽搐、昏迷
皮肤	颜面潮红、皮肤干燥	颜面紫红、皮肤干燥
体温	正常或轻度升高	明显升高,>40℃
心率	≤120 次 /min,脉搏快而有力	心动过速,甚至心室颤动

（4）应用胆碱酯酶复能剂的护理：①早期用药，洗胃时即可应用，首次应足量给药。②轻度中毒可单用，中度以上中毒必须联合应用阿托品，但应减少阿托品剂量，以免发生中毒。③复能剂应稀释后缓慢静脉推注或静脉滴注，如用量过大、注射太快或未经稀释，可抑制胆碱酯酶导致呼吸抑制。④复能剂在碱性溶液中易水解成有剧毒的氰化物，故禁与碱性药物配伍使用。⑤碘解磷定药液刺激性强，漏于皮下时可引起剧痛及麻木感，故应确定针头在血管内方可静脉注射给药，不可肌内注射。⑥注意观察复能剂的毒副作用，如短暂的眩晕、视物模糊、复视或血压升高等。双复磷用量过大可引起室性期前收缩、心室颤动或传导阻滞。

（5）"反跳"现象的护理：迅速通知医生，立即遵医嘱静脉补充阿托品，再次迅速达到阿托品化。

5. 心理护理　护士应了解病人中毒的原因，根据其不同的心理特点，用正确的心理护理方法予以心理疏导。以诚恳的态度为病人提供情感上的支持，转移其消极情绪，并进行相关知识的宣传。还要认真做好家属的思想工作，使病人感到温暖，重新树立生活的信心。

6. 健康指导

（1）生产有机磷杀虫药时应严格执行各种操作规程，做好个人防护。普及防治中毒的知识，定期体检，测定全血胆碱酯酶活力。

（2）喷洒农药时应穿质厚的长袖上衣及长裤，扎紧袖口和裤腿，戴口罩和帽子。如衣物被污染，应及时更换并彻底清洗皮肤。

（3）接触农药过程中若出现头晕、胸闷、流涎、恶心、呕吐等症状，应立即就医。

（4）凡接触过农药的器具均用清水彻底清洗，绝不可再盛放食物。

（5）病人出院后需在家休息 2～3 周，按时服药。

二、急性一氧化碳中毒病人的救护

一氧化碳（CO）为无色、无味、无臭、无刺激性气体，几乎不溶于水。多因含碳物质不完全燃烧产生，在空气中燃烧时呈蓝色火焰。空气中浓度过高时有爆炸危险。人体在短期内吸入过量 CO，可发生急性 CO 中毒，又称煤气中毒，是我国北方气体中毒致死的主要原因之一。

（一）中毒原因

1. 职业性中毒　炼钢、炼焦、烧窑等生产过程中，如炉门关闭不严、管道泄漏或煤矿瓦斯爆炸等都可产生大量 CO，会导致中毒发生。

2. 生活性中毒　见于室内门窗紧闭，火炉烟囱堵塞、漏气、倒风，在通风不良的浴室内使用燃气加热器淋浴，在密闭空调车内或失火现场滞留时间过长等。

（二）中毒机制

一氧化碳中毒主要引起组织缺氧。CO 吸入体内后,大部分与血红蛋白(Hb)结合形成稳定的碳氧血红蛋白(COHb),COHb 不能携带氧,不易解离,且可使血红蛋白氧离曲线左移,血氧不易释放而导致组织缺氧。CO 还可抑制细胞色素氧化酶活性,直接抑制细胞内呼吸。脑和心脏对缺氧最敏感,常最先受损害。缺氧使脑内小血管迅速麻痹、扩张,三磷酸腺苷迅速耗尽,细胞内钠离子蓄积,诱发脑水肿。血管内皮细胞肿胀,又造成脑血液循环障碍,导致脑血栓形成、脑皮质或帕金森病综合征基底核局灶性缺血性坏死和广泛性脱髓鞘病变,使少数病人发生迟发性脑病。

（三）护理评估

1. 健康史　有较高浓度 CO 吸入史。注意了解病人中毒时所处的环境、停留时间及突发昏迷等情况。

2. 身体状况　急性 CO 中毒根据症状的严重程度及血中 COHb 含量,分为轻、中、重三度。

（1）轻度中毒:血液 COHb 浓度为 10%～20%,表现为头痛、头晕、恶心、呕吐、四肢无力等。若能及时脱离中毒环境,吸入新鲜空气或氧疗,症状很快消失。

（2）中度中毒:血液 COHb 浓度为 30%～40%,皮肤黏膜呈樱桃红色,上述症状加重,并出现兴奋、判断力减退、视力减退、幻觉、意识模糊或浅昏迷。经积极治疗后可恢复正常,且无明显并发症。

（3）重度中毒:血液 COHb 浓度为 40%～60%,昏迷、抽搐、心律失常和呼吸衰竭,部分病人因误吸发生吸入性肺炎。受压皮肤出现红肿和水疱。肌肉出现压迫性横纹肌溶解,释放肌球蛋白引起急性肾小管坏死和肾衰竭。死亡率高,幸存者多有不同程度后遗症。

迟发性脑病(神经精神后发症)是指 CO 中毒病人意识障碍恢复 2 个月内,出现下列临床表现之一:①精神异常或意识障碍,如痴呆、木僵、谵妄或去大脑皮质状态。②锥体外系神经障碍,如表情淡漠、四肢肌张力增强、静止性震颤、前冲步态等帕金森病综合征表现。③锥体系神经损害,如偏瘫、失语、病理反射阳性、小便失禁等。④大脑皮质局灶性功能障碍,如失语、失明、继发性癫痫或不能站立。⑤脑神经及周围神经损害,如视神经萎缩、听神经损害及周围神经病变。

3. 心理–社会状况　急性一氧化碳中毒发生突然,病人与家属多无心理准备,往往产生紧张、焦虑情绪。有些病人病情较重,担心发生后遗症,可表现出急躁和恐惧情绪。

4. 辅助检查

（1）血液 COHb 测定:是诊断一氧化碳中毒的特异性指标。

（2）脑电图检查:可见弥漫性低波幅慢波。

（3）头部 CT 检查:脑水肿时示病理性密度减低区。

（四）护理诊断／问题

1. 头痛　与 CO 中毒导致的脑缺氧有关。

2. 急性意识障碍　与 CO 中毒导致中枢神经功能损害有关。

3. 潜在并发症　迟发性脑病。

4. 知识缺乏：缺乏 CO 中毒的相关防护知识。

（五）护理措施

1. 紧急救护

（1）现场急救：迅速将病人移至空气清新处，打开门窗，断绝 CO 来源。重症者取平卧位，昏迷病人取侧卧位，松解衣服，保暖，保持呼吸道通畅。注意观察意识状态和监测生命体征，如发生呼吸心搏骤停，应立即行心肺复苏。

（2）迅速纠正缺氧：氧疗是治疗 CO 中毒最有效的方法。轻中度病人用面罩或鼻导管高流量吸氧，5~10L/min。重度病人用高压氧舱治疗，可加速 COHb 解离，促进 CO 排出，增加血液中溶解氧，提高动脉血氧分压，还可促进毛细血管内氧向细胞内弥散，达到迅速纠正组织缺氧的目的。高压氧舱治疗可缩短昏迷时间和病程，预防迟发性脑病。老年人或妊娠妇女 CO 中毒首选高压氧治疗。对呼吸停止者应立即行人工呼吸或使用呼吸机辅助呼吸，对危重病人可行换血疗法或血浆置换。

（3）防治脑水肿：严重 CO 中毒后，24~48h 脑水肿达高峰，应积极采取措施降低颅内压和恢复脑功能。①脱水治疗：20% 甘露醇快速静脉滴注或 50% 葡萄糖 50ml 静脉输注。②糖皮质激素治疗：应用呋塞米、地塞米松等药物。③促进脑细胞功能恢复：常用三磷酸腺苷、辅酶 A、细胞色素 C 和大量维生素 C 等。

（4）对症紧急处置：对昏迷者应保持呼吸道通畅，必要时行气管插管或气管切开。对高热抽搐者，可选用人工冬眠疗法，配合局部降温。注意营养，必要时鼻饲。如有并发症，应给予相应治疗，尽可能严密观察 2 周。

 知识拓展

高压氧治疗的护理

急性 CO 中毒重症病人应及早采用高压氧治疗。进舱前应认真观察病人生命体征，了解病人的中毒情况及健康史。为病人更换全棉衣服，注意保暖，严禁火种、易燃、易爆物品进入氧舱。

对轻度中毒病人，教会其在加压阶段进行吞咽、咀嚼等动作，保持咽鼓管通畅，避免中耳、鼓膜气压伤，并介绍进舱须知、一般性能、治疗效果、治疗过程中可能出现的不良反应及预防方法、注意事项等，以取得病人合作。

需要医护人员陪舱的重症病人，进入氧舱后，如带有输液，开始加压时，要将液体平面调低，并注意输液速度变化。保持呼吸道通畅，病人平卧，头偏向一侧，及时清除呼吸道分泌物。密切观察病人神志、瞳孔、呼吸、心率、血压变化。观察有无氧中毒情况。注意翻身，防止局部受压形成破溃或发生压疮。对烦躁病人要防止受伤。减压时,舱内温度会降低,注意保暖,并将输液的液平面调高,以免减压时液平面降低使空气进入体内。

2. 一般护理　昏迷病人取平卧位、头偏向一侧,抢救苏醒后应绝对卧床休息,观察2周,避免精神刺激。高热抽搐者在降温、解痉的同时应注意保暖,防止自伤和坠床。病人早期就可能出现认知功能障碍,应向家属交代可能发生的病情变化,避免意外。对重症卧床病人,应给予半卧位,注意翻身拍背,防止引起吸入性肺炎和反复感染。肢体摆放功能位,避免肢体痉挛、挛缩和足下垂,配合康复医师进行肢体功能性锻炼。

3. 病情观察　观察生命体征、神志变化,记录出入液量;观察有无头痛、喷射性呕吐等脑水肿征象;观察神经系统表现及皮肤、肢体受压部位的损害情况。

4. 对症护理

(1) 病人脱离现场后应立即吸氧,采用高浓度(>60%)、高流量(5～10L/min)吸氧。对重度病人及早采用高压氧舱治疗;对呼吸停止者应立即行人工呼吸。

(2) 昏迷伴高热惊厥时应给予物理降温,遵医嘱应用地西泮。

(3) 保持呼吸道通畅,病人取平卧位,头偏向一侧,随时吸出呼吸道分泌物和呕吐物。

(4) 对脑水肿者遵医嘱给予20%甘露醇静脉快速滴注,并遵医嘱应用促脑细胞代谢药。

(5) 注意观察肢体受压部位皮肤损害,通过被动运动、按摩等方法加强肢体锻炼。

5. 心理护理　陪伴在病人身边,鼓励病人表达其感受,引导病人正确认识病情,鼓励其树立乐观、积极的生活信念。认真履行告知义务,讲述相关知识、治疗方法,增进彼此的信任,建立良好的护患关系,使病人积极主动地配合治疗。

6. 健康指导

(1) 加强预防CO中毒的宣传:居室内煤炉要安装烟囱和排风扇,定期开窗通风。厂矿应加强劳动保护措施,产生煤气的车间要定时通风,煤气发生炉和管道要定时维修,定期监测CO的浓度。进入高浓度CO环境内执行任务时,要戴好特制的CO防毒面具并系好安全带。

(2) 有后遗症的病人:应鼓励其继续治疗,嘱病人家属悉心照顾,并教会家属对病人进行语言、肢体锻炼的方法。

三、急性镇静催眠药中毒病人的救护

镇静催眠药是中枢神经系统抑制药,具有镇静和催眠作用,一次大剂量服用可引起急性中毒。

(一)常用镇静催眠药分类

常用镇静催眠药分类见表7-4。

表 7-4　常用镇静催眠药分类

药物类别	药物名称
苯二氮䓬类	地西泮、氟西泮、氯氮、阿普唑仑、三唑仑等
巴比妥类	巴比妥、苯巴比妥、戊巴比妥、司可巴比妥等
非巴比妥、非苯二氮䓬类	水合氯醛、甲喹酮、甲丙氨酯、格鲁米特等
吩噻嗪类	氯丙嗪、硫利达嗪、奋乃静、氟奋乃静等

（二）中毒机制

1. 苯二氮䓬类　其中枢神经抑制作用和增强 γ- 氨基丁酸（γ-aminobutyric acid, GABA）与其受体的亲和力，增强 GABA 对突触后的抑制作用有关。苯二氮䓬类主要作用于边缘系统，影响情绪和记忆力。

2. 巴比妥类　对 GABA 能神经的作用与苯二氮䓬类相似，主要作用于网状结构上行激活系统，引起意识障碍，对中枢神经系统的抑制有剂量 - 效应关系。

3. 非巴比妥、非苯二氮䓬类　其中毒机制与巴比妥类相似。

4. 吩噻嗪类　主要作用于网状结构，通过抑制中枢神经系统中的多巴胺受体，减少邻苯二酚胺的生成，可以减轻焦虑紧张、幻觉妄想和病理性思维等症状。吩噻嗪类抑制脑干血管运动和呕吐反射、阻断 α- 肾上腺素能受体、抗组胺及抗胆碱能等效应。

（三）护理评估

1. 健康史　询问有无服用大量镇静催眠药史。了解病人用药的种类、剂量及服用时间，是否经常服用该药、服药前后有无饮酒、病前有无情绪波动等。

2. 身体状况

（1）苯二氮䓬类药物中毒：中枢神经系统抑制较轻，主要表现为嗜睡、头晕、言语含糊不清、意识模糊、共济失调，很少出现长时间深昏迷和呼吸抑制。

（2）巴比妥类药物中毒：中毒表现与服药剂量有关，依病情轻重分为轻、中、重度中毒。

1）轻度中毒：服药量为催眠剂量的 2～5 倍，表现为嗜睡、情绪不稳定、注意力不集中、记忆力减退、言语不清、共济失调、步态不稳。

2）中度中毒：服药量为催眠剂量的 5～10 倍，病人昏睡或浅昏迷，呼吸减慢，眼球震颤。

3）重度中毒：服药量为催眠剂量的 10～20 倍，表现为进行性中枢神经系统抑制表现：深昏迷，呼吸浅慢甚至停止，血压降低，体温不升，肌张力下降，腱反射消失，胃肠蠕动减慢，可并发肺炎、肺水肿、脑水肿和肾衰竭等。

（3）非巴比妥、非苯二氮䓬类药物中毒：临床表现与巴比妥类中毒相似。

（4）吩噻嗪类中毒：最常出现锥体外系反应，临床有三大表现。①帕金森病综合征。

②静坐不能。③急性肌张力障碍反应,如吞咽困难、牙关紧闭、喉痉挛等,还可出现血管扩张、血压降低、心动过速、肠蠕动减慢等,病情严重者可发生昏迷、呼吸抑制。

3. 心理-社会状况　镇静催眠药中毒的重要原因是病人服药自杀,因此应了解病人自杀前的心理状态及家庭、工作等情况,分析自杀的原因。

4. 辅助检查　血液、尿液、胃液中药物浓度测定对诊断具有参考价值。通过血液生化检查,如血糖、尿素氮、肌酐、电解质等,可了解病情状况。

(四)护理诊断

1. 急性意识障碍　与过量镇静催眠药对中枢的过度抑制有关。

2. 清理呼吸道无效　与药物抑制呼吸中枢、咳嗽反射减弱有关。

3. 组织灌注量改变　与药物导致血管扩张有关。

4. 有皮肤完整性受损的危险　与昏迷、皮肤大疱有关。

5. 潜在并发症:肺炎、肾衰竭等。

(五)护理措施

1. 紧急救护

(1)评估和维持重要脏器功能

1)保持呼吸道通畅:平卧位、头偏向一侧。对清醒病人鼓励其咳嗽、协助拍背。对深度昏迷者行气管插管,及时给予吸痰。对呼吸困难、发绀者给予持续高流量吸氧,必要时气管切开、机械通气。

2)维持血压:尽快建立静脉通道、输液,无效者应用多巴胺。

3)心电监护:持续心电监护,一旦发现心律失常,及时报告医生,遵医嘱应用抗心律失常药。密切监测血氧饱和度,发现低氧血症应及时纠正。

4)促进意识恢复:给予葡萄糖、维生素 B_1、纳洛酮。

(2)迅速清除毒物

1)洗胃:用 1:5 000 高锰酸钾溶液、清水或淡盐水洗胃。服药量大者即使服药超过6h 仍需洗胃。

2)活性炭及导泻:活性炭可吸附各种镇静催眠药,使用活性炭同时常可给予硫酸钠导泻。

3)碱化尿液、利尿:用 5% 碳酸氢钠溶液碱化尿液,用呋塞米利尿。但碱化尿液对吩噻嗪类中毒无效。

4)血液透析、血液灌流:对苯巴比妥、吩噻嗪类中毒有效,对苯二氮䓬类无效。

(3)应用特效解毒剂:巴比妥类和吩噻嗪类中毒目前尚无特效解毒药。氟马西尼是苯二氮䓬类拮抗剂,可竞争性抑制其受体,阻断苯二氮䓬类药物对中枢神经系统的作用。

(4)对症紧急处置:对肝功能损害出现黄疸者行保肝、皮质激素治疗;对帕金森病综合征者应用盐酸苯海素、氢溴酸东莨菪碱;对有肌肉痉挛及肌张力障碍者应用苯海拉明;对昏迷者应用盐酸哌甲酯;对休克者纠正休克,预防肾衰竭,情况危急时可考虑血液透析。

2. 一般护理　加强营养,给予高蛋白、高热量的流质饮食(鼻饲)或静脉补充营养。

3. 病情观察　观察生命体征、意识、瞳孔大小及对光反射、角膜反射;观察肢体温度、末梢循环、皮肤黏膜的湿度和弹性;记录出入液量、测尿比重,及时发现休克征象;观察有无缺氧、呼吸困难、窒息等症状;监测动脉血气分析值;观察呼吸频率、节律和呼吸音变化;观察药物作用及病人的反应;监测脏器功能变化,尽早防治脏器衰竭。

4. 对症护理

(1) 休克护理:迅速建立静脉通道,遵医嘱补液,必要时应用升压药。

(2) 昏迷病人护理:定时为病人拍背、吸痰,遵医嘱应用抗生素预防肺炎;及时更换衣物和床单,保持床单清洁、平整和干燥,定时翻身、按摩,避免肢体压迫,避免推、拖、拉等动作,注意皮肤卫生,定期擦浴,密切观察皮肤有无水疱、破溃、压疮;做好口腔护理,注意观察口腔黏膜情况。

(3) 其他护理:指导病人预防肺炎的方法,如进行有效咳嗽、经常变换体位、拍背。若已发生肺炎,病人出现高热时行物理降温,及时更换衣物、床单,遵医嘱应用抗生素。饮食饮水时取半卧位以防误吸。室内定期通风,但应注意保暖,减少探视。监测体温和血常规情况。输液速度不可过快以防肺水肿。

5. 心理护理　对服药自杀者,不宜让病人单独留在病房内,防止其再度自杀。加强心理疏导和心理支持工作,分析其自杀的原因,稳定病人情绪。指导家属关心、爱护病人,必要时聘请心理医生进行心理咨询与心理干预,使其树立生活的信念。向失眠者宣教导致失眠的原因及调整睡眠的方法。

6. 健康教育　向失眠者宣教导致睡眠紊乱的原因,告知避免失眠的方法,强调必须用药时要防止药物依赖。加强镇静催眠药处方的使用和管理,特别是对情绪不稳定或精神不正常者,要防止出现乱用药、用错药或产生药物依赖性。长期服用大剂量催眠药者,不可突然停药,应在医生的指导下逐渐减量后停药。

四、急性食物中毒病人的救护

急性食物中毒含义广泛,指凡是食用了被细菌、细菌毒素或毒物(重金属、农药等)污染的食物,或食入自身含有某种毒素(毒蕈、河豚等)的食物引起的急性中毒性疾病。食物中毒的特点是潜伏期短、发病急和多群体性发病,且有明显的季节性。

(一)急性食物中毒的原因

急性食物中毒主要可以分为以下几类:①细菌性食物中毒,由于食入大量细菌及其毒素引起,占食物中毒绝大多数。常见的致病菌有沙门氏菌属、变形杆菌、副溶血弧菌、产肠毒素大肠埃希氏菌等,均具有一定传染性。葡萄球菌和肉毒杆菌引起的食物中毒与细菌产生的毒素有关,无传染性。②真菌性食物中毒,食物贮存过久或贮存不当,招致真菌生长,产生真菌毒素,食入后产生急性中毒或慢性累积中毒。③植物性食物中毒,某些植物或植物药物有毒,食入后致中毒。④动物性食物中毒,如河豚等中毒。⑤化学性食物中毒,如糖精、酒精等中毒。

（二）护理评估

1. 健康史　了解有无进食不洁食物或饮料史,询问进食情况、进餐时间及同时进餐人员有无同样症状。

2. 身体状况　虽然食物中毒的原因不同、症状也不相同,但一般都具有以下流行病学和临床特征:

（1）潜伏期短,呈暴发流行:一般由几分钟到几小时,食入有毒食物后于短时间内几乎同时出现多名病人,来势凶猛,很快形成高峰。

（2）病人临床表现相似:多数病人短期内出现急性胃肠炎的症状。

（3）发病与食用某种食物有关:病人在近期同一段时间内都食用过同一种有毒食物,往往一家人或一群人同时发病。不食者不发病,停止食用该种食物后很快不再有新病例发生。

（4）无传染性:发病呈骤升骤降,一般人与人之间不传染。

（5）有明显的季节性:夏秋季多发生细菌性和有毒动植物食物中毒,冬春季多发生肉毒中毒和亚硝酸盐中毒等。

3. 心理-社会状况　应了解病人家庭、工作等情况及社会关系,分析食物中毒原因,若不能排除人为因素,应及时报警。

4. 辅助检查　查找病原菌,应根据实际情况从多方面采集标本,如排泄物、呕吐物、粪便、剩余食物和餐饮用具等。粪便培养对临床确诊有重要意义。

（三）护理诊断

1. 有体液不足的危险　与大量呕吐导致失水有关。

2. 活动无耐力　与频繁呕吐导致水、电解质丢失有关。

3. 腹泻　与胃肠道炎症有关。

4. 疼痛:腹痛　与胃肠炎症有关。

5. 知识缺乏　与不重视饮食卫生的重要性有关。

（四）护理措施

1. 紧急救护

（1）禁食可疑食物:停止继续摄入食用过的可疑食品,收集残剩食物送检。

（2）减少毒物吸收:洗胃和导泻可去除胃肠内尚未被吸收的毒物。

（3）缓解胃肠症状:呕吐严重者应禁食,呕吐、腹痛严重者可给予山莨菪碱10mg肌内注射。

（4）紧急药物应用:尽快查明中毒原因,使用解毒剂。对肉毒杆菌中毒者,尽早使用肉毒抗毒血清,发病24h内最有效,对于皮肤过敏试验阳性病人应进行脱敏注射。对伴有高热的严重病人,可按不同的病原菌选用抗生素。

（5）维持水电解质平衡：应及时评估病人脱水情况，对能口服的病人鼓励多喝糖盐水；对呕吐、腹泻严重者，以及短期内不能进食的病人，特别是年老体弱者和婴幼儿应给予补液，选择乳酸林格液或5%～10%葡萄糖。

2. 一般护理

（1）卧床休息：应让病人侧卧位，以防呕吐物堵塞气道而引起窒息。如腹痛剧烈，可取屈膝仰卧位，有助于缓解腹肌紧张。腹部注意保暖，有助于促进血液循环。

（2）饮食护理：早期应进食易消化的流质或半流质饮食，病情好转后可恢复正常饮食。呕吐时不要让病人喝水或进食食物，呕吐停止后应马上补充水分。留取呕吐物和大便样本并送检。对具有传染性的食物中毒，应床边隔离。

3. 病情观察　观察病人生命体征、尿量、进食量、口渴及皮肤弹性情况；观察呕吐及腹泻情况。

4. 对症护理

（1）遵医嘱诱导呕吐或使用缓泻药排出胃肠道毒物；对呕吐、腹痛明显者，可口服丙胺太林或皮下注射阿托品。

（2）若持续恶心或呕吐，需静脉输入盐和葡萄糖以纠正脱水和保持电解质平衡。

（3）当呼吸道有分泌物不能咳出时，应予吸痰，必要时行气管切开术。对呼吸肌麻痹而导致自主呼吸困难者，则应使用呼吸机辅助呼吸。

（4）病人出现抽搐、痉挛时，放置牙垫，也可用纱布包绕筷子塞入病人上下磨牙间，以防止咬破舌头。

（5）遵医嘱合理使用抗生素，如沙门氏菌、副溶血弧菌可选用喹诺酮类抗生素。

5. 心理护理　加强心理疏导和心理支持工作，稳定病人情绪，指导家属关心、爱护病人，必要时聘请心理医生进行心理咨询与心理干预。

6. 健康教育　做好防蝇灭蝇、灭蟑螂工作，预防食物被细菌污染。养成良好的卫生习惯，便后注意洗手，常剪指甲，不直接用手抓取食物。餐饮具和食品加工器皿严格清洗消毒，生、熟食具分开使用，生、熟食品应分开放置。不吃变质、腐烂的食品，不吃被有害化学物质或放射性物质污染的食品，不食用病死的禽畜肉，不吃毒蘑菇、河豚、生豆角、发芽的土豆、霉变的甘蔗，不生吃海鲜、河鲜、肉类等。

五、急性酒精中毒病人的救护

酒精为乙醇的俗称。过量饮酒后引起以精神症状为主的急症称急性酒精中毒。

（一）中毒原因与机制

酒精吸收后迅速分布于全身，在肝脏内先后被转化为乙醛、乙酸后，最终代谢为二氧化碳和水。当过量酒精进入人体时，超过了肝脏的氧化代谢能力，即在体内蓄积并进入大脑。

酒精具有脂溶性,可通过血-脑脊液屏障,并作用于大脑神经细胞膜上的某些酶,影响细胞功能。酒精对中枢神经系统的作用呈剂量依赖性:小剂量可产生兴奋效应;随着剂量增加,可依次抑制小脑、网状结构和延髓,引起共济失调、昏睡、昏迷、呼吸或循环衰竭。酒精经肝脏代谢生成的代谢产物可影响体内多种代谢过程,使乳酸增多、酮体蓄积,导致代谢性酸中毒以及糖异生受阻,引起低血糖症。

(二)护理评估

1. 健康史　重点评估饮酒的种类、量、时间、酒精的度数及病人对酒精的耐受程度。

2. 身体状况　急性酒精中毒临床表现与饮酒量及个人耐受性有关,分为三期。

(1)兴奋期:血酒精浓度>500mg/L,有欣快感、兴奋、多语、情绪不稳、喜怒无常,可有粗鲁行为或攻击行为,也可沉默、孤僻,颜面潮红或苍白,呼出气带酒味。

(2)共济失调期:血酒精浓度>1 500mg/L,表现为肌肉运动不协调,行动笨拙、步态不稳,言语含糊不清、眼球震颤、视物模糊、复视、恶心、呕吐、嗜睡等。

(3)昏迷期:血酒精浓度>2 500mg/L,病人进入昏迷期,表现为昏睡、瞳孔散大、体温降低、心率快、血压下降、呼吸慢而有鼾音。严重者可出现呼吸、循环衰竭而危及生命,重症病人还可能发生意外损伤。

3. 心理-社会状况　病人与家属对饮酒风险估计不足,多无心理准备,往往产生紧张、焦虑情绪。有些病人病情较重,担心发生后遗症,可表现出急躁和恐惧情绪。

4. 辅助检查　血清酒精浓度或呼出气中酒精浓度检测,对诊断急性中毒、判断中毒程度及评估预后均有重要意义。

 知识拓展

车辆驾驶人员血液、呼气酒精含量阈值

《车辆驾驶人员血液、呼气酒精含量阈值与检验》(GB 19522—2010)标准规定,车辆驾驶人员血液中的酒精含量≥20mg/100ml,<80mg/100ml 的驾驶行为即为饮酒驾车;车辆驾驶人员血液中的酒精含量≥80mg/100ml 的驾驶行为即为醉酒驾车。

(三)护理诊断

1. 急性意识障碍　与酒精对中枢神经系统的损害有关。

2. 有窒息的危险　与呕吐物误吸堵塞呼吸道有关。

3. 有受伤的危险　与酒精中毒导致兴奋躁动、步态不稳有关。

4. 知识缺乏　与对过量饮酒对身体的危害认识不足有关。

（四）护理措施

1. 紧急救护

（1）保持气道通畅，吸氧：及时清除呕吐物及呼吸道分泌物，防止窒息，必要时配合给予气管插管、机械通气。

（2）预防意外损伤：对兴奋躁动病人应给予适当约束；对共济失调者应严格限制其活动，以免发生意外损伤。

（3）清除胃肠道内残留的酒精：催吐、洗胃、导泻均有助于清除胃肠道内残留的酒精。

（4）促进酒精氧化解毒：应用葡萄糖溶液、维生素 B_1、维生素 B_6 等，促进酒精氧化为醋酸，达到解毒目的。

（5）血液净化：血中酒精 >5 000mg/L，伴有酸中毒或同时服用其他可疑药物者，应尽早行透析治疗。

（6）保护重要脏器功能：重在维护心、肺、脑、肾功能，应用纳洛酮 0.4～0.8mg 静脉注射，对昏迷病人有促醒作用。

2. 一般护理　轻症病人一般不需要特殊护理，卧床休息，注意保暖。对兴奋躁动者应给予适当约束，对共济失调者应严格限制活动，以免摔伤或撞伤。

3. 病情观察　密切观察病人生命体征、意识状态及瞳孔的变化；行心电监测，观察心律失常和心肌损害情况；低血糖是急性酒精中毒最严重并发症之一，应密切监测血糖水平。

4. 对症护理　对呕吐者应注意维持水电解质和酸碱平衡；对烦躁不安或过度兴奋者可用小剂量地西泮，禁用吗啡、氯丙嗪和巴比妥类镇静药；对脑水肿者应限制摄入液体量，使用利尿剂；对低血压、休克者给予扩容、应用血管活性药物、纠正酸中毒等措施。

5. 心理护理　多与病人及家属进行沟通，鼓励病人敢于面对问题，克服自卑心理，战胜酒精依赖。

6. 健康教育

（1）开展反对酗酒的教育，向公众宣教长期酗酒可造成营养缺乏、肝硬化等身体危害。宣教酒后驾车易导致人身公共安全损害和财产损失，做到开车不喝酒、喝酒不开车。

（2）指导家属对酗酒严重者加强监督与管理，改变生活方式，培养良好的饮食习惯，加强文娱体育活动。

（3）早期发现嗜酒者，尽早戒酒，进行相关并发症的治疗和康复治疗。

六、急性百草枯中毒病人的救护

百草枯又名克芜踪、对草快，为联吡啶类除草剂，属速效触灭型除草剂，接触土壤后迅速失活，对人、牲畜有很强的毒性作用。

（一）中毒原因与机制

我国报道中以口服中毒多见,常为口服自杀或误服中毒,成年人口服致死量为 2 ~ 6g。百草枯可经胃肠道、皮肤和呼吸道吸收,迅速分布到全身各器官组织,以肺和骨骼中浓度最高。其中毒机制尚未完全明确。目前一般认为,百草枯作为一种电子受体,作用于细胞内的氧化 - 还原过程,导致细胞膜脂质过氧化,引起以肺部病变为主,类似于氧中毒损害的多脏器损害。病理改变:早期肺泡充血、水肿、炎症细胞浸润,晚期为肺间质纤维化。百草枯对皮肤、黏膜亦有刺激性和腐蚀性。

（二）护理评估

1. 健康史　重点询问病人中毒的时间和经过、毒物侵入途径、服毒剂量、病人既往健康状况、现场的急救措施等。

2. 身体状况　百草枯中毒常表现为多脏器功能损伤或衰竭,其中肺的损害常见而突出。

（1）呼吸系统:肺损伤是最严重和最突出的病变。小剂量中毒者早期可无呼吸系统症状,少数病人表现为咳嗽、咳痰、胸闷、胸痛、呼吸困难、发绀及肺水肿。大剂量服毒者可在 24 ~ 48h 内出现逐渐加重的呼吸困难、发绀、肺水肿、肺出血,常在 1 ~ 3d 内因急性呼吸窘迫综合征(ARDS)死亡。部分经抢救存活者,于 1 ~ 2 周后可发生肺间质纤维化、顽固性低氧血症、进行性呼吸困难,导致呼吸衰竭而死亡。

（2）消化系统:口服中毒者有口腔、咽喉部烧灼感,舌、咽、食管及胃黏膜糜烂、溃疡,吞咽困难、恶心、呕吐、腹痛、腹泻,甚至出现呕血、便血、胃肠穿孔等。部分病人于中毒后 2 ~ 3d 出现中毒性肝病,表现为肝脏肿大、肝区疼痛、黄疸、肝功能异常等。

（3）泌尿系统:中毒后 2 ~ 3d 可出现蛋白、管型、血尿、少尿,血肌酐和尿素氮升高,严重者发生急性肾损伤。

（4）中枢神经系统:表现为头痛、头晕、幻觉、抽搐、昏迷等。

（5）局部刺激反应:皮肤接触部位发生接触性皮炎、皮肤灼伤,表现为暗红斑、水疱、溃疡;高浓度药物污染指甲,指甲可出现脱色、断裂甚至脱落;眼睛接触药物则引起结膜、角膜灼伤,并可形成溃疡;经呼吸道吸入后,产生鼻、喉刺激症状和鼻出血。

（6）其他:可有发热、心肌损害、纵隔及皮下气肿、贫血等。

百草枯中毒病人的中毒表现和病情严重程度与毒物摄入量有关。临床上依其严重程度分为轻型、中到重型和暴发型。摄入量 <20mg/kg,常无临床症状或仅有口腔黏膜糜烂、溃疡和呕吐、腹泻。摄入量 >20mg/kg,部分病人可存活,但多数病人 2 ~ 3 周内死于肺衰竭。摄入量 >40mg/kg,1 ~ 4d 内死于多器官功能衰竭。

3. 心理 - 社会状况　部分百草枯中毒病人为自杀病人,多有悲观、厌世、自卑等心理问题,评估时要关注病人家庭及社会关系,了解自杀原因,动态观察病人心理变化,做好心理护理。

4. 辅助检查　取病人尿液或血标本检测百草枯,服毒 6h 后尿液可测出百草枯。血清百草枯检测有助于判断病情的严重程度和预后,血清百草枯浓度≥30mg/L,预后极差。

(三)护理诊断

1. 气体交换受损　与百草枯中毒导致肺损伤有关。

2. 皮肤黏膜完整性受损　与百草枯中毒导致皮肤、黏膜损伤有关。

3. 排尿异常　与百草枯中毒致肾功能损害有关。

4. 舒适度改变　与百草枯中毒导致舌、咽、食管及胃黏膜损伤有关。

5. 悲观、抑郁　与厌世情绪、病情危重、恐惧担心有关。

(四)护理措施

1. 紧急救护　百草枯中毒目前尚无特效解毒剂,必须在中毒早期控制病情发展,阻止肺纤维化的发生。

(1)现场急救:一经发现,即给予催吐并口服白陶土悬液,或者就地取材用泥浆水100~200ml口服。

(2)减少毒物吸收:①清洗,尽快脱去污染的衣物,用肥皂水清洗被污染的皮肤、毛发,眼部用流动清水冲洗,时间>15min。②洗胃、口服吸附剂、导泻,先用白陶土悬液洗胃,再口服吸附剂(活性炭或白陶土)以减少毒物的吸收,继之用20%甘露醇(250ml加等量水稀释)或33%硫酸镁100ml口服导泻。由于百草枯具有腐蚀性,洗胃时应避免动作粗暴导致食管或胃穿孔。

(3)促进毒物排泄:除常规输液、应用利尿药外,应尽早在病人服毒后6~12h内进行血液灌流或血液透析,首选血液灌流,其对毒物的清除率是血液透析的5~7倍。

(4)防治肺损伤和肺纤维化:①及早按医嘱给予自由基清除剂,如维生素C、维生素E、还原型谷胱甘肽、茶多酚等。②早期大剂量应用肾上腺糖皮质激素,可延缓肺纤维化的发生,降低百草枯中毒的死亡率;对中到重度中毒病人可使用环磷酰胺。③高浓度吸氧可加重肺组织损害,仅在氧分压低于40mmHg或出现ARDS时才能使用。肺损伤早期给予正压机械通气联合使用激素对百草枯中毒引起的难治性低氧血症具有重要意义。

(5)对症紧急处置:保护胃黏膜,保护肝、肾、心脏功能,防治肺水肿,积极控制感染。出现中毒性肝病、肾衰竭时提示预后差,应积极给予相应的治疗措施。

2. 一般护理　卧床休息,除早期有消化道穿孔的病人外,均应给予流质饮食。

3. 病情观察　给予心电、血压监护,密切监测病人的生命体征,监测血气分析指标,观察病人是否有呼吸困难、发绀等表现,如有异常及时通知医生;血液灌流过程中可能会出现血小板减少,应密切注意病人有无出血倾向,如牙龈出血、便血、血尿、意识改变等,谨防颅内出血。

4. 对症护理

(1)消化道的护理:保护消化道黏膜,防止食管粘连、缩窄。应用质子泵抑制剂保护消化道黏膜。

(2)口腔溃疡的护理:加强对口腔溃疡、炎症的护理,可应用冰硼散、珍珠粉等喷洒于口腔创面,促进愈合,减少感染机会。

（3）血液灌流护理:除密切观察有无出血表现外,还应严格无菌操作,定期更换敷料,预防感染。妥善固定血管通路,防止脱管。

5. 心理护理　注意病人心理变化,做好病人及家属心理疏导与安抚,鼓励病人增强信心,积极配合治疗。

6. 健康教育　对病人及家属加强卫生宣传教育,告知百草枯的危害,讲解其保管、使用注意事项。

 边学边练

实训十　急性中毒病人的救护

急性中毒是指短时间内大量毒物或剧毒物进入人体,迅速引起中毒症状甚至危及生命,应争分夺秒地进行抢救。

本章学习重点是:急性中毒的救护原则、护理措施,特别是紧急救护措施;要熟练掌握常见急性急性中毒(如急性有机磷杀虫药中毒、急性 CO 中毒、急性镇静催眠药中毒等)的紧急救护。本章学习难点是:常见急性中毒病人的护理评估。护理评估是护理程序的首要步骤,在急性中毒病人抢救时,护士要利用所学知识与技能,迅速评估病人存在的危及生命的护理问题,并配合医生采取精准有效的救护措施,解决护理问题。

同学们在学习时应注重理论与实训结合,重视实训练习,认真对待情景模拟训练,培养主动抢救中毒病人的意识和团结协作精神,学会急性中毒病人及家属的健康教育方法。

（徐培聪　冯文华）

 思考与练习

1. 如何应用胆碱酯酶复能剂和阿托品解救有机磷杀虫药中毒?

2. CO 中毒的紧急救护措施有哪些?

3. 急性中毒紧急救护的原则是什么?

4. 急性食物中毒的流行病学和临床表现特征有哪些?

第八章 意外伤害病人的紧急救护

08章 数字资源

学习目标

1. 具有救死扶伤的职业精神和吃苦耐劳的奉献精神。
2. 掌握中暑、淹溺、触电及气管异物的救治原则与护理措施。
3. 熟悉中暑、淹溺、触电及气管异物的护理评估和措施以及烧烫伤、强酸强碱损害、动物致伤的护理措施。
4. 了解中暑、淹溺、触电及气管异物的病因和发病机制。
5. 熟练掌握中暑、淹溺、触电及气管异物的救护方法。
6. 学会意外伤害救护中的有效沟通与协作配合。

第一节 中暑病人的救护

 工作情景与任务

老李,58岁,农民。正值炎热夏季,在玉米地里劳作了4d后,突然感觉头痛、头晕、恶心、胸闷、心慌、乏力等,测量体温39℃。家人以为老李感冒,让其口服感冒药后在家休息。之后老李病情不见缓解,反而加重,其家人遂拨打120电话呼救。

工作任务:

1. 请根据病情对老李做出初步护理评估。
2. 依据评估与诊断列出紧急救护原则。
3. 协助医生立即对老李采取紧急救护措施。

中暑是指人体在高温环境下,由于水和电解质丢失过多、散热功能障碍,所引起的以

158

中枢神经系统和心血管功能障碍为主要表现的热损伤性疾病。临床主要表现为突发高热、皮肤干燥、无汗、意识丧失或惊厥等。重度中暑者可因中枢神经和循环功能障碍导致死亡。

一、病因与发病机制

（一）病因

1. 机体产热增加　在高温或在强热辐射下从事长时间劳动,机体产热增加,容易发生热蓄积,如果没有足够的防暑降温措施,就容易发生中暑。

2. 机体散热减少　在湿度较高和通风不良的环境下从事重体力劳动也可发生中暑。

3. 机体热适应能力下降　热负荷增加时,若机体热适应调节能力下降,就会出现代谢紊乱而发生中暑。如年老、体弱、产妇、肥胖、甲状腺功能亢进者、应用某些药物(如苯丙胺、阿托品)、汗腺功能障碍者(如硬皮病、广泛皮肤烧伤)等容易发生中暑。

（二）发病机制

人体在下丘脑体温调节中枢的控制下,体内产热与散热处于动态平衡,体温维持在37℃左右。当环境温度在35℃以下时,通过辐射、传导与对流途径散发的热量约占人体总散热量的70%。当空气干燥、气温超过35℃时,蒸发散热几乎成为机体最重要也是唯一的散热方式。当机体产热大于散热或散热受阻,则体内就有过量热蓄积,产生高热,引起组织损害和器官功能障碍。当外界环境温度增高时,机体大量出汗,引起水、钠丢失。当机体以失盐为主或仅补充大量水而补盐不足,就会造成低钠、低氯血症,导致肌肉痉挛,发生热痉挛。大量液体丧失会导致失水、血液浓缩、血容量不足,若同时发生血管舒缩功能障碍,则易发生外周循环衰竭,导致热衰竭。当外界环境温度增高,机体散热绝对或相对不足,汗腺疲劳,引起体温调节中枢功能障碍,致体温急剧增高,产生严重的生理和生化异常而发生热射病。实验证明,温度达42℃以上可使蛋白质变性,温度超过50℃数分钟细胞即死亡。

二、护理评估与诊断

（一）护理评估

1. 健康史　重点询问病人是否有引起机体产热增加、散热减少或热适应不良的原因,是否有长时间高温环境中工作未补充水分等病因存在。

2. 身体状况

（1）先兆中暑:在高温环境下工作一段时间后,出现大汗、口渴、头晕、头痛、注意力不集中、眼花、耳鸣、胸闷、心悸、恶心、四肢无力、体温正常或略升高,不超过38℃。如及时将病人转移到阴凉通风处安静休息,补充水、钠,短时间即可恢复。

（2）轻症中暑:除上述先兆中暑症状加重外,体温至38℃以上,出现面色潮红、大量出汗、皮肤灼热等表现,或出现面色苍白、皮肤四肢湿冷、血压下降、脉搏增快等虚脱表现。

如进行及时有效处理,可在数小时内恢复。

(3)重症中暑:包括热痉挛、热衰竭和热射病三型。

1)热痉挛:是一种短暂、间歇发作的肌肉痉挛,可能与钠盐丢失相关。热痉挛常发生于初次进入高温环境工作,或运动量过大时,大量出汗且仅补水者。多发生在四肢肌肉、咀嚼肌、腹直肌,最常见于腓肠肌,也可发生于肠道平滑肌,无明显体温升高。热痉挛也可为热射病早期表现。

2)热衰竭:指热应激后以血容量不足为特征的一组临床综合征,在严重热应激时,由于体液和钠盐丢失过多、补充不足所致,表现为多汗、疲乏、无力、眩晕、恶心、呕吐、头痛等。可有明显脱水征,甚至出现面色苍白、心动过速、呼吸加快、脉搏细数血压下降、晕厥等休克表现。体温可轻度升高,无明显中枢神经系统损害表现。热衰竭如得不到及时治疗,可发展为热射病。

3)热射病:又称中暑高热,属于高温综合征,是一种致命性急症。典型的临床表现为高热(直肠温度≥41℃)、无汗和神志障碍。临床上根据发病时病人所处的状态和发病机制分为经典型热射病和劳力型热射病。经典型热射病常发生在小孩、老年人和有基础疾病的人群,一般为逐渐起病。前驱症状不易发现,1~2d后症状加重,出现神志模糊、谵妄、昏迷等,或有大小便失禁,体温高,可达40~42℃,可有心衰、肾衰等表现。劳力型热射病多发生于平素健康的年轻人,在高温高湿环境下进行剧烈体育运动或从事重体力劳动一段时间后忽感全身不适,发热、头痛、头晕、反应迟钝,或忽然晕倒、神志不清,伴恶心、呕吐、呼吸急促等,继而体温迅速升高达40℃以上,出现谵妄、嗜睡和昏迷。皮肤干热,面色潮红或苍白,开始大汗、冷汗,继而无汗、心动过速、休克等。劳力型热射病常伴有严重的横纹肌溶解,故急性肾损伤、急性肝损害、DIC出现早,在发病后十几小时甚至几小时即可出现,病情恶化快,病死率极高。热射病是中暑最严重的类型,其病死率与温度的上升相关。

3. 辅助检查 中暑时,应紧急行血生化检查、动脉血气分析及尿常规检查。血尿素氮、血肌酐可升高。发病早期因脱水致血液浓缩可出现血红蛋白升高、血细胞压积增加。白细胞、中性粒细胞增高,其增高的程度与中暑的严重程度相关。血清电解质检查可有高钾、低钠、低氯血症。尿常规可有不同程度的蛋白尿、血尿、管型尿改变。严重病例常出现肝、肾、胰和横纹肌损害的实验室改变。有凝血功能异常时,应考虑DIC。尿液分析有助于发现横纹肌溶解和急性肾损伤。

(二)护理诊断

1. 焦虑、恐惧 与担心预后有关。

2. 体温过高 与体温调节功能紊乱有关。

3. 体液不足 与高热引起大量出汗及水分补充不足有关。

4. 疼痛 与中暑痉挛有关。

5. 意识障碍 与中暑引起中枢功能障碍有关。

6. 知识缺乏 与对中暑的原因、急救及预防知识认识不足有关。

三、紧急救治与护理

救护原则:迅速降温,及时补液防止循环衰竭,纠正水、电解质紊乱,积极防治休克和并发症。

(一)院前紧急救护

1. 脱离高温环境　迅速将病人搬离高温环境,安置到有良好通风的地方或者阴凉处,尽量取平卧位,如有呕吐应将病人头偏向一侧,解开或脱去外衣。

2. 迅速降温　可用冷水反复擦拭全身,加快皮肤散热而降温。清醒者可饮用淡盐水或含盐清凉饮料并休息,快速使体温降低于38℃以下。对有循环功能紊乱者,可经静脉补充 5% 葡萄糖盐水,但滴速不能太快,并严密观察,直至恢复。

先兆中暑和轻症中暑病人经现场救护后一般均可恢复正常,但若为重症中暑,应立即转送医院。

(二)院内紧急救治

1. 热痉挛　对重症热痉挛病人以补充氯化钠为主,可静脉滴注 5% 葡萄糖盐水或生理盐水 1~2L。

2. 热衰竭　以补足血容量、防止血压降低为主要救护措施。可用 5% 葡萄糖盐水或生理盐水静脉滴注,必要时监测中心静脉压以指导补液。

3. 热射病　救护关键是迅速降低核心温度、血液净化和防治DIC。

(1)迅速降温:是首要的救护措施,降温速度与预后密切相关,体温越高,持续时间越长,组织损害越重,预后也越差。一般应在 1h 内使直肠温度降至 37.8~38.9℃。

1)低温环境:将病人安置于通风良好的低温环境(室温 20~25℃)中,监测体温、心电、血压及凝血功能。

2)体外降温:头部降温可采用冰帽,或用冰袋紧贴两侧颈动脉、双侧腹股沟区进行降温。全身降温可使用冰毯,或用冰水擦拭皮肤。

3)体内降温:冰盐水(4℃)200ml 进行胃或直肠灌洗;或用冰的 5% 葡萄糖盐水 1~2L 静脉滴注,开始滴注速度不宜太快,应控制在 30~40 滴 /min;或用低温透析液(10℃)进行血液透析。

(2)维持水电解质平衡,纠正酸中毒:补钠补液,低血压时应首先及时输液补充血容量,必要时可使用升压药。

(3)血液净化:若一般物理降温无效,持续高温 40℃超过 2h,或出现难以纠正的电解质和酸碱平衡紊乱,或血流动力学不稳定,或合并多器官功能不全综合征(multiple organ dysfunction syndrome,MODS)时,应立即行血液滤过治疗。

(4)对症救护:保持呼吸道通畅,给予吸氧,必要时行气管插管、人工机械通气;应用甘露醇、糖皮质激素降低颅内压,防治脑水肿;对出现躁动、抽搐者,给予镇静药;适当应用抗生素预防感染。

（三）一般护理

1. 体位　卧床休息,昏迷病人取仰卧位头偏向一侧。

2. 饮食护理　对神志清楚者可给予高热量、高蛋白、高维生素易消化饮食,对昏迷病人可给予鼻饲或肠外营养支持,满足机体代谢需要。

（四）病情观察

1. 降温效果观察　降温过程中应密切监测体温,根据体温变化调整降温措施;观察末梢循环情况,以确定降温效果。体温降至38℃左右时即可考虑终止降温,但仍需防止体温再度回升。

2. 并发症的观察　监测水电解质失衡状况;监测脑、肺、肾等重要脏器的功能状况。

3. 伴随状况的观察　如是否伴有寒战、大汗、咳嗽、呕吐、腹泻、出血等,以辅助明确诊断。

（五）对症护理

1. 口腔护理　高热病人口腔黏膜干燥,容易发生舌炎、牙龈炎等,应重视口腔护理以防感染和黏膜溃破等。

2. 皮肤护理　对昏迷、高热病人应及时更换衣裤和被褥,定时翻身,防止压疮。对使用冰水敷擦和使用冰袋者,应随时检查、按摩皮肤,避免皮肤损伤。

3. 留置尿管护理　对昏迷病人做好留置尿管护理,预防泌尿系统感染。

4. 保持呼吸道通畅　对昏迷及休克病人应采取平卧位,头部偏向一侧,可防止舌根后坠阻塞气道,也便于分泌物从口角流出,避免误吸而发生窒息。及时吸除鼻咽分泌物,保持呼吸道通畅。必要时给予吸氧。

5. 高热惊厥的护理　应将高热惊厥病人置于保护床内,以防坠床和碰伤。床边应备开口器与舌钳。

（六）心理护理

向病人及家属讲解有关中暑的预防和急救知识,对病人进行心理疏导,解除其紧张恐惧的情绪,使其树立恢复健康的信心。

（七）健康教育

1. 老年人、孕妇、有慢性疾病的人,特别是有心脑血管疾病的人,尽量减少高温时的户外活动,尤其是长时间暴露在烈日下。

2. 如必须在高温下工作,应备消暑饮料及药品,如藿香正气水、人丹丸、十滴水等。如出现头晕、乏力、胸闷不适等中暑先兆,应快速离开高温环境,到阴凉通风处安静休息,及时服用清凉饮料及解暑药物。

3. 注意饮食,少食高油、高脂食物,饮食尽量清淡,多吃水果蔬菜。

4. 保证充足的睡眠,睡觉时避免电风扇或空调直吹。

（冯广君）

第二节　淹溺病人的救护

 工作情景与任务

陈先生，36岁，出租车司机。因天气炎热，游泳溺水，被人救起时，意识丧失，面色发绀，口、鼻处有白色泡沫样物，腹部膨隆，脉搏微弱，四肢厥冷。

工作任务：

1. 请快速对小陈做出初步护理评估。

2. 如你在现场，请迅速进行现场急救。

3. 请立即配合医生采取紧急救护措施。

淹溺又称溺水，由于各种原因淹没于水或其他液体中，人体呼吸道被泥沙、水及杂草等物质堵塞，导致换气功能障碍、喉头痉挛、缺氧甚至窒息，如不及时抢救，可因呼吸、心跳停止而死亡。

一、病因与发病机制

（一）病因

1. 无游泳能力的人意外落水或潜水意外造成淹溺。

2. 饮酒过量、服用过量的镇静药物后入水造成淹溺。

3. 各种外伤后意识障碍落水而致淹溺。

4. 游泳时体力耗竭或突然发生肢体抽搐、肢体被杂物缠绕等造成无法上浮水面而造成淹溺。

5. 有癫痫、心脑血管疾患或游泳时疾病急性发作而导致淹溺。

（二）发病机制

人淹没于水中后，本能地出现反射性屏气和挣扎，避免水进入呼吸道。但由于缺氧，被迫深呼吸，从而使大量水进入呼吸道和肺泡，阻滞气体交换，加重缺氧和二氧化碳潴留，造成低氧血症、高碳酸血症和代谢性酸中毒。根据发生机制，淹溺可分干性淹溺和湿性淹溺两类。

1. 干性淹溺　入水后，受惊慌、恐惧、骤然寒冷等强烈刺激，会引起喉痉挛，导致上呼吸道完全梗阻，因窒息而死亡，很少或无水吸入呼吸道和肺泡。干性淹溺约占淹溺者的10%。同时喉头痉挛，心脏可反射性地停搏，也可因窒息、心肌缺氧而致心脏停搏而死亡。

2. 湿性淹溺　入水后大量水分吸入肺内，呼吸道和肺泡被水充塞，发生窒息。呼吸道内的水很快经肺泡进入到血液循环,病人短时间内神志丧失,继发呼吸停止和心室颤动,约占淹溺者的 90%。根据发生水域不同,湿性淹溺分为淡水淹溺和海水淹溺两类。

(1)淡水淹溺:河水、湖水主要为低渗透性液体。在人体大量吸入淡水后,血液循环中会有低渗性液体进入,从而引起血容量剧增导致肺水肿和心力衰竭。大量低渗性液会使细胞肿胀、破裂,发生溶血,继而出现高钾血症和蛋白尿、心室纤颤而致心脏停搏。大量游离的血红蛋白会堵塞肾小管,导致急性肾损伤。低渗性液体进入血液循环,稀释血液,导致病人出现低钠、低氯和低蛋白血症。

(2)海水淹溺:海水为高渗性液体,含浓度较高的氯化钠及大量钙盐和镁盐。当被吸入肺泡后,会使肺泡上皮细胞和肺毛细血管内皮细胞受损,同时大量蛋白质及水分向肺间质和肺泡腔内渗出,引起急性非心源性肺水肿。高血钙可导致心律失常,严重者可至心脏停搏。高血镁可对中枢和周围神经产生抑制,导致横纹肌无力、血管扩张和血压下降。

二、护理评估与诊断

(一)护理评估

1. 健康史 要了解淹溺者发生淹溺的时间、地点、水源性质,以利急救。注意检查头部有无硬物碰撞痕迹,以便及时诊治颅脑外伤;询问病人有无激动、紧张、悲伤等情绪波动,有无饮酒或服用镇静类药物,既往有无禁忌游泳的疾病等。

2. 身体状况 临床表现因淹溺时间长短、吸入水的性质及器官损害范围不同,出现窒息轻重程度亦不等。

(1)一般表现:淹溺病人常表现为窒息、神志丧失、呼吸、心跳微弱或停止。有颜面、指端发绀、面部肿胀、双结膜充血、口鼻充满泡沫或泥污,肺部听诊可闻及干湿性啰音,呼吸困难,呼吸急促或呼吸微弱。病人四肢冰冷、腹部鼓胀、寒战,常有不同程度的低体温。另外,还要评估淹溺病人是否伴有头颈部损伤。

(2)各系统表现

1)呼吸系统:剧烈咳嗽,胸痛,呼吸浅快或不规则,淡水淹溺者多见咳粉红色泡沫痰,呼吸困难,发绀,两肺湿啰音,肺部叩诊浊音。

2)循环系统:脉搏细数或不能触及,心律不齐,心音低钝,血压不稳定,心力衰竭,危重者出现心室颤动甚至心室停搏。

3)神经系统:烦躁不安或昏迷,可伴有抽搐,肌张力增加,牙关紧闭,可出现病理反射。

4)消化系统:上腹饱胀,胃内充满水,呈扩张状态。海水淹溺者口渴明显。

5)泌尿系统:尿液混浊呈橘红色,可出现少尿或无尿。严重者出现肾功能不全。

6)运动系统:少数病人合并骨折或其他外伤。

在复苏过程中可出现各种心律失常、肺水肿表现,甚至心室颤动、心力衰竭、ARDS、脑水肿、溶血性贫血、急性肾损伤或 DIC 等各种临床表现。肺部感染较为常见。如淹溺在冰冷的水中,病人可发生低温综合征。

3. 辅助检查

(1)血液检查:淹溺者常有白细胞总数增高,淡水淹溺者由于血液稀释及溶血,血钾增高,血钠、血氯下降,低蛋白血症。海水淹溺者血钠、血氯增高,血中尿素增高。动脉血气分析显示低氧血症和代谢性酸中毒。

(2)尿常规:可见蛋白尿、管型尿及游离的血红蛋白。

(3)X 线检查:肺部内侧带和肺底呈绒毛结节状高密度阴影,也可出现弥漫性肺水肿的絮状渗出或炎症改变。如胸片显示肺内阴影持续存在 10d 以上,提示继发细菌性肺炎。怀疑颈椎有损伤时,需同时行颈椎 X 线检查。

(二)护理诊断

1. 焦虑、恐惧　与窒息引起的濒死感有关。

2. 清理呼吸道无效　与大量液体进入呼吸道及呼吸道痉挛有关。

3. 低效性呼吸型态　与呼吸道梗阻、肺水肿有关。

4. 有体液失衡的危险　与液体进入体内过多有关。

5. 潜在并发症:急性肺水肿、肺部感染、心搏骤停等。

三、紧急救治与护理

(一)院前紧急救治

缺氧是导致淹溺死亡的主要原因。缺氧时间和程度对淹溺的预后有决定性作用,纠正缺氧可使自主呼吸和循环恢复。因此,快速、有效的现场救护,尽快对淹溺者进行通气和供氧是最重要的紧急抢救措施。2015 年欧洲《特殊场合的心肺复苏指南》的淹溺生存链(图8-1)包括预防淹溺、识别与求救、提供漂浮救援物、救离水中、提供医疗救护5个关键环节。

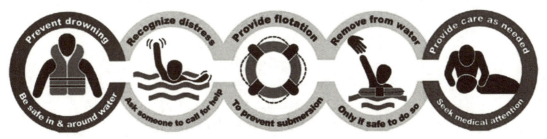

预防淹溺　　识别和求救　　提供漂浮救援物　　救离水中　　提供医疗救护

图 8-1　淹溺生存链

1. 将淹溺者迅速救离水面　施救者应保持镇静,最好借助木棍、绳索、漂浮物或船进行营救。若下水营救,则应尽可能脱去衣裤、鞋靴,从背后接近淹溺者,以仰泳方式救助溺水者出水。

2. 检查及清理呼吸道 立即清除口、鼻腔中的污泥、杂草等异物,对牙关紧闭者设法撬开,取出活动义齿,将舌头拉出口腔,以免舌根后坠堵塞呼吸道。松开领口、紧裹的内衣、胸罩及腰带,确保呼吸道通畅。

现场倒水方法:将淹溺者腹部置于施救者屈膝的大腿上,头部下垂,施救者平压淹溺者腹部,将呼吸道和胃内的水倒出;或由施救者抱起淹溺者的腰腹部,使背部朝上,头部下垂予以倒水。如有心搏骤停应立即行 CPR,不应因倒水而延误 CPR。

3. 现场复苏 淹溺者一旦被救离水中,即应遵循标准基础生命支持展开紧急救助,首先检查病人反应,开放气道,检查有无生命迹象。淹溺现场复苏的流程见图 8-2(具体操作详见第四章)。

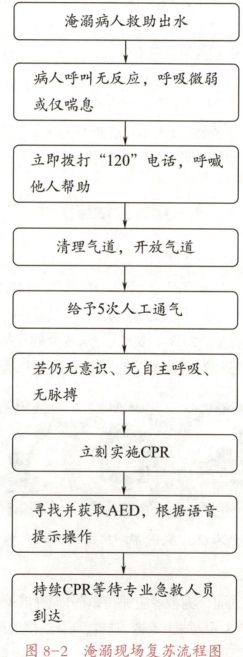

图 8-2 淹溺现场复苏流程图

（二）院内紧急救治

1. 维持体温　迅速将病人安置于抢救室内，换下湿冷衣裤，注意保暖。

2. 维持呼吸功能　保持呼吸道通畅是维持呼吸功能的前提。对有自主呼吸者，可给予高浓度吸氧。对于无自主呼吸者，应行气管插管或气管切开，辅助机械通气，同时静脉注射呼吸兴奋剂（如尼可刹米等）促使病人恢复自主呼吸。

3. 维持循环功能　溺水者心跳恢复后常伴有血压不稳定或低血压状态，应注意监测有无低血容量。有条件者可行中心静脉压（CVP）监测，结合动脉压和尿量监测，分析、指导输液的速度和量。若胸外按压无效，应通过心电监测观察是否有心室颤动存在。如有心室颤动应立即电除颤或药物除颤。

（三）一般护理

1. 体位　卧床休息。对昏迷病人应取仰卧位，头偏向一侧。

2. 保持呼吸道通畅、给氧　及时清除口腔、鼻腔、气道分泌物，给予吸氧，必要时采用呼吸机辅助通气。

3. 饮食护理　对神志清楚者可给予高热量、高蛋白、高维生素易消化饮食，对昏迷病人可给予鼻饲或肠外营养支持，满足机体代谢需要。

4. 口腔护理　口腔护理 2 次 /d，预防口腔感染。

5. 皮肤护理　保持床单元、皮肤清洁干燥，定时翻身，预防压疮。

6. 留置尿管护理　对昏迷病人做好留置尿管的护理，预防泌尿系统感染。

（四）病情观察

1. 注意观察病人的神志，呼吸频率、深度，有无咳痰，痰的颜色、性质，听诊肺部有无啰音，测量血压、心率、脉搏。

2. 监测并记录尿的颜色、量、性质。

3. 使用脱水剂和利尿剂时，要注意观察血压、脉搏、呼吸、意识的变化。

（五）对症护理

1. 复温护理　复温对病人的预后非常重要。病人心跳呼吸恢复后，应将病人安置到温暖的房间，脱去湿冷的衣服，用干爽的毛毯包裹全身给予复温。还可用热水浴法、温热林格液灌肠等方法复温。复温时速度不宜过快。

2. 控制输液

（1）对淡水淹溺者应严格调节静脉输液速度，从小剂量、低速度开始，避免短时间内大量液体输入加重血液稀释程度。如血液稀释严重，可静脉滴注 3% 氯化钠 500ml，必要时可重复一次。

（2）当海水淹溺者出现血液浓缩症状时，可给予 5% 葡萄糖或低分子右旋糖酐以稀释被浓缩的血液和增加血容量，切忌输入生理盐水。

（3）纠正酸中毒可给予 5% 碳酸氢钠静脉滴注。

（六）并发症的护理

1. 防治肺水肿　加压给氧的同时,可将40%~50%酒精加入湿化瓶内,改善气体交换,纠正缺氧,减轻肺水肿。对严重者,遵医嘱选用强心、利尿剂减轻肺水肿。

2. 防治脑水肿　使用糖皮质激素和脱水剂,如20%甘露醇、50%葡萄糖静脉滴注。有条件可行高压氧治疗。如有抽搐,可用地西泮、苯巴比妥或水合氯醛等镇静剂。

3. 防治肺部感染　淹溺时泥沙、杂草、呕吐物等吸入气管,易发生肺部感染,给予抗生素治疗。

4. 及时应用保护肝肾功能、促进脑功能恢复的药物。

5. 如发现其他并发症如骨折等,应及时处理。

（七）心理护理

加强与病人及家属沟通,缓解其焦虑与恐惧心理,积极配合医疗护理工作;对自杀淹溺病人应尊重其隐私,注意正确引导,同时做好其家属的思想工作,协同帮助病人消除自杀念头。

（八）健康教育

1. 不到不了解的水域或不安全的水域游泳。

2. 有明确的心脑血管疾病的病人、癫痫病人、饮酒后或服用镇静药物后,应避免游泳。

3. 对自杀淹溺者,嘱家属多陪伴、开导病人。

4. 小儿游泳时需有成人在场看护。

5. 禁止野浴,注意游泳安全,教导自救和互救方法。

（冯广君）

第三节　电击伤病人的救护

 工作情景与任务

刘先生,26岁。在装修新房时因带电改造线路不慎发生触电,全身抽搐,意识丧失,并且裸露的电线仍然攥在手中。

工作任务:

1. 作为现场目击者,请对刘先生即刻进行紧急救助。

2. 作为急诊护士,请配合医生对刘先生进行院内紧急救护。

电击伤又称触电,是指人接触电源时一定量的电流或电能量(静电)通过人体,造成机体组织损伤和器官功能障碍,严重者可发生心跳和呼吸骤停。

一、病因与发病机制

（一）病因

1. 安装和维修电器、电线不按规程操作,电线上吊挂衣物等。
2. 人体接触了各种老化的电器、电线等暴露的电源引起电击伤。
3. 暴风雨、大风雪、火灾、地震等意外事故导致电线折断接触到人体。
4. 雷雨天躲避不当被闪电击中。
5. 电流或静电电荷经空气或其他介质电击人体。

（二）发病机制

电击伤常见的原因是人体直接接触电源,或在高压电和超高压电场中,电流或静电电荷经空气或其他介质电击人体。人体作为导电体,在接触电流时,即成为电路中的一部分。电击通过产热和电化学作用引起人体器官生理功能障碍(如抽搐、心室颤动、呼吸中枢麻痹或呼吸停止等)和组织损伤。电击伤对人体的危害与接触电压高低、电流强弱、电流类型、频率高低、通电时间、接触部位、电流方向和所在环境的气象条件都有密切关系。

二、护理评估与诊断

（一）护理评估

1. 健康史　了解直接或间接接触带电物体的病史,触电者触电时间、地点、电源情况以及现场急救处置情况。

2. 身体状况

(1) 全身表现:轻者表现为痛性肌肉收缩、惊恐、面色苍白、头痛、头晕、心悸等。重者可导致意识丧失、休克、心脏呼吸骤停、室性心律失常,也可引起肺水肿、胃肠道出血、凝血功能障碍、急性肾功能不全等。高压电击时,常发生神志丧失,呼吸、心搏骤停。心室颤动是低压电电击后常见的表现,也是伤者致死的主要原因。有些严重电击伤者当时症状虽不重,1h 后却可突然恶化,临床上应特别重视,伤者有多重损伤的可能性,如强直性肌肉损伤、内脏器官损伤和体内外烧伤等。

(2) 局部表现:低压电引起的烧伤常见于电流进入、流出点,伤口小,呈椭圆形或圆形,焦黄或灰白色,干燥,边缘整齐,与正常皮肤分界清楚,一般不损伤内脏。高压电引起电烧伤面积不大,但可深达肌肉、血管、神经和骨骼,有口小底大,外浅内深的典型特征,入口与出口可能有多个,烧伤部位组织焦化或炭化,肌肉组织常呈夹心性坏死。高压电流可造成血管壁变性、坏死或血管栓塞,从而引起继发性出血或组织的继发性坏死。

3. 心理－社会状况　评估病人情绪是否稳定及其对治疗的配合程度。了解病人家庭经济状况、家属及社会支持情况。部分病人可能担心因触电引起的烧伤毁容或肢体残疾而影响社会适应力。

4. 辅助检查

（1）心电图：可见房室传导阻滞、期前收缩等心律失常、非特异性 ST-T 改变等。

（2）生化检测：可见心肌酶升高、血淀粉酶升高、血肌酐升高、高血钾、LDH 水平升高。

（3）尿液检查：可出现肌红蛋白尿、血红蛋白尿。

（4）动脉血气分析：可有酸中毒、低氧血症。

（二）护理诊断

1. 焦虑 / 恐惧　与电击伤后出现病理改变及担心预后有关。

2. 体液不足　与大面积电击伤后大量体液自创面丢失、血容量减少有关。

3. 皮肤完整性受损　与皮肤灼伤、失去皮肤屏障功能有关。

4. 疼痛　与电击伤后创面疼痛及局部炎症有关。

5. 有感染的危险　与电击伤后组织损伤有关。

6. 潜在并发症：心律失常、脑水肿、心搏骤停等。

三、紧急救治与护理

救护原则：迅速将病人脱离电源，争分夺秒，尽快进行有效抢救。

（一）院前紧急救治

1. 迅速脱离电源　首先应保证现场救助者自身安全。即刻切断触电现场电源，或用干燥木棒、竹竿等绝缘物挑开电线，或用干燥绝缘物拉开触电者等。

2. 就地休息　轻型电击伤脱离触电环境，就地观察及休息 1～2h，以减轻心脏负荷，促进恢复。

3. 快速启动 EMSS　重型电击伤应立即拨打 120 电话，启动 EMSS，使病人能尽快转运至医院做进一步处理。

4. 心肺复苏　对心脏呼吸骤停者，立即实施心肺复苏术，不能轻易终止复苏。

（二）院内紧急救治

1. 维持有效呼吸　保持呼吸道通畅，及时清除气道内的分泌物。对呼吸停止者，应立即气管插管，给予呼吸机辅助通气。

2. 维持有效循环　对低血容量性休克和严重电烧伤的病人，应迅速给予静脉补液，补液量较同等面积热力烧伤者要多。

3. 纠正心律失常　最严重的心律失常是心室颤动，应尽早给予除颤，必要时辅以药物治疗。

4. 脑水肿的防治　心肺复苏后可在颈、腋下和腹股沟处放置冰袋，使肛温维持在32℃，并静脉滴注 20% 甘露醇、高渗葡萄糖及能量合剂，以改善脑细胞代谢。

5. 创面处理　局部坏死组织如与周围健康组织分界清楚,应在伤后 3~6d 及时切除焦痂。如皮肤缺损较大,可给予植皮治疗。必要时应用破伤风抗毒素预防破伤风的发生。

6. 筋膜松解术和截肢　高压电热烧伤后,引起局部组织水肿和小血管内血栓形成,远端肢体发生缺血性坏死,因而需要进行筋膜松解术,减轻烧伤部位周围压力,改善肢体远端血液循环。必要时做截肢手术。

电击伤的急救处理流程见图 8-3。

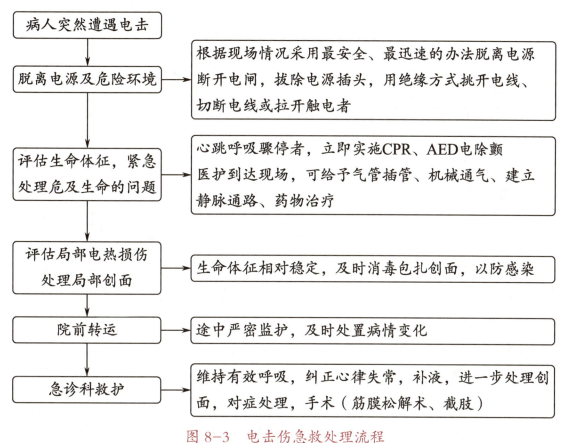

图 8-3　电击伤急救处理流程

（三）一般护理

1. 卧床休息　对昏迷病人去枕平卧位头偏向一侧。

2. 伤口护理　保持伤口敷料的清洁、干燥,防止脱落。严格遵守无菌操作规程,加强消毒隔离,严防感染。

3. 补充液体　建立有效静脉通路,按计划补液,维持有效循环。

4. 饮食护理　给予清淡、易消化的饮食,必要时给予全胃肠营养液。对急性肾功能衰竭者,应限制饮水量。

5. 预防发生口腔感染和压疮,对昏迷病人做好留置尿管的护理,预防泌尿系统感染。

（四）病情观察

监测生命体征、意识状态、肾功能等变化,观察有无颅脑外伤、气胸、血胸、内脏破裂、四肢与骨盆骨折等合并伤。如有上述情况,应迅速报告医生,并做好紧急抢救配合。

（五）对症护理

1. 安全防护　病人电击后易出现精神兴奋症状,应安置病人休息,避免发生意外。对神志不清者,加以床档保护,防止坠床。

2. 加强创面护理　随时观察创面颜色、气味,有无发绀、坏死,警惕大出血的发生。应用抗生素预防和控制电击伤对深部组织可能造成的厌氧菌感染。注射破伤风抗毒素预防破伤风发生。

3. 合并伤护理　触电时因弹离电源或高空跌落,可造成颅脑伤、血气胸、内脏破裂、骨盆及四肢骨折等,对疑有头颈损伤者,应给予颈托保护。对可疑脊柱骨折者应注意保护脊柱,搬运时使用硬板床。

（六）心理护理

针对个体情况进行心理护理,加强与病人的沟通,给予心理安慰,消除其恐惧心理。培养病人的自理能力,使病人保持良好的心理状态,能积极配合治疗和护理。鼓励病人家属和朋友给予病人关心和支持。

（七）健康教育

1. 安全教育　大力宣传安全用电,加强自我保护与相互保护意识,熟知预防措施和安全抢救方法。

2. 严格执行电业安全工作流程　严格遵守安全生产的组织与技术措施。电器的安装和使用必须符合标准,定期检查和维修。推广使用触电保护器。严禁私拉电线和在电线旁晾晒衣被。发生火警时应先切断电源。

3. 防止跨步电压电击伤　当电线落地时,人与落地点保持室内 4m、室外 8m 以上安全距离,若小于上述距离,应单脚跳跃或双脚并小步迅速离开不安全区域。进入不安全区域时应穿绝缘鞋。

4. 防止雷电击伤　雷雨时不能在高压电线附近作业,不得靠近避雷器,不要在树下避雨,不撑铁柄伞,避免停留在高地。

5. 防止医源性电击伤　使用心导管、心电监护、起搏器时,注意防止伤害到他人。

（冯广君）

第四节　气管异物病人的救护

工作情景与任务

琳琳,女,4岁半。在家中边看电视边进食花生米,突然琳琳丢下遥控器,双手扼颈,剧烈咳嗽,呼吸急促,面色紫红,家人急忙送其入院。查体:体温 37.3℃,脉搏 160 次 /min,

呼吸29次/min;急性病容,口唇发绀,可见吸气性三四征,双肺呼吸音增粗,右肺呼吸音减低,可闻及少许干鸣音;X线胸片示右侧局限性肺气肿。临床诊断:气管异物。

工作任务:

1. 立即应用海姆利希急救法,排出琳琳气管内花生米。

2. 对琳琳家属进行气管异物健康教育。

气管异物是临床常见急症之一,儿童及老年人多见,偶见于成人。轻者造成气管、支气管、肺部损害,重者或抢救不及时,可因窒息而死亡。

一、病因与发病机制

(一)病因

1. 进食未切碎的食物,没有细嚼慢咽,尤其是戴义齿者。

2. 咀嚼和吞咽食物时,大笑或交谈。

3. 酗酒后呕吐误吸。

4. 儿童口含质韧而滑的食物(如花生、坚果、玉米花、果冻等)或异物行走、跑跳、玩耍。

(二)发病机制

当异物进入气管后,会引起气管黏膜的病理变化,植物性异物如花生,因含有游离脂酸,对黏膜的刺激性很强,2～3d后即可引起支气管黏膜的炎症反应,并出现部分性阻塞表现。随着气管黏膜的分泌物增多以及异物吸水后膨胀,气道出现完全性阻塞表现,分泌物渐渐转为脓性。如处理不及时,异物周围有肉芽生长,且包绕异物,可发生气管炎、支气管炎、肺炎、肺脓肿、脓胸等。尖锐异物进入气管时,可损伤黏膜,出现局部黏膜出血,继之充血肿胀。

二、护理评估与诊断

(一)护理评估

1. 健康史　了解进食时是否有哭笑、逗玩、惊吓等情况。全身麻醉或昏迷病人,可因咽反射消失,易造成呕吐物或松动的义齿吸入气道等。气道异物常见的有花生米、瓜子、黄豆、栗子、玉米粒、果冻等食品,或纽扣、硬币、小玩具等。

2. 身体状况　气道异物最主要的表现为剧烈呛咳、吸气性呼吸困难及发绀等。

(1)异物嵌顿于咽喉时,如异物较大可立即导致窒息。异物较小引起不完全气道阻塞,病人会有吸气性呼吸困难和喉鸣音、嘶哑甚至失声。尖锐异物停留较久,可有疼痛及咯血等症状。

（2）异物嵌顿气管者，会引起剧烈的阵发性咳嗽，出现吸气性呼吸困难。当异物嵌在气管隆嵴之上，则表现为混合性呼吸困难，同时有喘鸣音。

（3）异物嵌顿支气管者，仅有轻度咳嗽及喘鸣，呼吸困难症状轻，以后因异物堵塞和并发炎症，产生肺气肿或肺不张等支气管阻塞症状。如异物存留时间较长者，炎症加剧，可并发支气管炎、肺炎甚至肺脓肿，加重呼吸困难，并引起全身中毒症状如高热等。

（4）并发症：由于缺氧，导致肺循环阻力增加，心脏负荷增加，可并发心力衰竭。严重肺气肿剧烈咳嗽时，可导致细支气管或肺泡破裂，发生气胸、纵隔或皮下气肿。合并感染可引起肺炎或肺脓肿。

3. 心理 - 社会状况　病人因呼吸困难会有紧张、恐惧表现。婴幼儿会出现烦躁、哭闹。

4. 辅助检查

（1）支气管镜检查：可明确诊断，同时取出异物。

（2）X 线和 CT 检查：可确定异物的位置、形状及大小，可发现肺部感染渗出和肺不张等影像表现。

（二）护理诊断

1. 有窒息的危险　与异物阻塞呼吸道，阻碍正常呼吸有关。

2. 清理呼吸道无效　与气管内分泌物增多有关。

3. 恐惧与焦虑　与呼吸不畅及担心疾病预后有关。

4. 知识缺乏：缺乏气管异物防治知识。

5. 潜在并发症：肺炎、肺不张、心力衰竭等。

三、紧急救治与护理

（一）院前紧急救治

1. 气道阻塞轻微时　鼓励病人用力咳嗽并尽力呼吸，如自行解除阻塞失败，立即拨打 120 启动 EMSS。

2. 气道阻塞严重时　施救者应立即实施干预。先清理鼻腔和口腔，然后使用海姆利希手法（Heimlich maneuver）使异物排除。

（1）立位急救法：救护者站立于病人身后，用双臂围绕病人腰部，一手握拳，拳头的拇指侧顶在病人的上腹部（脐稍上方），另一手握住握拳的手，向上、向后猛烈挤压病人的上腹部，挤压动作要快速，压后随即放松（图 8-4）。

（2）卧位急救法：病人仰卧，救护者两腿分开跪在病人大腿外侧的地面上，双手掌叠放在病人脐稍上方，向下、向前快速挤压，压后随即放

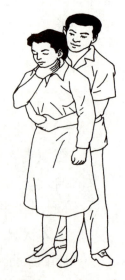

图 8-4　海姆利希手法（立位）

松（图 8-5）。

（3）自救法：自己发生气管异物，孤立无援时，可用自己的拳头和另一只手掌冲击腹部，也可在椅背或任何固定的钝角物体上快速挤压腹部，压后随即放松。

（4）儿童及婴幼儿急救法：让患儿俯卧在两腿间，头低脚高，然后用手掌适当用力在患儿的两肩胛骨间拍击4次。拍背不见效，可让患儿背贴于救护者的腿上，然后救护者用两手示指和中指用力向后、向上挤压患儿中上腹部，压后即放松，可重复数次。也可倒提其两腿，使头向下垂，同时轻拍其背部，这样可以通过异物的自身重力和呛咳时胸腔内气体的冲力，迫使异物向外咳出（图8-6）。

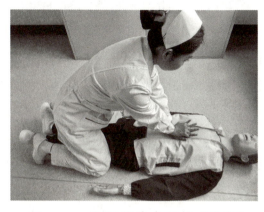

图8-5 海姆利希急救法（卧位）

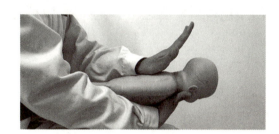

图8-6 婴幼儿气管异物急救手法

3. 呼吸停止者 立即开放气道，口对口人工呼吸及胸外心脏按压。

（二）院内紧急救治

1. 配合医生给病人吸氧、吸痰，准备好气管切开包，心电监护及急救药品。备好光源及支气管镜、喉镜。

2. 严密观察病人神志变化，呼吸的节律、幅度、呼吸音及咳嗽等情况。

3. 动作轻柔，减少对患儿的刺激，避免其哭闹、躁动而加重缺氧或异物突然移位发生窒息。

4. 发现有呼吸困难或窒息时，立即通知医生行人工呼吸、心肺复苏。必要时行气管切开术或喉镜下异物取出术。

（三）一般护理

1. 病人取平卧位，保持呼吸道通畅，及时吸氧。

2. 准确及时执行医嘱，如并发发热、咳嗽、咳脓痰、咯血及心肺功能损害等，应给予抗生素及对症治疗。

3. 做好家属沟通工作。如需急诊手术则应协助医生做好术前准备。

（四）病情观察

1. 发现病人有烦躁不安、大汗淋漓、口唇青紫、明显三凹征，立即通知医生抢救。

2. 观察病人，出现阵发性咳嗽并闻及异物拍击音时是异物取出的好时机，应准确把握时机，排除异物。

（五）对症护理

1. 对急需手术的病人，要立即做好紧急手术前准备工作，向病人及家属说明手术概况、可能发生的情况、注意事项等。

2. 对全麻术后未清醒病人，嘱去枕平卧、头偏向一侧，防止呕吐物误吸，如呼吸困难明显，则提示有喉头水肿发生，应通知医生，必要时气管切开。

3. 保持呼吸道畅通

（1）及时吸痰：每2h吸痰1次，或听到气道痰鸣音即应吸痰。吸痰时严格执行无菌操作，吸引器负压不宜超过2.45kPa。吸痰管插入深度以能刺激患儿咳嗽为宜，时间5～15s，边吸边退边旋转，直至呼吸音清晰，同时观察患儿心率、面色。先吸气管，后吸鼻咽。

（2）呼吸道湿化：用注射器将湿化液每隔2h随呼吸沿气管壁缓缓滴入4～6滴。也可使用超声雾化器进行雾化吸入，以稀释痰液、促进排痰，减少渗出，抗菌消炎，防治肺部感染。

（六）心理护理

亲切耐心安慰患儿，安定其情绪，并取得其配合。急救操作时，做到轻、稳、准、快，以取得患儿与家长的信任。

（七）健康教育

尽量不要让5岁以下的小儿自行吃花生米、瓜子、豆类、果冻等食物。小儿食物应尽可能捣烂、碾碎。不要让孩子将硬币、纽扣及小玩具等物体含在口中玩耍。不躺在床上吃东西，进食时不嬉戏、哭闹等。喂食老年人时不应过快，以防噎食。

（冯广君）

第五节　烧烫伤及强酸、强碱损害病人的救护

 工作情景与任务

李先生，34岁。因口渴，误服装在饮料瓶中的硫酸，因疼痛慌乱中又将瓶中剩余的硫酸洒在了手臂上，同事紧急将其送往附近医院急诊科。检查：该病人口腔黏膜、咽部及食管均红肿和溃烂，剧烈腹痛、呕吐，呕吐物带血液成分。

工作任务：

1. 请首先对李先生进行护理评估。

2. 协助医生采取紧急救护措施。

3. 病情稳定后对李先生及家属进行健康指导。

一、烧烫伤病人的救护

（一）病因与发病机制

烧烫伤指各种热源、光电、放射线等因素所致的人体组织损伤，本质是蛋白质变性。热源包括热水、热液、热蒸气、热固体或火焰等。

烧伤组织出现变性坏死，体液渗出引起组织水肿、变性。小面积浅度烧伤，体液渗出有限，经代偿不影响全身的有效循环血量。大面积或深度烧伤时，因大量渗出、休克、感染等病理变化，易并发脓毒症和多器官功能障碍。烧烫伤是一种常见的急诊病情，大面积烧烫伤病情危重，需要紧急救治。

（二）护理评估与诊断

1. 护理评估

（1）健康史：了解病人烧烫伤的病因、受伤的时间、部位及伤后处理方式。小儿、老人、孕妇以及偏瘫、癫痫、高血压、梅尼埃病等病人是发生烧伤的高危人群；消防措施和安全意识薄弱的某些厂矿、营业场所是重大火灾的多发地，是烧伤的常见社会、环境因素。

（2）身体状况：估计烧伤的面积和深度，判断烧伤的程度，监测并发症发生的可能性和危险性，判断病情严重性及预后等。

（3）心理 - 社会状况：剧烈疼痛及皮肤大面积缺损易造成心理打击和压力。病人早期有精神紧张、行为异常、恐惧等心理反应；中期因换药疼痛、手术治疗等而有烦躁、缺乏自制力等过度反应；后期可能因面容损毁、躯体功能障碍或致残而长期精神困扰，甚至悲观厌世。

（4）辅助检查：严重烧伤时有大量红细胞破坏，故病人有红细胞、血红蛋白减少及血红蛋白尿。感染时血白细胞计数及中性粒细胞比例明显增高。因分解代谢增强及肾功能损害，尿素氮可增高。X 线胸片可了解肺部有无损伤及感染。

2. 护理诊断

（1）急性疼痛　与组织损伤、感染、换药时刺激等因素有关。

（2）体液不足　与烧伤后大量液体自创面丢失、血容量减少有关。

（3）皮肤完整性受损　与烧伤损坏组织有关。

（4）营养失调　与烧伤病人高代谢状态、大量蛋白质经创面丢失、消化功能障碍等因素有关。

（5）潜在并发症：低血容量性休克、感染、应激性溃疡等。

（6）焦虑 / 恐惧　与疼痛、意外事故打击及顾虑预后有关。

（三）紧急救治与护理

1. 院前紧急救治

（1）迅速脱离热源：立即将病人救离火场、高温蒸气等环境，针对不同致伤热源合理处置。①衣物着火应立即脱去(脱衣时动作轻柔,以免造成水疱脱皮),或就地卧倒打滚压灭火焰,也可用水浇灭火焰。切忌在火中站立大声喊叫或来回奔跑,以防头面部及呼吸道吸入性烧伤。②若被热液烫伤,应立即剪开或撕开脱去浸渍的衣服,切勿强行拉扯,以免剥脱烫伤的皮肤。③若为酸、碱等化学物质烧伤,应立即脱去或剪开沾有酸、碱的衣服,并以大量清水冲洗。对于生石灰烧伤,应先去除石灰粉粒,再用清水冲洗,避免因生石灰遇水产热加重损伤。④磷烧伤时,立即将烧伤部位浸入水中或用大量清水冲洗,同时拭去磷颗粒,不可将创面暴露在空气中,避免剩余磷继续燃烧。包扎创面时忌用油质敷料,避免磷在油中溶解而被吸收中毒。

(2)初步评估伤情:如有大出血、窒息、开放性气胸等,应迅速组织抢救。烧伤评估时应特别注意病人有无因烟雾、热力等引起的呼吸道吸入性损伤,保持病人呼吸道通畅。出现心脏呼吸骤停时,立即行心肺复苏。

(3)保护创面:①Ⅰ度烧伤,可将肢体浸入冷水中或以凉水持续冲洗30min,以减轻疼痛和热力对组织的损害,创面涂以京万红软膏、烧伤软膏等即可。②Ⅱ度烧伤,对水疱较大且未破者,可用无菌注射器抽出积液,使表皮紧贴创面覆盖,以保护创面避免污染。若水疱已经撕破,应剪除表皮,涂以烧伤软膏,用无菌敷料覆盖,但不涂任何带颜色的药液(如碘伏等)和其他油类,以免影响对烧伤面积和深度的判断。可用消毒敷料或干净的被单包裹覆盖创面,以减少污染。

(4)迅速转运:病人宜尽早转运。对严重烧伤病人早期切忌长途转运,途中持续输液;对已发生休克病人,争取先抗休克,待病情平稳后再转送。

2. 院内紧急救治

(1)保持呼吸道通畅,观察病人有无呼吸道烧伤,如有呼吸困难,应及时通知医生行气管切开,必要时行呼吸支持。

(2)吸氧、建立静脉通路,留置尿管,观察24h尿量和尿比重,注意有无血红蛋白尿、肌红蛋白尿。

(3)估算烧伤面积、深度、评估病情。

(4)对大面积烧伤病人应立即建立静脉输液通道,遵医嘱给予晶体液和胶体液,实施补液治疗,防治休克。

(5)对病情明确、疼痛剧烈的病人可给予止痛药物,对合并呼吸道烧伤、颅脑损伤或小儿烧伤者禁用吗啡,以免影响呼吸功能。

(6)根据病情选择适宜的创面处理方法,包括烧伤清创术、创面覆盖、环状焦痂切开减压术、植皮术等,减少瘢痕和挛缩,有利于功能康复。

(7)对创面污染重或有深度烧伤的病人,应注射破伤风抗毒血清,遵医嘱抗感染治疗,积极防治烧伤脓毒血症。

(8)积极给予肠内或肠外营养支持。

3. 一般护理　注意病情严重者的口腔护理、皮肤护理,预防口腔炎和压疮的发生。

保持病人局部伤口敷料的清洁、干燥,防止脱落。

4. 病情观察　伤后密切观察神志及生命体征变化,留置导尿管、监测尿量,对重症烧伤应监测中心静脉压;烧伤早期每天评估烧伤面积及深度,了解创面变化情况,若出现水肿、渗液多、肉芽颜色转暗、创缘下陷、创缘红肿等炎症表现,或上皮停止生长,或原来干燥的焦痂变得潮湿、腐烂、创面有出血点等都是感染的征象。若创面出现紫黑色出血性坏死斑,提示铜绿假单胞菌感染。

5. 对症护理

（1）休克期护理:对大面积烧伤病人需快速正确输液,以恢复有效循环血量,合理安全应用利尿剂及冬眠药物。在静脉输液的同时,注意保暖、镇痛等措施。同时注意脑水肿、肺水肿、急性肾功能不全等并发症的发生。

（2）感染的防控:感染是影响烧伤创面愈合的重要因素,也是烧伤病人死亡的主要原因。护理措施:①观察创面情况,如发现创面渗液较多、创缘红肿或原来干燥的焦痂变得潮湿、糜烂,提示感染的征象。②协助医生正确处理创面并做好创面护理。③根据创面细菌培养及药敏试验,遵医嘱应用抗生素。④严格消毒隔离,出入病室要更换隔离衣、口罩、鞋、帽,接触病人前后要洗手,病房要做好终末消毒。

6. 心理护理　应根据不同病人的心理状态,采取相应措施。如对缺乏自制力者,要加强安全措施,严防病人再次受伤;对有恐惧、抑郁心理反应者,鼓励病人表达情感,帮助寻找消除恐惧及悲哀情绪的方法;对伤残或者面容受损害者,应注意沟通技巧,使病人精神放松。

7. 健康教育　普及防火、灭火、自救常识,预防烧伤事件的发生。指导烧伤后肢体瘢痕病人进行正确的主动运动功能锻炼,以减轻瘢痕挛缩、肌肉萎缩等原因造成躯体功能障碍。嘱咐病人不能抓挠初愈的皮肤,1年内烧伤部位应避免曝晒,不使用刺激性强的肥皂和过热的水。鼓励病人参与各项力所能及的有益活动,促进病人身心健康,回归社会。

二、强酸、强碱损害病人的救护

（一）病因与发病机制

强酸、强碱损伤是指强酸或强碱类物质接触皮肤、黏膜后造成的腐蚀性烧伤,以及进入血液后引起的全身中毒损伤,多因意外事故经体表接触或口服所致。在工业上,可由生产过程中接触或吸入所致。强酸类对组织的损伤程度,与其浓度、接触时间、剂量和温度相关。

当遭受强酸类腐蚀时,游离氢离子使皮肤、黏膜接触部位细胞脱水,组织蛋白发生凝固性坏死、溃疡,形成结痂,对阻止创面继续受损有一定作用。强碱类对组织的损伤程度,主要决定于浓度。强碱中的氢氧根离子作用于机体,迅速吸收组织水分,使组织细胞脱水,与人体内脂肪结合,引起脂肪皂化产热反应,导致细胞结构破坏、深层组织坏死。

（二）护理评估与诊断

1. 护理评估

（1）健康史：强酸类损害多为日常生活中误服,生产工作中呼吸道吸入酸雾、皮肤接触等因素有关;强碱类损害除误服外,多为直接溅洒于皮肤、黏膜所致的刺激,与强腐蚀、灼伤有关。

（2）身体状况

1）强酸损伤的表现：①皮肤接触者,创面干燥,边界分明,坏死可深入到皮下组织,局部灼痛。皮肤呈暗褐色,严重者出现糜烂、溃疡、坏死,迅速结痂,一般不起水疱。皮肤大面积烧伤时,可导致休克。烧伤痂皮或焦痂色泽因强酸种类而异,如硫酸为黑色或棕黑色,硝酸为黄色,盐酸为灰棕色。②眼部接触者,可发生眼睑水肿、结膜炎、角膜混浊、穿孔,甚至失明。③吸入强酸类烟雾者,出现咳嗽、咳泡沫状痰或血痰、气促、喉或支气管痉挛、喉头水肿、胸部压迫感、呼吸困难、窒息,甚至 ARDS。④口服强酸者,立即出现消化道损伤处的剧烈烧灼样疼痛,口腔、咽喉部等易见黏膜充血、糜烂、溃疡;难以抑制的呕吐,呕吐物中可有血液和黏膜组织。重者发生胃穿孔、休克。酸类吸收入血,可致代谢性酸中毒、肝肾功能受损、昏迷、呼吸抑制。幸存者常形成食管和胃部瘢痕收缩、狭窄,腹膜粘连,消化道功能减退等后遗症。

2）强碱损伤的表现：①皮肤接触者,局部充血、水肿、糜烂、溃疡,起水疱,局部灼痛,可形成白色痂皮,周围红肿,可出现红斑、丘疹等皮炎样改变,皮肤烧伤可达 II 度以上。②眼部接触者,结膜充血、水肿,角膜溃疡、混浊、穿孔,甚至失明。③吸入高浓度氨气体,表现为刺激性咳嗽、咳痰,甚至咳出溶解坏死组织碎片,导致喉头水肿和痉挛、窒息、呼吸困难、肺水肿,可迅速发生休克和昏迷。④口服强碱者,可对消化道黏膜产生快速和严重的液化性腐蚀损伤。口腔、咽部及食管剧烈灼痛,腹部绞痛,恶心、呕吐,可并发消化道出血,呕出血性黏液和黏膜组织坏死碎片,可有血性腹泻,可致局部穿孔。口服液体强碱,吸收入血后可引起代谢性碱中毒、手足痉挛、肝肾功能损伤,重者昏迷、休克,迅速危及生命。幸存者常遗留食管狭窄。

（3）心理－社会状况：病人常出现紧张、恐惧心理,并为是否留有后遗症而担心。

（4）辅助检查：硝酸中毒会导致高铁血红蛋白血症。血气分析常有酸或碱中毒表现。

2. 护理诊断

（1）疼痛　与强酸强碱腐蚀有关。

（2）组织完整性受损　与强酸强碱腐蚀致人体组织受损有关。

（3）焦虑／恐惧　与担心强酸强碱腐蚀致伤致残等有关。

（4）有感染的危险　与皮肤损伤后屏障功能丧失有关。

（5）有窒息的危险　与吸入浓酸烟雾有关。

（三）紧急救治与护理

1. 院前紧急救治

（1）脱离危险环境：抢救者要做好自我防护，立即将伤者撤离现场。

（2）皮肤损伤处理：迅速脱除污染的衣物，清洗毛发皮肤。

1）强酸损伤者：立即清水冲洗 10～30min，然后用 2%～4% 碳酸氢钠冲洗 10～20min，或用 1% 氨水、肥皂水或石灰水等冲洗，最后用 0.1% 苯扎溴铵、生理盐水或清水冲洗创面。

2）强碱损伤者：立即清水反复持续冲洗 1h 以上，直至创面无滑腻感，然后用 1% 醋酸、3% 硼酸、5% 氯化钠或 10% 枸橼酸钠等中和，或用 2% 醋酸湿敷皮肤损伤处。

（3）眼损伤处理：即刻用大量清水冲洗眼部 10min，然后再以生理盐水冲洗 10min，冲洗后可滴入 1% 阿托品滴眼液、可的松和抗生素眼药水。对生石灰烧伤禁用生理盐水冲洗，应立即去除其颗粒，然后用 1%～2% 氯化铵溶液冲洗，最后清水冲洗。对眼部剧痛者，可用 2% 丁卡因滴眼。

2. 院内紧急救治

（1）吸入性损伤的处理：可向气管内间断滴入或雾化吸入异丙肾上腺素、麻黄碱、普鲁卡因、地塞米松及抗生素等，及时吸氧。若发生肺水肿，呼吸困难，应尽快行气管切开术，呼吸机辅助呼吸。

（2）口服损伤的救治：①可立即口服清水 1 000～1 500ml，以稀释强酸或强碱的浓度，保护胃肠道黏膜。禁忌催吐、洗胃，以免加重食管和胃壁的损伤，引起胃穿孔。②口服强酸者，可先口服蛋清、牛奶、豆浆 200ml 以稀释强酸，然后选服氢氧化铝凝胶、2.5% 氧化镁或 75% 氢氧化镁混悬液 60ml，或石灰水的上清液 200ml 中和强酸。③口服强碱者，可先口服鲜牛奶 200ml，再选服食醋、1%～5% 醋酸、橘汁或柠檬汁等。

3. 一般护理　病房内保持合适的温度、湿度。加强口腔与皮肤护理，协助医生处置病人，及时换药。对高热病人及时进行降温处理。禁食期间给予胃肠外营养。

4. 病情观察　严密观察生命体征及病情变化，预防并发症的发生。

5. 对症护理　对疼痛剧烈者，遵医嘱给予止痛剂。对呼吸困难的危重病人应给予立即吸氧，防治肺水肿和休克。对吞咽困难病人应给予支持疗法，维持水电解质、酸碱平衡。

6. 心理护理　强酸强碱损伤常会使病人致残致畸。易产生焦虑、悲观、恐惧情绪，应加强与病人沟通，取得病人信赖，鼓励其倾诉内心痛苦、矛盾，及时给予心理支持和疏导。

7. 健康指导　强化宣教，遵守操作规程，注意个人防护。加强管理，避免腐蚀剂跑、漏、冒的现象。妥善保管，防止强酸强碱类物质的误服、误触。

（冯广君）

第六节 动物致损伤病人的救护

一、犬咬伤

 工作情景与任务

苗苗,女,8岁。在小区里逗狗玩耍时,被狗咬伤了手指,鲜血淋漓,吓得嚎啕大哭,被家长及养犬者紧急送到社区门诊治疗。

工作任务:

1. 协助医生正确处理伤口。

2. 指导家属为苗苗注射狂犬病疫苗。

3. 对家属及养犬者进行健康指导。

(一)病因与发病机制

犬类动物的利齿可对人体的皮肤、肌肉等组织造成严重的机械性损伤;犬类动物口腔内菌种较多,易引起伤口周围感染;疯犬唾液中的狂犬病毒可引发狂犬病,发病后死亡率为100%。

(二)护理评估与诊断

1. 护理评估

(1)健康史:询问病人被犬咬伤的详细情形,了解导致病人伤害的犬是否按规定进行登记和实施强制免疫。

(2)身体状况:①初起主要表现为犬牙、犬爪对人体造成的机械性损伤,可表现为局部瘀点、损伤,周围红肿疼痛。如处理不当,后期还可能会出现伤口感染。②若为病犬咬伤,可出现狂犬病表现:发病初期病人伤口周围麻木、疼痛,逐渐扩散到整个肢体;继之出现发热、烦躁、易兴奋、乏力、吞咽困难、恐水以及咽喉痉挛;最后出现瘫痪、昏迷、循环衰竭而死亡。

(3)心理-社会状况:被犬咬伤后,病人会有焦虑不安和恐惧心理,担心会感染狂犬病,或对接种狂犬病疫苗有顾虑;部分病人则不以为然,抱有侥幸心理。多数狂犬病病人(除后期昏迷者外)神志清醒,对水恐惧不安,恐水使病人更加痛苦。

2. 护理诊断

(1)急性疼痛 与犬咬伤所致局部损伤有关。

(2)有窒息的危险 与咽喉肌痉挛发作有关。

（3）组织完整性受损　与咬伤所致皮肤组织结构破坏有关。

（4）潜在的并发症：伤口感染、狂犬病等。

（三）紧急救治与护理

1. 院前紧急救治　不管是否确定为病犬咬伤，都必须及时对伤口进行处理。立即用大量肥皂水或清水冲洗伤口（至少 15min）。如伤口有出血，只要流血不是太多，不要急于止血，流出的血液可带走伤口残留的病犬唾液。对流血不多的伤口，要从近心端向伤口处挤压出血，以利排毒，敷料遮盖保护伤口。尽快送往医院，途中监护病情。

2. 院内紧急救治

（1）伤口处理：必须在伤后 2h 内对伤口进行彻底清洗。用浓肥皂水反复刷洗伤口，尤其是伤口深部，并用清水及时清洗。如伤口过深可用注射器伸入伤口内进行灌注清洗。不能因疼痛拒绝清洗，刷洗时间至少需要 30min。伤口不宜包扎、缝合，尽可能暴露，对深大伤口应放置引流条。

（2）预防感染：对伤口较深、污染严重者应酌情注射破伤风抗毒素，并应用抗生素预防伤口感染。对被病犬咬伤者应按传染病进行消毒隔离，对病人接触过的物品及分泌物应及时销毁处理。如病人来诊时狂犬病已经发作，应及时送传染病医院。

（3）预防狂犬病：接种狂犬病疫苗，一般咬伤后的第 0（当天）、3、7、14、28 天各注射狂犬病疫苗 1 个剂量（儿童用量相同）。注射部位：上臂三角肌，婴幼儿可选择大腿前外侧肌。

3. 一般护理　注意休息，加强营养，做好口腔、皮肤护理，预防发生口腔感染和压疮等。

4. 病情观察　监测病人的生命体征、伤口情况，有无恐水、烦躁等表现。

5. 对症护理　根据病人的情况进行止血。对狂犬病发作者应及时做气管切开以保持呼吸道通畅。遵医嘱接种狂犬病疫苗，避免辛辣刺激性饮食和剧烈运动。

6. 心理护理　加强与病人沟通，让病人尽量保持镇静，鼓励病人树立信心，积极配合治疗和护理。

7. 健康教育　对被允许豢养的犬，要定期进行疫苗注射。教育儿童不要养成接近、挑逗犬的习惯。若被犬咬伤，应尽早处理伤口并注射狂犬病疫苗，并常规注射破伤风抗毒素。

二、蜂　蜇　伤

（一）病因与发病机制

蜂属于节肢动物，蜂蜇伤常见的是蜜蜂和黄蜂（又称马蜂）蜇伤。蜂的尾部有毒腺及与之相连的尾刺（螯针），蜇人时尾刺刺入皮肤，并将毒液注入人体，引起局部反应和全身症状。雌蜜蜂尾刺为钩状，蜇刺后尾刺断留在人体内，飞离后毒囊仍附着在尾刺上继续向人体注毒。蜂毒可致神经毒害、溶血、出血、肝或肾损害，也可引起过敏反应。不同蜂种蜂毒成分有所不同,致伤表现亦不完全相同。

(二)护理评估与诊断

1. 护理评估

(1)健康史:询问病人被蜂蜇伤的详细经过,了解致伤蜂的种类及蜇伤程度。

(2)身体状况:蜂蜇伤常发生于暴露部位,如头面、颈项、手背和小腿等。轻者仅出现局部疼痛、灼热、红肿、瘙痒,少数形成水疱,数小时后可自行消退,很少出现全身中毒症状。黄蜂或群蜂多次蜇伤的伤情较严重,局部肿痛明显,可出现蜇痕点和皮肤坏死,全身症状有头晕、头痛、恶心、呕吐、腹痛、腹泻、烦躁、胸闷、四肢麻木等;严重者可出现肌肉痉挛、晕厥、嗜睡、昏迷、溶血、休克、多器官功能障碍。对蜂毒过敏者即使单一蜂蜇也可引发严重的全身反应,可表现为荨麻疹、喉头水肿、支气管痉挛、窒息、肺水肿、过敏性休克。蜇伤部位在头、颈、胸部及上肢的病人,病情常较重。

(3)心理-社会状况:评估病人情绪是否稳定,评估其对治疗的配合程度。

2. 护理诊断

(1)急性疼痛　与蜂蜇伤所致局部炎症反应有关。

(2)有窒息的危险　与蜂蜇伤导致的喉头水肿、支气管痉挛有关。

(3)组织完整性受损　与蜂蜇伤所致皮肤组织结构破坏有关。

(4)潜在的并发症:伤口感染、组织坏死等。

(三)紧急救治与护理

1. 院前紧急救治　包括:①对四肢的严重蜇伤,应立即绷扎被刺肢体近心端,总时间不宜超过 2h,每 15min 放松 1min,可用冷毛巾湿敷。②仔细检查伤口,若尾刺尚在伤口内,可见皮肤上有一小黑点,用针尖挑出。在野外无法找到针或镊子时,可用嘴将刺在伤口上的尾刺吸出。不可挤压伤口以免毒液扩散。也不能用汞溴红溶液、碘酒之类涂搽患部,会加重患部的肿胀。③尽可能确定蜇伤的蜂类。蜜蜂毒液呈酸性,用肥皂水、5% 碳酸氢钠或 3% 淡氨水等弱碱液洗敷伤口,以中和毒液;黄蜂毒液呈碱性,可用 1% 醋酸或食醋等弱酸性液体洗敷伤口。

2. 院内紧急救治　评估现场清洗情况,保证伤口清洗彻底。在局部红肿处可外用炉甘石洗剂或白色洗剂以消散炎症,或用抗组胺药、止痛药和皮质类固醇油膏外敷。红肿严重伴有水疱渗液时,可用 3% 硼酸溶液湿敷。对全身中毒症状严重的病人,应立即采取相应急救和对症救护措施。

3. 一般护理　注意休息,加强营养,做好口腔、皮肤护理。

4. 病情观察　监测病人的生命体征、伤口情况,注意观察有无喉头水肿等表现。

5. 对症护理　对症状严重者,遵医嘱给予口服或局部应用蛇药。某些种类的抗蜂毒血清已在国外研制成功,可选择使用。对疼痛严重者可用止痛剂。对有过敏反应者,用抗组胺药、肾上腺皮质激素、肾上腺素针剂等。对有肌肉痉挛者,用 10% 葡萄糖酸钙 20ml 静脉注射。对有全身严重中毒症状者,应积极配合医生采取相应急救护理措施。

6. 心理护理　加强与病人沟通,让病人尽量保持镇静,鼓励病人树立信心,积极配合治疗和护理。

7. 健康教育　普及蜂蜇伤的紧急救护知识。在野外活动时,尽可能避开蜂巢所在的地段,尽量保护好自己裸露部位。

三、蛇 咬 伤

（一）病因与发病机制

毒蛇咬伤是我国南方农村和山区常见的生物性损伤。毒蛇的头多呈三角形、色彩斑纹明显,被毒蛇咬伤时,咬伤处有一对大而深的牙痕,毒液经毒牙注入组织,引起局部和全身中毒症状。无毒蛇头部呈椭圆形,色彩不明显,牙痕小且呈锯齿状。

蛇毒按照其对人体的作用可分为三大类。一是神经毒素,金环蛇、银环蛇及海蛇释放此类毒素,可引起呼吸肌麻痹和其他神经肌肉瘫痪,局部组织破坏较小。二是血液毒素,竹叶青、五步蛇释放此类毒素,可引起全身广泛出血、溶血,甚至心力衰竭和肾衰竭,局部症状出现早且严重。三是混合毒素,眼镜蛇和蝮蛇释放此类毒素,兼有神经毒素和血液毒素的作用。

（二）护理评估与诊断

1. 护理评估

（1）健康史:询问咬伤时间、部位、咬伤后的处理经过及蛇的形态,查看牙痕特点（图8-7）。

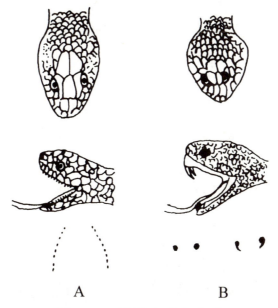

图 8-7　蛇的头形与齿痕
A. 无毒蛇的头形、齿痕;B. 有毒蛇的头形、齿痕。

（2）身体状况

1）神经毒素类毒蛇咬伤：蛇毒吸收快，伤口反应较轻，伤口局部麻木，肿胀较轻，疼痛不明显，因此容易被忽视。一旦出现全身中毒症状，病情进展迅速而危重。咬后 1~3h 可出现头晕、视物模糊、眼睑下垂、言语不清、全身软弱、疲乏、四肢麻木、吞咽困难，胸闷、呼吸困难，最后呼吸停止、循环衰竭。

2）血液毒素类毒蛇咬伤：局部症状明显，伤口局部剧烈肿痛伴有水疱、出血、咬痕斑和局部组织坏死，并迅速向近心端扩散，可引起淋巴管炎或淋巴结炎，伤口不易愈合。全身症状多在伤后 2~3h 出现，可有头晕、恶心、呕吐、胸闷、心悸、出汗等症状，严重者会有出血现象，如广泛皮下瘀斑、睑结膜下出血、咯血、呕血、便血、尿血等，病人甚至因休克、心力衰竭、急性肾损伤而死亡。

3）混合毒素类毒蛇咬伤：眼镜蛇、眼镜王蛇、蝮蛇等咬伤常可同时出现神经毒素、血液毒素的双重表现，临床上发病急，局部及全身症状较严重。

2. 护理诊断

（1）恐惧　与生命受到威胁和担心预后有关。

（2）组织完整性受损　与毒蛇咬伤、蛇毒破坏组织有关。

（3）潜在的并发症：感染、多脏器功能障碍等。

（三）紧急救治与护理

1. 院前紧急救治

（1）保持安静和镇定：被蛇咬伤后不要惊慌失措、奔跑走动，会加快毒液向全身扩散，最好是将伤肢临时制动后放于低位。如分辨不清是否为毒蛇咬伤，应先按毒蛇咬伤进行初步处理并密切观察病情。

（2）防止毒液吸收：毒蛇咬伤后，蛇毒在 3~5min 内就会迅速进入人体内，因此应尽早防止毒液吸收。方法包括：①患肢应立即制动并放于低位，在肢体咬伤部位的近心端 5~10cm 处用绳带、布带、手帕或细橡皮管等绑扎以阻断静脉回流。绑扎后每隔 30min 松解一次，每次 1~2min，以免影响血液循环，导致肢体坏死。②可自上而下向创口处挤压排毒，若用吸吮法排毒，要求施救者口腔黏膜完整无破损，最好每吸一次后用清水漱口。也可用吸乳器、拔罐等吸出伤口内的蛇毒。③用大量清水、肥皂水冲洗伤口及周围皮肤。④有条件者可用冰块敷于咬伤部位，减慢蛇毒的吸收，局部降温的同时要注意全身的保暖。

（3）尽快送往医院，途中加强病情监护。

2. 院内紧急救治

（1）伤口处理：①冲洗，使用 3% 过氧化氢、1∶5 000 高锰酸钾或呋喃西林、生理盐水等反复冲洗伤口，以起到破坏、中和、减少蛇毒的作用。②排毒，若伤肢肿胀明显，可于注射胰蛋白酶 30min 后，在局麻下切开伤口排毒减压（严重出血者例外），也可在肿胀部位针刺排毒。伤口内有毒牙者需拔除。③伤口湿敷和外敷中草药。急救处理后，可用高渗盐水或高锰酸钾溶液湿敷伤口，有利于引流毒液和消除肿胀，肢体肿胀处可外敷中草药或成品蛇药。

（2）局部排毒：①取注射用结晶胰蛋白酶2 000U 1～3支，0.25%～0.5%盐酸普鲁卡因（或注射用水）4～20ml稀释，以牙痕为中心，在伤口周围作浸润注射，或在肿胀部位上方做环状封闭1～2次。如病情需要可重复用。②依地酸钙钠能使蛇毒中的蛋白水解酶中金属离子螯合而起解毒作用，因此应尽早使用依地酸钙钠注射液冲洗伤口。③用抗毒血清、地塞米松、利多卡因加入生理盐水中，在绷扎处上沿或伤口周围做环形浸润封闭，也可用蛇药溶化后涂于伤口周围。

（3）全身治疗：①解毒治疗，蛇药具有解毒、消炎、止血等作用，可选用片剂、冲剂、注射剂等不同剂型的国产蛇药。②防治感染，咬伤后需使用破伤风抗毒素和抗生素防治感染。③重症病人的治疗，部分受伤时间较长，中毒较重的病人，可出现感染性休克、多脏器功能障碍等严重并发症，应对症处理。

3. 一般护理　嘱病人安静卧床休息，不宜抬高肢体。多饮水，促进蛇毒排出。

4. 病情观察　密切观察病人的生命体征、意识、呼吸及循环功能和尿量变化，注意有无休克和心、肺、肾等脏器衰竭及内脏出血等情况发生。观察伤口局部肿胀和渗出情况。

5. 对症护理　及时清除伤口局部护理坏死组织，勤换药，遵医嘱进行伤口周围及近心端封闭；使用利尿剂时，应预防水电解质及酸碱平衡失调；快速输液时，应注意心肺功能监测；抗蛇毒血清一般采用静脉注射方法，使用前须做皮肤过敏试验，阳性者采用脱敏注射方法。

6. 心理护理　安慰病人，解释治疗方法及过程，使其情绪稳定，积极配合治疗。

7. 健康指导　野外活动时，尽可能避开树林茂密的地段，尽量穿高帮鞋及戴手套，同时将裤口、袖口扎紧。露营时选择空旷、干燥的地面，晚上在营帐周围点燃火焰。一旦被蛇咬伤，伤肢制动，置于低位，立即绑扎伤口近心端肢体，迅速排毒，局部冷敷，迅速送往医院。

 边学边练

实训十一　意外伤害的紧急处置

本章小结　　意外伤害是环境及理化因素损伤的重要部分，也是临床常见的急救护理内容，本章主要包括中暑、淹溺、电击伤、气管异物、烧烫伤、强酸强碱烧伤及犬咬伤、蜂蜇伤和蛇咬伤。

本章学习重点是：中暑、淹溺、触电及气管异物的紧急救治与护理。本章学习难点是：中暑、淹溺、电击伤、气管异物、烧烫伤、强酸强碱烧伤及犬咬伤、蜂蜇伤和蛇咬伤的护理评估。

　　同学们在学习时应注重理实结合,树立"人民至上,生命至上"价值理念,重视实训练习,认真对待情景模拟训练,培养应急救护意识和团结协作精神。学以致用,将意外伤害急救护理知识与技能传播至身边的人,提高民众对意外伤害的认知,减少意外伤害带来的损伤。

(冯广君)

 思考与练习

1. 气道异物发生时,常用的急救方法有哪些?
2. 中暑的现场急救措施有哪些?
3. 电击伤现场紧急救护措施有哪些?

第九章 | 灾难医学救援

09 章 数字资源

　　任何引起设施破坏、经济严重损失、人员伤亡、人的健康状况及社会卫生服务条件恶化的事件,当其破坏力超过了受灾地区日常资源所能承受的限度,不得不向受灾地区以外的地区寻求援助时,即称为灾难,分为自然灾难、人为灾难及复合灾难三类。

　　21 世纪以来,世界范围内灾难日益严重,造成了大量的人员伤亡和财产损失。灾难发生后如何使伤病员得到及时有效的救护,减少伤亡率和致残率,是医学救援的核心任务。护士是医学救援的中坚力量,掌握灾难医学救援的知识与技术,对提高医学救援质量具有重要意义。

第一节　概　　述

一、灾难医学的基本概念与基本知识

（一）基本概念

　　灾难医学是研究临床医学与社会管理学在防灾、救灾、减灾过程中如何紧密结合、发挥医疗救援作用的学科。其主要研究内容包括在各种灾难情况下实施紧急医学救治、疾病预防和卫生保障,是一门独立的多学科相互交叉渗透的新兴边缘学科。

（二）基本知识

1. 灾难救援的基本原则　灾难救援需要遵循人道救援原则、快速反应原则、安全救援及自救互救原则、科学及专业救援原则、区域救援原则、检伤分类及分级救援原则、备灾原则。

2. 灾难救援的分期

（1）紧急救援期：一般指灾后1周，尤其是黄金72h，主要针对创伤病人采取应对措施。

（2）持续救援期：灾后1周至1个月，针对高发疾病，减少人员伤亡及致残率。

（3）恢复重建期：减灾1个月以后，针对常见病及传染病的防治，建立及恢复功能齐全的各级医疗机构。

二、灾难医学发展史

（一）灾难医学的发展历程

1976年在德国成立的美因茨俱乐部标志着灾难医学的诞生，它是世界灾难与急救医学学会前身。灾难医学兴起于20世纪80年代，世界性的灾难问题推动了它的发展。1987年联合国号召国际社会开展"国际减灾十年"活动（1990—2000年），规定每年10月的第二个星期三为"国际减灾日"。"国际减灾十年"活动创立了灾难医学学科建设的思想和理论体系，它不仅促进了国际减灾事业的发展，也为各国研究灾难和救援提供了机遇，使得灾难医学发展取得突破性进展。

（二）我国灾难医学发展现状

1989年根据第42届联合国大会决议，我国成立了中国国际减灾十年委员会，专门负责组织减灾对策、开展减灾规划管理。1995年卫生部颁布了《灾害事故医疗救援工作管理办法》。2006年国务院发布《国家突发公共事件总体应急预案》，之后又陆续发布了4件公共卫生类突发公共事件专项预案，意味着国家灾难医学救援逐步走上正规化、日常化。2011年12月7日中华医学会灾难医学分会在上海正式成立，是我国灾难医学学科发展的里程碑，标志着我国灾难医学进入全新的发展阶段。2018年3月成立的中华人民共和国应急管理部承担着组织编制国家应急总体预案和规划，指导各地区各部门应对突发事件工作，推动应急预案体系建设和预案演练，承担着国家应对特别重大灾害指挥部工作。

（王　尉）

第二节　灾难医学救援的组织管理

一、灾难医学救援组织管理体系

（一）灾难医学救援的概念

灾难医学救援是指灾难发生后，政府、社会团体、人民群众、医护人员等各级各界力量参与救灾,以减轻人员伤亡和财产损失为目标的行动。

(二)灾难医学救援的组织管理

深入落实党的二十大精神,推进健康中国建设,创新医防协同、医防融合机制。提高公共安全治理水平,提高防灾减灾救灾和重大突发公共事件处置保障能力,加强国家区域应急力量建设,各级政府应急管理部门统一指挥、分级负责、协调有序、运转高效的应急联动管理体系,能有效协调各应急救援机构及单位,提高救灾快速反应能力,实施高效救援。

1. 医疗卫生救援领导小组　国务院卫生行政部门成立突发公共事件医疗卫生救援领导小组,负责领导、组织、协调、部署特别重大突发公共事件的医疗卫生救援工作,国务院卫生行政部门卫生应急办公室负责日常工作。省、市(地)、县级卫生行政部门成立相应的突发公共事件医疗卫生救援领导小组,领导本行政区域内突发公共事件医疗卫生救援工作,承担各类突发公共事件医疗卫生救援组织、协调任务,并指定机构负责日常工作。

2. 医疗卫生救援专家组　各级卫生行政部门应组建专家组,对突发公共事件医疗卫生救援工作提供咨询建议、技术指导和支持。

3. 医疗卫生救援机构　各级各类医疗机构承担突发公共事件的医疗卫生救援任务。各级医疗急救中心(站)、化学中毒和核辐射事故应急医疗救治专业机构承担突发公共事件现场医疗卫生救援和伤员转送;各级疾病预防控制机构和卫生监督机构根据各自职能做好突发公共事件中的疾病预防控制和卫生监督工作。

4. 现场医疗卫生救援指挥部　各级卫生行政部门根据实际工作需要在突发公共事件现场设立现场医疗卫生救援指挥部,统一指挥、协调现场医疗卫生救援工作。

5. 国家紧急医学救援专业队伍　国家按照"统一指挥、纪律严明、反应迅速、处置高效、立足国内、面向国际"的原则组建各类国家紧急医学救援专业队伍,以更好地应对灾难和公共安全事件。我国目前已有两支世界卫生组织认证评估的国际应急医疗队,分别是中国国际应急医疗队(上海)和中国国际应急医疗队(广州),队伍能随时执行国内外各种突发事件的紧急救援任务,具有自我保障、快速反应、野外生存及现场救治能力。

另外,我国地大物博,人口稠密,经济发展水平不平衡,不同地区环境、发生灾难的种类亦各有特点,各地区各民族生活习惯、民俗民风各不相同。因此,因地制宜建设区域化灾难救援指挥管理体系和区域化医学救援队伍是十分必要的。

二、灾难医学救援队伍建设

灾难伤病员的脱险、抢救、治疗、转送等工作的涉及面极广,影响因素众多,为使整个救援工作高效有条不紊地进行,应重视包括护理人员在内的救援队伍建设。

(一)分级救护队伍建设

1. 现场救护分队　通常由急诊科医生或全科医生和护士组成,部署在灾难现场,主要承担发现伤员、评估现场风险、制订救护计划、及时给予生命支持、安全转运伤病员至上一级救治机构的任务。

2. 医疗救援队　通常从技术力量强、医疗设备齐全的医疗机构抽调急诊或内外科医护人员组队,部署在灾难现场附近的医院。主要任务包括:负责对现场转运来的伤病员进行紧急救治或进一步治疗;对轻伤、疑似特殊感染者或暂不宜转送的危重伤病员留观治疗,一般不超过72h;对需要专科救护或较长时间恢复的伤病员,转运至移动医院或后方医院。

3. 移动医院或后方医院　移动医院通常由后方医院承担,由能够完成综合治疗或专科治疗任务的医护人员组成,部署在远离灾区的安全地带,独立开展工作。主要任务是对危重伤病员进行救护。当灾难造成特、重大伤亡时,则启动后方医院,主要任务是接收转伤病员,对其实施专科治疗与护理,实施大中型恢复性手术等。

(二)灾难医学救援护士队伍建设

1. 强化灾难护理的基础教育　护理教学中应强化不同课程中与灾难护理有关内容的教学,使学生在毕业时已具备灾难护理的基本理论、知识和技能,为其进入临床工作岗位后进一步提升灾难护理的能力奠定扎实的理论基础。

2. 重视护士的灾难护理继续教育　对在职护士开展灾难护理知识与技能继续教育培训,传授与灾难医疗救援有关的新知识和新技能,提升护士灾难应急救援的能力,当灾情发生时,可以更好地完成灾难医学救援的护理工作。

3. 加强灾难医疗救援模拟演练　结合各地实际情况制订灾难医学救援应急预案,通过场景演练、模拟系统、桌上演练等方法,每年按照预案进行规范的模拟演练。在演练中检验预案,发现并解决问题。护士通过参与模拟演练,熟悉灾难医疗救援时各种工作流程,明确灾难发生时的工作内容,强化灾难护理技术和快速反应能力,从而提高对灾难的应急救护能力。

三、灾难医学救援中护士角色与素质要求

(一)灾难医学救援中护士的角色

《护士条例》规定,护士有义务参与公共卫生和疾病预防控制工作。发生自然灾害、公共卫生事件等严重威胁公众生命健康的突发事件时,护士应当服从安排,参加医疗救护。有学者将灾难的医学救援分为3个阶段,即预备期、实施期和恢复与重建期。护士在各期有不同的工作任务,也就是护士在灾难医学救援不同阶段所扮演的角色作用。

1. 预备期(灾难前)　包括三级应急准备训练和制订灾难应急反应计划。①个人准备训练:身体适应性训练、情感预期和熟悉灾难反应、军事技能训练、家庭支持与准备等。②临床技能训练:创伤救护训练、分类和疏散、工作程序、临床评估、设备使用等。③单位和团队训练:操作能力、任务知识、领导和管理能力、单位整合和认同等。

2. 实施期(灾难中)　包括机构内人员的通讯联系、建立伤员接收点并分类、担架员、

志愿者及其他工作人员分配与分工、安排伤员分流或转运、建立分类区域并合理安置伤病员、灾难安全保障等。

3. 恢复与重建期（灾难后） 包括安置区伤病员、恢复和补充医疗用具、重建／修复医疗设施和设备、评价和修改灾难应急计划、识别和奖励积极反应行为、矫正消极反应行为、严重事故人员报告等。

（二）灾难医学救援中护士的素质要求

1. 丰富的专业知识储备 护士在工作中应熟悉灾难救援相关知识，并能够制定和应用灾难应急预案。

2. 过硬的基本素质 灾难医学救援环境恶劣，工作强度大，甚至还面临生命威胁，这就要求护士必须具备高尚的道德品质、无私奉献的精神，还应具备扎实的基本功、强健的体魄和充沛的精力、较强的沟通协作和组织管理能力。

3. 较强的应急处置能力 灾难医学救援中面临各种挑战，医疗条件有限，要求护士应具备较强的应急处置能力，反应迅速、决策能力强。包括熟练掌握现场急救、检伤分类、转运救护等技术，并具有较强的自我防护能力。

4. 良好的心理应激能力 灾难医学救援往往直面大量死亡和伤残者、各种随时可能再次发生的危机事件，要求护士对灾难救援有积极的认识，具备较强的自我心理调适能力和寻求社会支持能力等。

5. 一定的心理干预能力 参与救援的护士不仅要调节好自身心理状态，而且能够识别受灾人员以及救援人员发生的心理问题，正确运用各种心理干预方法对其实施心理护理。

（王　尉）

第三节　灾难现场的救护

 工作情景与任务

某高速路上，一辆货运大卡车与一辆长途客运车相撞，致使客运车上20人受伤，120接警后，立即调度某三甲医院急救站到现场急救。医护人员到达现场，并迅速展开快速评估，伤员伤情如下：1人疑似颈椎损伤，1人疑为肋骨骨折伴闭合性气胸，1人左手腕部骨折，1人疑似腹腔脏器破裂致失血性休克，15人皮肤擦伤、裂伤，1人死亡。

工作任务：

1. 作为参与此次交通事故救援的护士，请协助医生完成现场伤员的检伤分类和标识。

2. 请全力配合医生，对伤员实施现场急救。

一、紧急启动急救医疗服务体系

灾难应急医疗救援涉及多个部门、多个环节,因此需要建立一个有效的、科学的应急救援体系和应急预案。当发生事故时,首先紧急启动急救医疗服务体系(EMSS),并与110、119等多部门联动,是最快捷、科学的救援模式。

二、搜索伤病员,脱离危险环境

在进入事故现场、灾难现场或邻近区域前,应快速而全面地评估风险。如果现场不安全,需要等待消防等专业人员确认现场安全后才能进入。将伤病员从现场脱险,安全移出,以避免进一步的伤害。移动伤病员时要轻柔,避免鲁莽的动作,对可疑脊髓损伤的伤病员要由3名以上急救人员同时搬动,移动过程中要特别注意可能发生脊髓损伤或使原有的损伤加重。移动前先固定颈部,移动过程中保持头颈脊柱成一轴面。要注意判断现场的危险程度,注意有无可能导致施救者伤亡的情况,如着火、爆炸、触电等。

三、灾难现场检伤分类

检伤分类也称现场分检,是为了有效地对伤员实施救治和后送转运,基于生理体征、明显的解剖损伤、致伤机制及伤员一般情况等,对伤员伤情做出判断。分检过程可以发现危及生命的重要损伤。

(一)检伤分类的目的

检伤分类应达成3个目的。①快速识别须立即抢救的伤员。②将轻、中、重伤员分开,以便确定救治优先权。③判定伤员耐受能力和转运的紧急性。

为了尽可能救治较多的伤病员,检伤分类仅在救援人员数量、仪器、药品和血液等可获得的资源有限时采用,"最好的医疗资源用于最大量的伤员"是战争或和平时期发生批量伤员时紧急救助的基本策略。

(二)检伤分类的原则

1. 简单快速原则 现场分检应由有经验的高年资医师承担,以保证分检快速而准确,一般每名伤病员平均分检时间不超过1min。

2. 分级分类原则 灵活掌握分类标准,先重后轻,合理调配。

3. 救命优先原则 灾难现场检伤分类一般不进行伤病员治疗,但当出现危及生命且简单手法即可缓解伤病员紧急状况的情况时,则应先救后分或边救边分。

4. 自主决策原则 检伤人员有权根据现场需要和可利用资源情况,自主决定伤病员流向和医学处置类型。

5. 重复检伤原则　伤病员的病情是动态变化的,同时在救治的各个环节中,只要有批量伤员等待处置,就必须进行分检,分出救治顺序,因此分检是需要反复进行的。为避免分检无效或较高频率的二次分检率,分检不应由低年资医师承担。

6. 公平有效原则　为尽可能挽救更多的伤病员,兼顾公平性和有效性是现场检伤分类的基本伦理原则。

如果灾难现场是不安全的,需要应用反向伤病员分类法,以挽救最多的伤病员。这意味着抢救顺序变为首先抢救和转运可以行走的伤病员,其次为轻伤病员,再救治重伤病员,最后留下死者。如果我们花费大量时间去救治一名重伤病员或是在进行复杂救援的同时让其他轻伤病员继续留在现场,那么当现场失控时,则会在拯救少数人的过程中失去了多数人的生命。

（三）检伤分类的种类

1. 收容分类　接触伤病者的第一步,快速将伤病员分别安排到相应的区域,使伤病员脱离危险环境,接受进一步检查和治疗,如直接将需要紧急抢救的危重伤病员分检出来,送到抢救室或现场就地抢救。

2. 救治分类　按照创伤的严重程度和主要损伤,确定救治措施,再根据救治措施的紧迫程度,结合伤病员数量和救治条件统筹安排救治顺序。

3. 转运分类　以伤病员尽快到达确定性治疗机构为目的,根据各类救治措施的最佳实施时机、转运工具和转运环境特点,区分伤病员转运顺序、工具、地点以及体位等医疗要求。

（四）检伤分类方法

到达现场后应当立即开始现场分检,分检是从现场到转运途中的持续过程,伤病情况改变时,需要重新分检。在灾难现场只进行生命体征和有可能危及生命状况的评估,评估必须按照顺序进行,必要时根据伤病员和环境需要,进行适当调整。除非评估现场不安全,应当尽可能在发现伤病员的地点开展现场评估。

1. 分检工具　检伤分类由医务人员或经专门训练的急救员施行。通过看、问、听及简单的体格检查将危重伤病员筛选出来。分检出的伤病员要佩戴醒目的伤病员标识卡片,国际标准多采用红、黄、绿、黑四色系统卡片。①红色:优先救治组(第一优先),伤病员伤病情非常紧急,有生命危险,需立即进行紧急处理。②黄色:延迟救治组(第二优先),伤情较严重但相对稳定,暂无生命危险,允许在一定时间内进行处理。③绿色:等待救治组(第三优先),指轻伤病员不需紧急处理。④黑色:表示无救治希望伤病员或死亡者(零优先)。此分类系统的优点是按处理的紧急程度进行救治,使所有救护者根据卡片颜色即可知晓救治顺序。

2. 分检方法　目前我国和许多国家、地区都在救援现场采用简明检伤分类法(simple treatment and rapid triage,START)。此法可以快捷地将伤病员分类,最适合应用于初步检伤,此分类法通常分为四步。

第一步——行动能力检查:首先呼唤和引导行动自如的伤病员到指定分区,挂绿色标识卡。伤病员暂不处理或仅提供敷料绷带等物资自行简单处理,但个别伤病员会有潜在的重病或可能发展为危重病,因此需要复检。对不能行走的伤病员开始第二步分检。

第二步——呼吸检查:对无呼吸者开放气道,但注意颈椎固定和保护,开放气道之后仍无呼吸,挂黑色标识卡;对开放气道后恢复自主呼吸者,挂红色标识卡。对有自主呼吸者,计数每分钟呼吸次数,呼吸次数≥30次/min或者≤6次/min,挂红色标识卡。对呼吸次数在6~30次/min者开始第三步分检。

第三步——循环检查:可以通过毛细血管再充盈时间或触摸桡动脉来判断。毛细血管再充盈时间>2s或不能触及桡动脉搏动,挂红色标识卡,这时如果有体表活动性出血,应采取有效的止血措施;如果能触及脉搏或再充盈时间<2s开始第四步分检。

第四步——意识状态检查:若伤病员不能够回答简单问题,或不能按照指令动作,挂红色标识卡;对可以回答问题或按照指令动作者,挂黄色标识卡。

分检流程见图9-1。

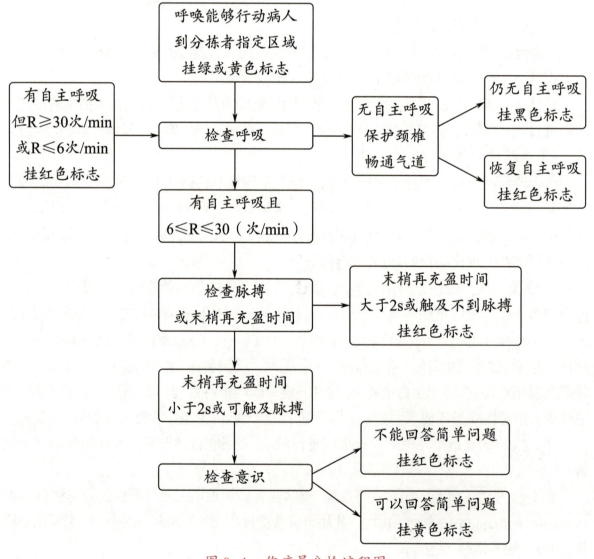

图9-1　伤病员分检流程图

3. 分检分区　设立分类场,可以设在邻近事故发生地附近,搭设简易帐篷。灾难现场有大批伤病员时,为方便有条不紊地进行救护,可以简单地将急救区域划分为四个区。

（1）收容区或分类场:为大部分的伤病员集中区。在此区进行分类并挂上分类标识,提供必要的抢救场所。

（2）急救区:用来接收红色和黄色标志的危重病人,在此处做进一步的抢救工作,如抢救休克病人、对呼吸心搏骤停者实施心肺复苏等。

（3）后送区:此区内主要接收能自己行走或病情较轻的伤病员。

（4）太平区:停放已死亡的伤病员。

四、伤病员的分级救治

分级救治又称阶梯治疗,是分阶段、分层次救治伤病员的组织形式和工作制度。目的是充分利用有限的资源,及时救治危重症,提高救治效果,降低死亡率。

（一）分级救治的原则

1. 及时合理　要求在伤病员受伤后 10min 内获得现场急救,3h 内获得紧急救治,6h 内得到早期治疗,12h 内接受专科治疗。为此,应做好现场的抢救,并积极后送,勿使伤病员在现场过多、过久地滞留。要加强一线救治力量,如条件允许,抢救机构应尽量靠前配置,以争取救治的时机。对大批伤病员的救治,必须坚持群体救治的高效性,尽可能多地救治伤病员,不宜在现场一线采取不恰当的措施治疗少数伤病员而影响多数伤病员的及时救治。

2. 连续继承　分级救治本身就是分工、分阶段完成完整的救治过程,各阶段应紧密衔接,前一级救治要为后一级救治做好准备,后一级救治要在前一级基础上补充其未完成的救治,并采取进一步措施。在分级救治中必须按规定填写统一格式的医疗后送文书,准确传递伤病员伤情及处置信息,使前后救治有所依据,保证伤病员分级救治的连续性和继承性。

3. 治送结合　后送的目的是使伤病员进一步获得完善的治疗。各级救治机构根据环境情况、伤病员数量及结构特点、本机构所担负的救治任务及卫生资源情况、分级救治体系的配置和医疗后送力量等,因时、因地制宜地实施,不能只强调治疗而延误伤病员向后续救治机构转送,也不能一味后送而不采取必要的治疗措施,造成伤病员在后送途中病情恶化。

（二）分级救治模式和任务

1. 分级救治模式　分级救治一般分二级救援模式和三级救援模式。

（1）二级救援模式:灾区内基层医院—灾区内三级医院。

（2）三级救援模式:灾区内基层医院—灾区内三级医院—灾区外医院。

2. 分级救治任务

（1）一级救治（现场救治）：主要是紧急处理危及生命的损伤和预防严重并发症发生，维持机体生命体征，保证伤病员能安全后送转运。救治技术包括通气、止血、包扎、固定、搬运、基础生命支持等。

（2）二级救治（灾区附近医院的早期治疗）：担任紧急救治和早期救治任务，主要是处理危及伤病员生命的损伤，防止并发症发生。救治范围主要包括在 3～6h 内需要实施的紧急手术：截肢术、大血管修补术、吻合结扎术、胸腔闭式引流术、内脏止血术、开颅减压术等。

（3）三级救治（后方医院的专科治疗）：主要指进行专科治疗和确定性手术，对伤后并发症进行综合性处理，并开展康复治疗。

（三）现场救援技术

现代救援医学要求对威胁生命的损伤立即进行现场处理，灾难现场为伤病员提供基础生命支持措施，采用简单、快捷的急救技术，可以降低伤死率、伤残率，为后续治疗争取时间，为确定性治疗提供机会。

1. 保持呼吸道通畅　防止误吸、保持气道通畅是现场急救的首要任务。

2. 呼吸功能支持　对呼吸功能障碍的伤病员紧急采取人工呼吸辅助通气；对开放性气胸应密封伤口；对张力性气胸立即穿刺抽气减压后才能后送。

3. 循环功能支持　包括止血和补液两方面。大出血直接威胁伤病员生命，外出血采用止血术，内出血伤病员紧急后送手术治疗。灾难现场控制出血后进行充分、足量的液体补给，必要时建立 2～3 条静脉通道补液。对休克伤病员，现场可先输入高渗氯化钠溶液，然后输等渗晶体溶液，有条件可现场输血。

4. 创伤急救　灾难现场最常用的急救技术包括止血、包扎、骨折固定等（详见第四章第四节）。

5. 对危重伤病员应予吸氧，心跳呼吸停止伤病员应立即心肺复苏；对自主循环未恢复者不得后送。

（王　尉）

第四节　伤病员转运

经过现场分检和急救处理，部分伤病员需要送到后方医院治疗。能否将伤者快速安全地转运到医院接受确定性治疗，是评价一个地区急救系统是否完善的重要标志。伤病员转运包括院前转运和院间转运。

一、院　前　转　运

院前转运指伤病员从现场到医院的转送，是院前急救的重要组成部分，应最大限度地缩短运送时间,转运的原则是安全、快速。院前转运的质量与伤者的死亡率与伤残率密切相关。灾难事故伤病员院前转运与第二章院前急救的搬运与转送基本相同。

二、院间转运

院间转运是指将伤病员由基层医院向上级医院转送的全过程。院间转运应当由转出医院、接受医院和转运队共同执行,综合确定最好的转运方式,并且确认转运人员、设备能够应对病情变化和可能发生的并发症,保证转运安全。

(一)转运原则

灾区内应根据优先级别实施院间转运。转送顺序为:危及生命需立即治疗的严重创伤者 > 可能有生命危险需急诊救治者 > 需要医学观察的非急性损伤者 > 不需要医疗帮助或现场已死亡者。

(二)转运指征

需仔细评估确认伤病员不会因搬动和转送而使伤情恶化甚至危及生命。符合以下条件之一者可转送:伤情需要,现场不能提供确定治疗或处理后出现并发症者;伤病员或家属要求转运者。

对于休克未纠正、血流动力学不稳定者,颅脑外伤疑有颅内高压、可能发生脑疝者,颈髓损伤有呼吸功能障碍者,胸腹部损伤后伤情不稳定随时有生命危险者,或被转送人员或家属依从性差者,均应暂缓转送。

(三)转运安全评估

遵循 NEWS 原则,即每一步是否必要(necessary)、治疗是否充分(enough)、治疗是否有效(working)、转运是否安全(secure)。护士在伤病员转运前应进行以下评估:

1. 检查气道,确定是否需要气管插管。

2. 评估、记录呼吸状态,必要时安置鼻胃管,以防止使用镇静剂或插管导致伤病员误吸。

3. 检查所有插管的位置或装置是否可靠固定。

4. 评估并记录心率、脉搏、氧饱和度和血压、神经系统检查结果和格拉斯哥昏迷评分等,并适当给予镇静药物。

5. 危重症应当在监护下转运,以便转运中进行持续的血流动力学监测。

6. 家属签署知情同意。

(四)转运途中护理

1. 转运中体位安置　伤病员妥善固定,顺车体而卧,以减少车辆行进对脑部血流灌注的影响。重度昏迷者采取侧卧位;有窒息风险者取轻度头低足高位并头偏一侧;胸部损伤有呼吸困难者取半卧位;颅脑损伤者头部垫高。

2. 转运中监护与处理　连续监测血流动力学,继续进行心肺支持和补充血容量。保持与拟送达医院的联系,提前通告伤病情及到达时间,方便接收医院做好接诊准备。所有救治记录及灾难救援相关文件均应同时送达并妥善交接。

知识拓展

5G 应急救援系统

5G 应急救援系统是通过 5G 技术与医疗设备的联合,更高效率地打通急救信息壁垒,体现了急救领域的新应用与新思路。以 5G 急救车为基础,配合人工智能、增强现实技术、虚拟现实技术和无人机等应用,打造全方位医疗急救体系。救护人员能够利用 5G 医疗设备第一时间完成验血、心电图、B 超等一系列检查,并通过 5G 网络将医学影像、伤病员体征、病情记录等大量生命信息实时回传到医院,实现院前、院内无缝联动,快速制订抢救方案,提前进行术前准备,大大缩短抢救响应时间。

（王　尉）

第五节　常见灾难医学救援

一、地　　震

地震是地壳快速释放能量过程中产生地震波,造成地面震动,导致灾害发生的一种自然现象。地震具有突发性、不可预测性、频度较高、次生灾害多等特点。地震常常引起水灾、火灾、有毒气体泄漏、放射性物质扩散等,还可能造成海啸、滑坡、崩塌等次生灾害,造成严重人员伤亡。但地震是可以提前防御的,做好相关防御工作可以最大程度减轻灾害后果。

（一）地震危害的特点

1. 发生突然,防御困难　因地震预报困难,目前尚不能准确有效地预报。因此,地震常发生突然。而一次地震往往只持续几十秒就足以摧毁整座城市,没有防护和反应时间。

2. 破坏力强,伤亡惨重　地震波对建筑物摧毁力强,易造成较大人员伤亡。建筑物抗震性能差、人们的防御意识差也是造成伤亡的重要原因。

3. 次生灾害多且复杂　如泥石流、山体滑坡、堰塞湖、传染病疫情等。

4. 地域性分布和周期性　地震往往发生在断层活动最强烈的地质构造带,呈现一定的地域性分布和周期性特征。

（二）地震的医疗救援

地震灾害现场医疗救援具有突发性、环境及伤情复杂、医疗资源相对不足的特征,在救灾过程中,应统一指挥,分组协作开展医疗救援工作。

1. 确立救援指挥者　指挥者的主要任务是向总指挥汇报现场情况和反应等级,联系其他救援单位,决定现场部署,分配救护人力并监督各部门工作,必要时请求支援。根据现场情况提升或降低反应等级并通知指挥中心,直接对现场救护工作的成败和效率负责。

2. 救援分组进行　为保证救援工作有条不紊地开展,救援工作要分组、分工进行,通常分为现场抢救小组、后送小组、药械供应小组、救治医院等。

3. 伤病员救护的原则　对症处理,处置及时,救护环节紧扣,转运和现场救治相结合。抢救顺序是首先迅速使伤病员脱离险境,先救命后治伤,先危重后轻伤,先易后难,先救生存者,后处置遗体。

4. 伤病员分流、转运　按照伤病员的分类进行伤病员的分流和转运,转运前再次检伤分类,转运中正确搬运,避免二次损伤,途中密切观察病情变化。

5. 救援人员的自我防护原则　学习应对突发灾难的个人防护知识,做好自身防护及自救互救,避免二次损伤。熟悉地震发生后可能导致的环境污染,熟知灾难后易引起的传染性疫情,熟悉个人防护的分级原则,避免防护不足或防护过度。开展应对灾难的心理防护知识培训,采取合理的应对方式,可以增强心理适应能力,保持身心健康。

（三）正确自救

1. 地震发生时,要立即在室内选择合适的地方躲避,如床下、炕沿下、坚固家具附近。

2. 要选择开间小的卫生间、厨房、储藏室及内墙墙根、墙角躲避。

3. 地震发生后,必须抓住时机拉断电源、关闭煤气、熄灭炉火,以防火灾和煤气泄漏等次生灾害。

4. 地震时最好不要外逃,如果条件许可能够外逃时,最好头顶被子、枕头或安全帽。

5. 一旦被建筑物掩埋,不要慌张地不停地大声呼救,可以间断呼救,或用硬物敲打暖气管路或水管,以保存体力。

6. 体表出血,最好进行简单处理,防止失血过多。

 知识拓展

地震救援工具

1. **生命探测仪**　生命探测仪空旷探测范围可达500m,可透过80cm厚的普通钢板探测到生命,主要通过感应人体心脏所发出的超低频电波产生的电场找出幸存者位置。

2. **光学生命探测仪**　是一种搜索仪器,是利用光反射进行生命探测的。仪器的主体非常柔韧,像通下水道用的蛇皮管,能在瓦砾堆中自由穿行。

3. **液压钳**　应用了液压原理,可以轻松剪断钢筋。如果伤员被钢筋卡住,可以用液压钳剪断钢筋,为营救工作赢得宝贵的时间。

二、水　　灾

（一）海啸

我国海岸线长，发生海啸概率较高。海啸引发的海浪水墙可高达数十米，含有极大的能量，速度快，登陆后对生命和建筑物可造成严重危害。

1. 海啸救援的特点　环境恶劣，伤病员分布广，受伤人员多、伤情复杂，伤亡惨重，骨折及挤压伤多，易漏诊和误诊，受灾人群心理创伤严重，公共卫生问题突出。

2. 海啸的现场救援原则　①对个体现场救援：先抢后救，先救命后治伤，先重伤后轻伤，以救为主，边救边送。伤情严重有生命危险时，先就地抢救，伤情稳定后方可以转送。②对群体救援：分类救治，尽可能救治更多的伤病员。③分区救治：海啸往往伤病员分布广泛，分区救治，避免重复搜救，造成医疗资源浪费。④合理后送。⑤做好紧急卫生救援。

（二）洪水

1. 洪水危害的特点　受伤原因、病情多样，包括淹溺、寒冷损伤、机械创伤、叮咬伤、公共卫生及相关疾病和精神障碍等。

2. 洪水灾害的救援原则　①做好伤病员的分类。②提高救治整体效能。③迅速、安全地转送伤病员。④掌握重点，调整救治力量。⑤注意自身安全。

三、火　　灾

火灾能严重威胁生命财产安全，影响经济发展和社会稳定。现代城市高层建筑增多，火灾隐患多，火灾呈上升趋势。高层建筑具有烟道效应，火灾蔓延快，人员疏散困难，灭火难度大。所以，高层建筑火灾重在预防，建筑设计施工要符合更高级别消防要求。

（一）火灾的危害特点

1. 直接伤害　包括火焰烧伤、热烟灼伤。
2. 间接伤害　包括浓烟窒息、中毒、砸伤及埋压、刺割伤。

（二）火灾的救援原则

火灾的救援包括救人和灭火两个方面，救人第一是火灾救援的总原则。救援人员在火灾现场首先必须评估环境，注意自身安全防护，避免自身伤亡。

（三）医疗救援

烧伤是火灾中常见创伤之一，烧伤急救总原则是迅速灭火，阻止烧伤面积继续扩大和创面继续加深，防止休克和感染。具体措施如下：

1. 脱离热源　脱去燃烧的衣服，就地翻滚，用水喷洒着火衣服。切勿奔跑、大声呼叫，防止火借风势加大、吸入高热气流或烟雾造成吸入性损伤，更不宜用手扑打以防手部烧伤。

2. 开放气道　要检查呼吸道是否通畅,是否有呼吸道烧灼伤,清除口腔异物,吸氧,必要时气管切开。

3. 冷水湿敷　小面积烧烫伤可用冷清水湿敷局部肢体。

4. 包扎、止血、固定　对伤口用干净敷料进行包扎,对外伤大出血者应当给予止血,对骨折应做临时固定。

5. 补液　对严重烧伤的伤病员要尽快建立2~3条静脉通道,快速有效地补液,预防和纠正休克;对未建立静脉通道者可口服糖盐水。

6. 镇静、镇痛　对疼痛难以忍受者应当安慰、鼓励,使其情绪稳定,必要时可酌情使用镇静、止痛药品。

7. 其他急救　中毒、坠落伤、挤压伤等,按相应急救原则急救。

（四）自救和防火演练

1. 正确自救

(1) 当发生火灾时,如果火势不大,应奋力将小火控制、扑灭,千万不要惊慌失措,置小火于不顾而酿成大灾。

(2) 家用电器着火后应先断电后灭火,用湿地毯或棉被等盖住电器,达到灭火和防爆双重目的。油类、酒精等起火,不可用水去扑救,可用沙土或浸湿的棉被迅速覆盖。煤气起火,可用湿毛巾盖住火点,迅速切断气源。

(3) 正确使用灭火器。

(4) 火势过大,可以用湿毛巾捂住口鼻,放低身子,沿楼梯快速撤离。

(5) 如果楼道中烟雾非常重,可以躲入没有着火、靠近外界的房间,关紧门,封闭门缝,对外呼救。

2. 防火演练　加强日常生活和工作中防火意识,提高群体使用防火、灭火工具的技能,防止小火演变成大火和火灾。加强在火灾中逃生和自救知识与技能的宣教、培训及演练。提高应对火灾的能力,火灾发生时可以大大减少伤亡。

四、交 通 事 故

交通事故造成的人体损伤称为交通事故伤,简称交通伤。交通事故的发生与驾驶人、车辆和道路环境三方面因素相关。发生频率高,总死亡率和致残率高,损失大,后果严重。世界卫生组织指出:道路交通安全是一个严重的人类健康问题。

（一）交通伤特点

在交通事故发生过程中,伤情因伤员个体情况、环境、致伤原因不同,导致伤员的伤情有较大差异,使得交通伤临床诊断与救治难度加大。总体来说,严重交通伤有以下特点:

1. 致伤因素多、机制复杂　交通事故时伤病员可因撞击、碾压、挤压、跌落、爆炸和燃烧等作用而致伤,同时还可能因安全带、气囊以及有毒气体等导致人员损伤。因此,同一交通伤伤员可同时发生多种损伤,并影响多个部位和系统。

2. 致残率和死亡率高　交通伤的致伤机制复杂,伴随一系列复杂的全身应激反应,且相互影响,容易造成复杂的伤情。交通伤往往是多发伤涉及多个器官组织,且伤情严重,休克发生率高,低血容量性休克与心源性休克可重叠出现。

3. 确诊难度大　交通伤所致损伤部位多,通常为闭合伤与开放伤、多部位与多系统的创伤同时存在,很多伤情症状和体征相互掩盖。病情多危急,需要紧急救治,时间紧迫,且伤员常无法自诉伤情。因此,对多发伤进行及时、准确、完整的诊断难度很大。

（二）交通事故救援措施

1. 现场环境评估和自身防护　交通事故的救援从现场环境评估开始,要确保伤员和施救者的安全。最常用和简单有效的方法是设置提醒标志、使用灯光和反光背心等,防止其他来往车辆的继发伤害。

2. 事故类型评估和伤员分检　在评估现场环境之后,要评估伤员的数量和严重程度,确认致伤机制和能量,理解致伤机制能够更好地评估伤情。交通事故可能出现大量伤员,分检的目的是在短时间内对伤员进行初步的评估,确定伤员需要何种救护,缩短急救时间。

3. 现场急救处理　维持呼吸和循环功能,止血、给氧、心肺复苏、骨折固定、保护伤口、减少污染等。

五、矿　难

（一）矿难危害的特点

1. 损伤类型　砸伤、挤压伤、坠落伤、切割伤、爆炸伤(瓦斯爆炸)、溺水窒息等多见。

2. 伤情特点　矿难伤具有发生率高、死亡率高、致残率高的特点。受伤者受伤部位以四肢、颅脑、脊柱线、胸腹、骨盆为主。

（二）矿难的救援措施

煤矿救护队是矿难救援的主要力量,矿难发生后首先下井实施救援。发生矿区火灾和爆炸时,必须采取措施,及时报告,及时撤离。井下遇险人员应由在场负责人或有经验的老矿工带领,有组织、有秩序地选择避灾路线,迎着新鲜风流撤离危险区。位于下风侧人员应戴上自救器或用湿毛巾捂住口鼻,绕道迎着新鲜风流方向撤离。在危险区无法撤离的人员应迅速进入预先筑好或临时构建的避难所,等待救援。

六、突发公共卫生事件

突发公共卫生事件是指突然发生、造成或可能造成社会公众健康严重损害的重大传染病疫情、群体性不明原因疾病、重大食物和职业中毒以及其他严重影响公众健康的事件。

（一）危害特点

1. 成因多样　许多公共卫生事件与自然灾害有关，例如地震、水灾、火灾等，与事故灾害也密切相关，比如环境污染、生态破坏、交通事故等。社会安全事件也是形成公共卫生事件的一个重要原因，如生物恐怖袭击等。

2. 分布的差异性　公共卫生事件随季节和地域不同可能存在差异。

3. 传播广泛　由于世界各国之间联系越来越紧密，造成了广泛传播的可能。

4. 危害复杂　重大的公共卫生事件不但对人的健康有影响，而且对环境、经济乃至政治都会产生很大的影响。

（二）救援措施

1. 报告　突发公共卫生事件情况紧急，必须按照《国家突发公共卫生事件应急预案》的要求，及时向上级有关部门报告。

2. 组织调度　政府成立应急指挥部门，启动突发事件应急预案，全面负责应急处理的指挥工作，紧急调集人员、储备物资、抢救设备、急救药品、医疗器械等。

3. 安全防护　参加救援人员须做好个体防护，并对相关人员进行个体防护培训。

4. 现场救援区域设定　对于化学物质造成的公共卫生事件，应根据现场情况进行区域划分，危害源周围为热区，用红色警示线隔离；红色警示线外为温区，用黄色警示线隔离；黄色警示线外为冷区，用绿色警示线隔离。设立救援区域和洗消区，冷区内设定救援区域，温区边缘设立洗消区，洗消区附近设立检伤区。

5. 现场调查　由疾控机构或相关人员调查事件的经过、时间、地点、方式等内容，进行初步评估。

6. 检测与监测　要迅速、准确、有代表性地采集样本进行检测与监测。

7. 现场医疗救援　依据突发公共卫生事件的不同类型，采取相应的现场医疗救援措施，遵循"先救命后治病、先重伤后轻伤"的原则进行现场医疗救援。

（王　尉）

第六节　救援人员的安全防护

一、灾难现场安全评估

在接近灾难现场时，救援人员应首先评估现场是否有潜在危险，尤其是可能对救护人员、伤病员、现场公众造成伤害的因素，包括：交通工具、流动的水或泥石流、爆炸；不稳定的建筑物、车辆等垮塌压迫致伤，或复杂的地面导致跌倒或摔跤；火灾、低温；电池、高压电、损坏的电缆或带电设备等；燃油、化学品、毒品泄漏或污染。只有在确定现场环境安全的情况下方可进行救援。不鼓励未接受专业救援训练的人员自行尝试救援。

二、现场个体防护

个体防护是利用个体防护装备的物理或化学阻隔作用,消除或控制有害物质,使进入或接触人体的有害物质水平符合人体基本安全和健康的要求。在灾难救援中,救援人员要做好个人防护,保证自身安全,不因此造成减员,甚至增加其他人员的工作量、占用救灾资源,故医疗救援人员本身的防护具有重要意义。

(一)个体防护装备及使用

根据灾难现场可能的有害物具有的毒性、入侵途径和对人体的危害程度,选择适用、有效的个体防护装备。

1. 防护服　防护服按照式样分为连体式或分体式,有一次性和限次使用两种。各种防护服性能有较大差别,因而适用范围不同,所以要根据具体情况选用防护服。但目前我国医院传染病房使用的隔离服无性能指标评价,不能够用于灾难救援。

2. 眼、面防护用具　眼、面防护用具均具有防止高速粒子冲击和撞击功能。眼罩对少量液体喷洒物有隔离作用。呼吸防护需用全面具,可以隔绝致病微生物等有害物通过眼睛、口鼻黏膜侵入。在传染病、呼吸系统疾病病房、实验室和灾难现场等工作环境中,应当佩戴护目镜或其他眼部保护装置。

3. 防护手套、鞋靴　与防护服类似,各类防护手套和鞋靴都有相应的适用范围,不同化学物对手套、鞋靴的防护性能有不同的要求。同时,还要考虑现场环境的温度、尖锐物、电源等因素,并具有耐磨性能,最好根据不同灾难现场进行有针对性的选择。

4. 呼吸防护器　①过滤式呼吸防护:有防尘面罩和防毒面具,按照防护对象分为防颗粒物、防气体或蒸气以及尘毒综合防护三类。过滤式呼吸器用于 C 级别防护(详见个体防护分级)。②隔绝式呼吸防护:将使用者呼吸器官和有害空气环境隔绝,靠本身携带的气源或导气管引入作业环境以外的清洁空气以供使用。

(二)个体防护分级

防护级别一般分为 A、B、C、D 四级,救援人员要明确责任,在相应的区域内开展救援工作,并穿戴相应的防护装备。

1. A 级个体防护

(1)防护对象:①接触高压蒸气和可经过皮肤吸收的气体、液体。②接触可致癌和高毒性化学物。③极有可能发生高浓度液体泼溅,或极有可能接触、浸润高浓度化学物,或极有可能发生蒸气暴露的情况。④接触未知化学物。⑤接触达到有害浓度即可威胁生命和健康的、可经皮肤吸收的化学物。⑥在低氧环境中工作。

(2)防护装备:①全面罩正压空气呼吸器。②全封闭式气密化学防护服。③抗化学物质的防护手套和防护靴。④头部防护安全帽。

2. B级个体防护

（1）防护对象：①种类确知的气态有毒化学物质，不经皮肤吸收。②达到威胁生命和健康浓度。③低氧。

（2）防护装备：①全面罩正压空气呼吸器。②头罩式化学防护服，非气密性，防化学液体渗透。③抗化学物质的防护手套和防护靴。④头部防护安全帽。

3. C级个体防护

（1）防护对象：①接触非皮肤吸收气态有毒物，毒物种类和浓度已知。②毒物非威胁生命和健康浓度。③在非低氧环境下工作。

（2）防护装备：①空气过滤式呼吸防护用品，过滤元件适合特定的防护对象，防护水平适合毒物浓度水平。②防护服，隔离颗粒物，防少量液体喷溅。③抗化学物质的防护手套和防护靴。

4. D级个体防护

（1）防护对象：为非挥发性固态或液态物质，毒性或传染性低。

（2）防护装备：包括与所接触物质相适应的防护服、防护手套、防护靴等。

防护装备应当尽可能具体到使用的每个人，装备的使用具有显著专业性，只有正确使用才能保证自身的健康和安全。灾难救援中应贯彻抢救伤病员和保护救援人员并重的原则。医护救援人员一般配备C级防护装备。院前急救或医院急诊科不仅接收在现场已经除去污染的伤病员，也会接收自行前来就诊的伤病员，因而应设有专区对伤病员进行洗消，也要配备少量B级防护装备。

（王　尉）

第七节　灾难的心理危机干预

一、灾难心理危机表现

（一）心理危机的一般表现

1. 情绪反应

（1）焦虑：灾难伤病员在预期发生危险或不良后果时所表现出的紧张与担心等情绪状态，为最常见的心理应激反应，可表现为坐立不安、双手震颤、出汗、脉搏增快、呼吸加深、血压升高、腹泻或便秘、尿频、尿急等症状。

（2）恐惧：是伤病员在面临灾难危险时，企图摆脱而又无能为力时所产生的担惊受怕的一种强烈压抑情绪体验，可表现为心跳加速、心律不齐、呼吸短促或停顿、血压升高、面色苍白、嘴唇颤抖、冷汗、四肢无力、恶心、呕吐等症状。

（3）抑郁：是一组连续且长期的心情低落为特点的情绪体验，可表现为内心悲观、失望、无助、绝望；自信心下降、自我消极，严重者甚至自杀；睡眠障碍、食欲不振、性欲减退等;活动水平下降,从社交及工作中退缩。

(4) 愤怒:是人们在追求某一目标过程中,针对存在的障碍而产生的紧张不愉快的情绪体验,表现为冲动、易激惹、不服从管理等特征。

2. 认知反应　灾难见证人员在认知方面可出现感知混乱、思维迟钝、语言混乱、注意力不集中、自控力下降、决断力下降等反应。

3. 行为反应　个体在应激时所表现的行为反应具有差异性,可出现敌对与攻击、无助与自怜、冷漠、病态固执、逃避与回避及物质滥用等。

(二)急性应激障碍

急性应激障碍是因受到急剧、严重的精神打击,机体在受到刺激后立即(1h内)发病,表现为强烈恐惧体验的精神运动性兴奋,行为有一定的盲目性,也有表现为精神运动性抑制,甚至木僵。

急性应激障碍的主要临床表现为:意识障碍,如定向力障碍、注意力下降、自言自语、表情紧张、恐怖、语言理解困难;精神障碍,如激越、谵妄、癔症等。应激源消除后,症状可在1周内恢复,预后良好。如处理不当,部分病人可转为创伤后应激障碍。

(三)创伤后应激障碍

创伤后应激障碍是指由于异乎寻常的威胁或灾难性应激事件所致延迟出现(遭受创伤后的数日至数月)或长期出现(病程可达数年,甚至持续多年不愈)的心理障碍。研究表明,创伤后应激障碍的发生与体内神经内分泌异常有关。创伤后应激障碍主要临床表现为:反复重现创伤体验、控制不住地反复回想创伤经历或持续性回避对以往创伤经历的回忆,持续性的过度觉醒或警觉、失眠易惊醒,社会功能受损。不同创伤事件创伤后应激障碍的发病率不同,交通事故、水灾、火灾、地震等受害者的发病率较高。

二、灾难伤病员心理危机护理干预

(一)心理危机评估

1. 急性期评估　指灾难后1~3个月针对伤员的心理评估。这个时期是幸存者完成生命救助、生活安全得到基本保证,但心理处于混乱、孤立绝望、产生各种应激反应的时期。急性期主要是针对幸存者当前需求和担忧收集信息,筛查识别心理危机高危人群。

2. 恢复期评估　通常于灾难后3个月、6个月、1年和2年等不同时间点上进行阶段性随访评估。评估内容包括受灾人群整体心理健康状况和对创伤后应激障碍、适应障碍、抑郁等心理障碍进行评估诊断,检验心理干预的效果,调整心理干预措施。

(二)伤员的心理危机干预

1. 一般干预　目的是帮助身处灾难性事件中的幸存者,减轻因灾难所造成的痛苦,增强其适应性和应对技能。

(1)接触与介入:通过首次接触建立咨询关系。

（2）稳定情绪：安抚和引导情绪崩溃的幸存者，帮助求助对象理解自己的反应，指导一些基本应对技巧。

（3）收集信息：需要收集的信息主要包括灾难经历的性质和严重程度、家庭成员或朋友的死亡情况、原有的身心疾病及救治情况、社会支持系统，以及有无负性情绪和物质、药物滥用情况等。

（4）实际帮助：从最紧迫的需求着手为求助对象提供帮助，首先满足对物质和身体的需求。

（5）联系社会支持系统：帮助求助对象尽可能利用即时可用的社会支持资源。

（6）提供信息支持：包括目前灾难的性质与现状、救助行动的情况、可以获得的服务、灾后常见的应激反应、自助和照顾家人的应对方法等。

（7）确保安全感：确保干预场所的安全性。

2. 急性应激障碍干预原则

（1）正常化原则：在应激干预活动中的任何想法和情感都是正常的，尽管它们可能是痛苦的。

（2）协同化原则：干预者和当事人双方应积极参与和协同。

（3）个性化原则：心理干预应实现个性化，常用的干预方法有认知干预、社会支持及药物治疗。

3. 创伤后应激障碍的干预原则　帮助病人提高应对技巧和能力，发现和认识其应对资源，尽快摆脱应激状态，恢复心理和生理健康，避免不恰当的应对造成更大损害。

三、灾难救援人员心理危机护理干预

灾难救援时，救援人员接触和处理大量的死伤者，容易出现短期和长期的精神紧张及心理应激。应重视对救援人员进行心理危机护理干预，以有效地应对压力，度过心理危机，预防应激相关障碍的发生。

1. 主控信念　帮助救援人员建立一个合理的认知和正向的暗示：我所做的工作是一个告慰死者、慰藉生者的工作，这是一个正义和神圣的工作。这样当他们在救援工作中碰到遗体、受伤者时，恐惧和紧张程度就可能会降低。

2. 小组晤谈　晤谈是指对事件或活动的报告或描述，小组晤谈适用于对较多救援人员的调控。可选择天气较好的时间，互相畅谈，交流在救援中对自己影响较大的刺激性事件，包括所见、所闻、所感。每个人都尽量充分地表述出自己内心的感受。在晤谈结束前，由一位专业心理学工作者进行正确的认知植入，帮助参与者形成正确的认知，确信他们的害怕恐惧都是大灾后一种正常的反应，不是心理问题，应正视它。

3. 社会支持　救援人员要增强自己的社会支持系统，与朋友、家人、同事多沟通，保持人际关系和谐，可对缓解应激起到一定作用。必要时可寻求专业的心理援助。

　　灾难医学救援要求护理人员能综合运用所学急救知识解决灾难中出现的各种问题。

　　本章学习重点是：灾难救援中的现场分检、分级救护及个体防护方法；各种灾难的救护措施。本章学习难点是：伤员的心理危机干预。同学们要熟练掌握前面章节的知识和技能，在此基础上，加强情景化模拟训练，灵活运用所学知识，解决模拟演练中的问题，为随时可能出现的灾难做好思想和技能方面的训练，锤炼"生命至上、博爱奉献、人道关怀、团结协作"的精神品质。

（王　尉）

思考与练习

1. 灾难救援中伤员心理危机干预的原则有哪些？
2. 护士在灾难救援中担任什么角色？
3. 简明检伤分类法的分检流程是什么？

附　录

实 训 指 导

实训一　120急救中心（站）认识实习

【实训目的】

1. 认识急救中心在 EMSS 中的重要性。培养"时间就是生命"的急救意识。

2. 了解急救中心（站）的工作任务和工作程序。

3. 学会120电话接线方法。

【实训前准备】

1. 教师准备　选择当地急救中心（站），预约实习时间、实习内容及带教人员，联系实习用车，列出认识实习安排表；召开实习学生会议，强调实习注意事项。

发布实习前预习内容及本次实习的学习任务。

2. 护生准备　划分实习小组，选出小组长；查阅网络资料，了解拟实习120急救中心情况。

实习前预习：①国内、外 EMSS 模式。②所在地市急救中心情况。③EMSS 概念、组成与管理。④拨打120电话规定及注意事项。

3. 用物准备　摄影、摄像设备、准备记录本、笔等。

120急救中心（站）认识实习流程：

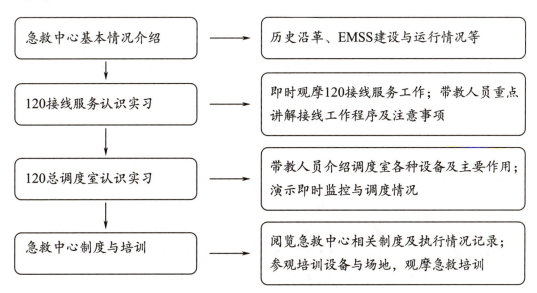

【过程与方法】

1. 教师带领认识实习小组前往认识实习地点。

2. 教师讲解本次认识实习主要内容与认识实习流程。

3. 120急救中心（站）带教人员按流程进行认识实习指导。

4. 指导教师布置课后作业　模拟练习接线服务，写出实训报告。

【实训报告】

1. 写出本市EMSS组成与工作流程。

2. 列出120接线服务工作要求与注意事项。

（王为民）

实训二　院前病人的现场救护

【实训目的】

1. 熟练掌握拨打120急救电话方法，快速启动EMSS。

2. 熟练掌握现场急救评估方法，为病人进行分类标记。

3. 熟练掌握为急救病人正确的安置体位和去除或松解衣物的方法。

【实训前准备】

1. 教师准备

（1）情景案例准备

案例：某一级公路上一辆货运汽车与一辆农用三轮车相撞，3人受伤，伤情不明，路人拨打120急救电话，急救人员到达现场后发现：伤员甲神志清楚，能站立行走，右面、右肩、右肘关节多处软组织擦伤，坐于地上大声呼救；伤员乙体表无明显外伤，面色苍白，俯卧于地面；伤员丙表情痛苦，头颈部及右下肢疼痛活动受限。

作为目击者请模拟：①呼救。②为病人安放合适体位，保持呼吸道通畅。

作为120急救人员请模拟：①现场伤情评估。②现场检伤分类。③为伤员丙进行手锁固定。

（2）模拟情景场所准备：根据教学条件、学生分组和案例需要，可将实训场所布置在实训室内或在室外。

2. 学生准备

（1）查阅资料，复习院前急救相关知识：①院前急救概念与急救原则。②院前病人现场救护内容。

（2）熟悉教师发布的院前急救案例。

（3）划分实训小组，选出小组负责人，根据教师提供案例，分配情景模拟角色。

3. 用物准备　模拟人、手电筒、血压计、听诊器、伤员分类卡。

【过程与方法】

1. 学生按小组进入模拟情景场所。

2. 小组成员讨论案例，并分别拟定出模拟急救方案。

3. 各小组提交模拟急救方案。

4. 指导教师点评模拟急救方案，综合归纳出合理的模拟急救步骤。

5. 各小组分别以角色扮演形式进行情景模拟，并在练习中互换角色，合作训练。

6. 教师在整个过程中观察指导实训，并对每位学生的表现给予评价，填写实训评价表。

7. 实训结束，各小组总结，整理用物，清理实训场所。

1. 写出 120 电话呼救要点。
2. 描述俯卧位病人翻转为仰卧位的方法。
3. 写出现场病情评估的主要内容与方法。
4. 针对病例,解释 3 位病人检伤分类的依据。

院前病人的现场救护流程:

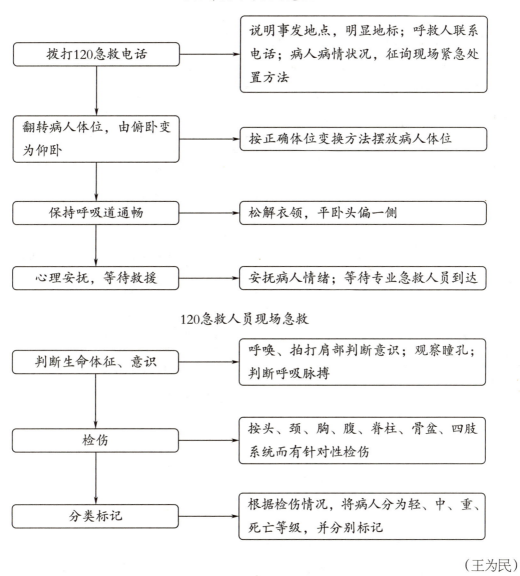

目击者现场呼救与急救

拨打120急救电话 → 说明事发地点,明显地标;呼救人联系电话;病人病情状况,征询现场紧急处置方法

翻转病人体位,由俯卧变为仰卧 → 按正确体位变换方法摆放病人体位

保持呼吸道通畅 → 松解衣领,平卧头偏一侧

心理安抚,等待救援 → 安抚病人情绪;等待专业急救人员到达

120急救人员现场急救

判断生命体征、意识 → 呼唤、拍打肩部判断意识;观察瞳孔;判断呼吸脉搏

检伤 → 按头、颈、胸、腹、脊柱、骨盆、四肢系统而有针对性检伤

分类标记 → 根据检伤情况,将病人分为轻、中、重、死亡等级,并分别标记

(王为民)

实训三 医院急诊科认识实习

【实训目的】

1. 认识急诊急救工作的重要性及在 EMSS 中的地位;培养"时间就是生命"的急救意识。
2. 熟悉急诊科布局和设置;熟悉急诊科预检分诊流程及常见急症抢救流程。
3. 熟悉掌握急诊科的工作任务和工作程序。

【实训前准备】

1. 教师准备　选择当地综合医院急诊科,预约认识实习时间、认识实习内容及带教人员;列出认识实习安排表;召开认识实习学生会议,强调认识实习注意事项。

2. 学生准备　划分认识实习小组,确定组长;查阅网络资料,了解有关急诊科情况。自主学习提示:①急诊科布局与设置要求。②急诊科工作任务与工作流程。③本地医院急诊科相关资料收集。④国家急诊急救有关政策文件。

3. 用物准备　摄影、摄像设备。

【过程与方法】

1. 教师带领认识实习小组前往认识实习地点。

2. 教师讲解本次认识实习主要内容与认识实习流程。

3. 医院急诊科带教人员按流程进行认识实习指导。

医院急诊科认识实习参考流程:

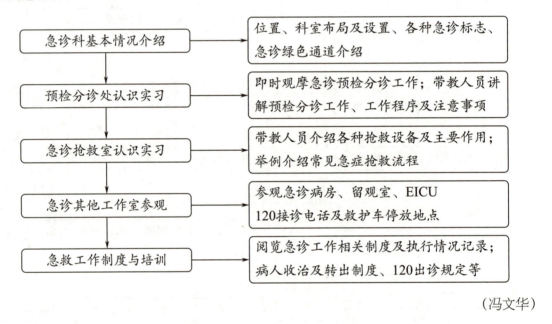

（冯文华）

实训四　心肺复苏术

【实训目的】

1. 树立心搏骤停应急抢救意识,养成团队合作的职业精神。

2. 熟练掌握心搏骤停病人心肺复苏术(CPR)操作流程,能够进行高质量心肺复苏。

3. 学会心搏骤停病人紧急病情评估与CPR效果评价。

【实训前准备】

1. 教师准备　包括案例的编写与下发、实训场所准备,以及带教人员准备等。

（1）情景案例准备

案例一:一天清晨,职校学生小伟正在跑步晨练,前方一位晨练长者突然手捂胸口倒在地上。小伟急忙上前,呼喊老人,没有反应,老人已没有了呼吸。受过急救培训的小伟立刻为老人实施紧急心肺复苏,并呼叫周围晨练群众拨打了120电话。

请模拟:小伟对老人实施急救的过程(参考单人心肺复苏流程)。

案例二:钱女士,62岁,退休职员。因频繁心绞痛入CCU。晚上23:30钱女士心电监护突然报警,正在值班的林护士迅速察看心电监护情况,监护心电图波形示心室颤动,林护士呼喊共同值班护士小张前来协助抢救,同时上报医生。

请模拟:2位护士紧急抢救钱女士的过程(参考双人心肺复苏流程)。

(2)模拟情景场所准备:模拟情景场所要有足够活动空间,根据教学条件、案例需要和学生分组准备。

(3)带教人员准备:确定带教人数,集体备课,统一带教内容与要求。

2. 学生准备 认真阅读实训案例,查阅资料,复习心搏骤停病人救护相关知识,观看CPR操作视频;划分实训小组,选出小组负责人,根据教师指定案例,分配情景模拟角色。

3. 用物准备 床单元、心肺复苏模拟人、简易呼吸器、心脏按压板、脚踏凳、纱布、手电筒、血压计、听诊器、医疗护理记录单等。

【过程与方法】

1. 学生按小组进入模拟情景场所。

2. 小组成员讨论案例,在前期准备基础上,细化急救方案。指导教师给予指导意见。

3. 以小组为单位,先进行心肺复苏分解动作练习,再进行单人心肺复苏模拟,最后再进行双人心肺复苏模拟。

4. 指导教师在整个过程中观察指导实训,并对每位学生的表现给予评价,填写实训评价表。

5. 实训结束,各小组总结,教师点评。整理用物,清理实训场所。

【实训报告】

1. 写出单人心肺复苏步骤。

2. 描述心室颤动的心电图表现。

3. 写出心脏按压动作要领。

4. 描述简易呼吸器使用方法。

单人徒手心肺复苏操作程序及考核标准:

项目名称	操作流程	技术要求	分值
心肺复苏 (100分)	判断与呼救 (20分)	• 判断意识:拍打、轻拍病人肩部并大声呼唤病人	5
		• 判断呼吸,报告结果	5
		• 触摸大动脉搏动,10s内完成,报告结果	5
		• 紧急呼救:确认病人意识丧失,立即呼叫	5
	安置体位 (7.5分)	• 将病人安置于硬板床,取仰卧位	2.5
		• 去枕,头、颈、躯干在同一轴线上	2.5
		• 双手放于两侧,身体无扭曲(口述)	2.5
	心脏按压 (25分)	• 抢救者立于病人右侧	2.5
		• 解开衣领、腰带,暴露病人胸腹部	2.5
		• 按压部位:胸骨中下1/3交界处	5

项目名称	操作流程	技术要求	分值
心肺复苏 （100分）		• 按压方法：两手掌根部重叠，手指翘起不接触胸壁，上半身前倾，两臂伸直，垂直向下用力	5
		• 按压幅度：胸骨下陷至少 5~6cm	5
		• 按压频率：100~120 次 /min	5
	开放气道 （10分）	• 检查口腔，清除口腔异物	2.5
		• 取出活动义齿（口述）	2.5
		• 判断颈部有无损伤，根据不同情况采取合适方法开放气道	5
	人工呼吸 （25分）	• 捏住病人鼻孔	2.5
		• 深吸一口气，用力吹气，直至病人胸廓抬起	7.5
		• 吹气毕，观察胸廓情况	5
		• 连续 2 次	5
		• 按压与人工呼吸之比为 30：2，连续 5 个循环	5
	判断复苏效果 （10分）	操作 5 个循环后，判断并报告复苏效果	
		• 颈动脉恢复搏动，平均动脉血压大于 60mmHg（体现测血压动作）	2.5
		• 自主呼吸恢复	2.5
		• 瞳孔缩小，对光反射存在	2.5
		• 面色、口唇、甲床和皮肤色泽转红	2.5
	整理记录 （2.5分）	• 整理用物	0.5
		• 六步洗手	1
		• 记录	1

（李　丽）

实训五　体外非同步电除颤术

【实训目的】

熟练掌握体外非同步电击除颤的操作方法。

【实训前准备】

1. 教师准备　包括案例的编写与下发、实训场所准备，以及带教人员准备等。

（1）情景案例准备

刘先生，59 岁，冠心病史 10 年，因近 1 周频发心绞痛入院，早晨起床洗漱时突然晕倒，心电监护示心室颤动。你是正在值班的护士，请模拟为刘先生行体外非同步电击除颤过程。

（2）模拟情景场所：模拟病房。

2. 护生准备　复习有关电击除颤相关知识：早期除颤的意义，电除颤的过程中静脉注射肾上腺素的作用,两个除颤电极的位置。

3. 用物准备　模拟人、除颤仪、导电糊或盐水纱布、抢救设备。

【过程与方法】

学生以小组为单位,按如下操作流程进行实训:

1. 迅速评估　病人是否存在心室颤动,除颤仪是否处于安全备用状态。

2. 寻求帮助　按呼叫器,呼叫值班医生和护士抢救病人,记录时间。

3. 安置卧位　再次确认病人为心室颤动,取平卧位。

4. 除颤准备　①清洁皮肤,去除胸毛。②将两个电极板涂以导电糊,手柄电极涂导电膏或将生理盐水纱布放于除颤部位。③将除颤仪设置为非同步状态。④选择合适能量,单向波 360J,双向波 120～200J。

5. 充电　按充电按钮,除颤仪自动充电至显示所选的能量水平。

6. 放置电极板　将负极(STERNUM)手柄电极放置于病人胸骨右缘第 2、3 肋间,正极(APEX)手柄电极应放于心尖部,紧贴皮肤。两电极板之间相距 10cm 以上,避开瘢痕、伤口。术者双臂伸直,使电极板紧贴胸壁,垂直下压。

7. 除颤提醒　"请离开病人,准备除颤"!并确认术者及他人未与病人接触。

8. 除颤放电　双手拇指同时按下放电按键,放电。

9. CPR　首次除颤后立即进行 5 个循环心肺复苏,然后观察并记录即刻心电图。如心电监测显示心电静止,立即给予肾上腺素注射。如仍为心室颤动则可重复除颤。

10. 观察效果　除颤过程中与除颤成功后,均须严密监测并记录心律、心率、呼吸、血压、神志等。

【实训报告】

1. 描述心室颤动心电图特点。

2. 写出非同步电除颤具体操作流程和注意事项。

（李　丽）

实训六　人工气道的建立与管理

【实训目的】

1. 养成团队合作的职业精神。

2. 熟练掌握气管插管护理配合及术后气道管理。

3. 学会口咽通气管、鼻咽通气管、喉罩使用方法。

【实训前准备】

1. 教师准备　包括案例的编写与下发、实训场所准备,以及带教人员准备等。

（1）情景案例准备

姜奶奶,74 岁,急性心肌梗死,心肺复苏术后,呼吸不规则,医生准备为其做气管插管。请你配合医生为姜奶奶进行气管插管,并做好插管后的相关护理。

（2）模拟情景场所准备:模拟病房。

（3）带教人员准备:确定带教人数,集体备课,统一带教内容与要求。

2. 学生准备　认真阅读实训案例,查阅资料,复习气管插管适应证、禁忌证、操作流程、护理配合等相关知识;划分实训小组,选出小组负责人,分配情景模拟角色。

3. 用物准备　床单元、多功能模拟人(可做气管插管)、气管导管、喉镜、牙垫、简易呼吸器、吸引器、注射器、气囊测压器、口咽通气管、鼻咽通气管、喉罩、护理记录单等。

【过程与方法】

1. 学生按小组进入模拟病房。

2. 小组成员讨论案例,在前期准备基础上,细化实训方案。指导教师给予指导意见。

3. 以小组为单位,一部分同学先认识口咽通气管、鼻咽通气管、喉罩并利用模拟人进行插管练习,另一部分同学则按拟定流程进行医护合作气管插管实训练习。然后两部分同学交换项目练习。

4. 教师在整个过程中观察指导,并对每位学生的表现给予评价,填写实训评价表。

5. 实训结束,各小组总结,教师点评。

6. 整理用物,清理实训场所。

【实训报告】

1. 写出气管插管适应证和禁忌证。

2. 描述气管插管导管气囊的护理。

3. 描述成人气管导管的选择、导管置入深度。

4. 写出确认导管位置的方法。

(吴　萍)

实训七　创伤急救技术

【实训目的】

1. 树立爱伤观念和急救意识,养成团队合作的职业精神。

2. 熟练掌握创伤止血、包扎、固定、搬运基本技术。

3. 学会创伤急救技术在情景案例中的应用。

【实训前准备】

1. 教师准备　包括案例的编写与下发、实训场所准备,以及带教人员准备等。

(1) 情景案例准备

案例一:钟先生行至商业街时,突然一块广告牌坠落下来,正砸到钟先生身上。钟先生头顶部、右前臂被广告牌割伤,血流不止。请模拟:现场目击者为钟先生紧急止血。

案例二:杨先生,64岁。在扶梯上查看手机,不小心从扶梯上滚落倒地。当时右手腕及右小腿疼痛难忍,并见明显畸形。路人帮忙拨打了120急救电话。请模拟:急救人员对杨先生进行现场急救。

案例三:赵先生,男,48岁,某家政公司职员。在为客户擦窗户时,由于没按规定系保险绳,不慎从二楼跌落下来,肩背部着地。当时有短暂意识丧失,清醒后自述颈、腰部疼痛剧烈。客户已拨打了120电话。请模拟:对赵先生的院前急救。

(2) 模拟情景场所准备:模拟院前急救练习场。

(3) 带教人员准备:确定带教人数,集体备课,统一带教内容与要求。

2. 学生准备　认真阅读实训案例,复习止血、包扎、固定、搬运相关知识;划分实训小组,选出小组负责人,根据教师指定案例,分配情景模拟角色。

3. 用物准备　三角巾、绷带、橡皮止血带、纱布、夹板、脊柱板、各种担架、颈椎固定器、颈托等。

【过程与方法】

（一）止血实训步骤

1. 评估　①脱去或剪开衣服,暴露伤口,检查出血部位。②语言沟通:"您好,您这里受伤流血了,我帮您把衣服脱去,检查一下伤口的情况好吗?""请放松,我马上帮您止血,我会尽量轻一点的。"

2. 安置体位　病人取坐位或卧位。对无骨折病人,可嘱其抬高伤肢:"请将您受伤的肢体(按受伤具体部位)抬高一点好吗? 这样会减少出血和肿胀的。"

3. 止血　参照第四章第三节止血方法,逐项练习止血技术。要充分体现爱伤观念,练习过程中要边操作边沟通。

（1）加压包扎时:"不要担心,我帮您把伤口包扎一下,要紧一些才能有止血作用,请忍耐一下。"

（2）指压迫止血时:"别紧张,我帮你压住这条动脉,伤口出血就会止住了。"

（3）止血带止血时:"出血有点多,别害怕,我帮您在手臂上扎一条止血带,就可以止血了,请您配合好吗?""是不是感觉有点紧,但紧点才能够止血,您看,血已经止住了。""现在我在这布条上记下了扎止血带的时间,现在是 8 点 30 分,我们大约 15min 就会到达医院急诊科,再为您进一步专业治疗。""我在这里给您别了一条红布条,是扎止血带的标志,您不要拿下来,其他医护人员一看就知道了。"

（二）包扎实训步骤

1. 评估　脱去或剪开衣服,暴露伤口,检查伤口,边操作边沟通:"您好,我是救护员,我帮您检查一下伤口好吗? 痛吧? 请忍一下,我马上来帮您包扎,我会尽量轻些的,请您放松好吗?"

2. 包扎　参照第四章第三节包扎方法,逐项练习包扎技术,要充分体现爱伤观念,包扎过程常需病人本人配合,要边操作边与病人沟通。

（1）头顶部包扎时:"您能坐起来吗?""能帮我压一下敷料吗?""很好,再帮我压一下额头三角巾的边缘好吗?""感到紧了吧? 这样才能起到包扎的作用,好了,松开手吧,谢谢您的配合,好好休息吧。"

（2）腹部包扎时:"请慢慢躺下来好吗? 把膝盖屈起来,很好,请放松,慢慢地呼吸。好,做得很好。""请帮忙压一下伤口好吗? 现在把手放开好了,慢慢呼气。""我马上就包扎好了,请不要紧张,我们会尽快送您到医院治疗的。""包扎好了,您配合得很好,谢谢您。""为病情考虑,请您先不要吃任何食物,包括水,好吗?"

3. 评价观察　检查伤口覆盖情况,伤口出血有无减少或停止,包扎的松紧度,是否牢固美观。观察远端肢体颜色、感觉,询问:"现在感觉怎么样? 还有什么不适的?"

4. 交代　嘱病人安静休息:"你先休息,别着急,如有不适,随时呼叫我们,稍等一会,我们会把您送到医院去继续治疗。"

（三）固定实训步骤

1. 评估　脱去或剪开衣服,暴露受伤部位,检查伤情:局部有无疼痛、肿胀、畸形和功能障碍,有无神经、血管损伤。询问:"您好,我是救护员,是这里痛吗?""噢,这里有点肿,可能骨折了,不要着急,先别活动,我马上帮您处理,我会尽量轻一点的。"

2. 固定　参照第四章第三节固定方法,逐项练习固定技术,要充分体现爱伤观念,固定过程常需病人本人配合,要边操作边与病人沟通。

（1）前臂骨折固定："请帮忙把受伤的手托一下好吗？这样会痛的轻些。""现在把手放开吧，给您固定好了，您觉得舒服一点吗？"

（2）颈椎骨折固定："请您忍耐，千万不要扭动颈部，我马上想办法给你固定。""这是保护颈椎的颈托，上好颈托保证颈部安全。"

3. 评价观察　①检查固定效果夹板是否超过骨折部位的上下两个关节，是否先近心端后远心端，松紧度是否能容纳一指，是否牢固美观。②观察远端肢体颜色、感觉以及有无任何不适。

4. 询问、交代　"现在这样的姿势使您的肘关节处于功能位，挂在颈部的吊带是用来保持功能位的，请不要随便拿下来。""您先安静地休息，如果您有任何不适，请告诉我们的救护员。到医院后会为您做进一步治疗的。"

（四）搬运实训步骤

1. 评估　检查伤情，确定病人生命体征相对稳定，暂时无生命危险，确定伤口已妥善止血，骨折已妥善固定。与病人沟通："救护车已经来了，我们现在要将您移到担架上，请您按我的提示配合好吗？"

2. 搬运　参照第四章第三节搬运方法，逐项练习单人、双人、多人搬运技术，要充分体现爱伤观念，搬运过程常需病人本人配合，要边操作边与病人或协作者沟通。

（1）双人担架搬运："请再检查一下病人是否已固定妥当。""好了，请听我口令，我们要保持动作一致。""好，手抓牢，1、2、3起，保持步调一致。"

（2）三人或多人搬运："请大家分站病人两侧，手放好位置，注意保护头颈，保持头颈与身体在同一轴线上。""听我口令一起用力。"

3. 评价观察　检查经搬运后，病人生命体征是否稳定，出血部位是否有新的出血，固定夹板是否松动，病人体位是否合适，远端肢体颜色、感觉有无改变。检查病人是否稳妥固定于担架上。

4. 询问、交代　途中观察病情变化，与病人沟通："一会儿就到医院了，不要担心，医生护士都在身边，到医院后医疗条件更好，会为您再进一步检查和治疗的。"

（五）教师指导

教师在整个过程中观察指导，对学生的表现给予评价，填写实训评价表。

（六）整理用物

整理、清理实训场所。

【实训报告】

1. 写出止血带止血的注意事项。

2. 描述疑似颈椎、脊柱损伤病人的固定与搬运方法。

3. 写出担架搬运病人的要点。

（魏雪峰）

实训八　重症监护技术

【实训目的】

1. 养成认真仔细的工作习惯，培养严谨的工作态度。

2. 熟练掌握床旁心电、无创血压、脉搏血氧饱和度监护技术。

3. 熟练掌握呼吸机使用护理配合。

4. 熟练掌握中心静脉压力监测方法。

【实训前准备】

1. 教师准备　包括案例的编写与下发、实训场所准备,以及带教人员准备等。

（1）情景案例准备

案例一：洪先生,72 岁,因左侧肢体活动不灵 2h,以脑卒中急诊入院,经院急诊科静脉溶栓治疗后,转入重症监护病房进一步监护治疗。病人神志清楚,左侧上下肢肌力Ⅳ级,血压 180/93mmHg。请模拟：①遵医嘱为洪先生监测心电、血压、血氧饱和度和呼吸。②为洪先生监测中心静脉压。

案例二：梅先生,40 岁。在工程施工时不慎坠入正在维修的电梯间,造成重度颅脑损伤。病人意识不清,呼吸微弱,呼吸 10 次 /min,脉搏氧饱和度 90%,血压 80/60mmHg,心率 130 次 /min。请模拟：遵医嘱配合医生为梅先生行机械通气。

（2）模拟情景场所准备：模拟 ICU 病房。

2. 护生准备　查阅资料学习相关知识：①心电监护临床意义。②心电监护导联的安放。③无创血压与有创血压监测优缺点比较。④血氧饱和度正常值、临床意义、监测注意事项。⑤呼吸管路连接、加温湿化器使用及呼吸机维护。

3. 用物准备　模拟人、呼吸机、床旁心电监护仪。

【过程与方法】

1. 学生按小组进入模拟情景场所。

2. 小组成员讨论案例,在前期准备基础上,进一步细化实训方案。指导教师给予指导意见。

3. 以小组为单位,按参考流程分别进行心电监护仪使用、中心静脉压监测和呼吸机使用实训练习。

4. 教师在整个过程中观察指导实训,并对每位学生的表现给予评价,填写实训评价表。

5. 实训结束,各小组总结,教师点评。

6. 整理用物,清理实训场所。

【实训报告】

1. 写出心电监护仪使用步骤。

2. 叙述中心静脉压正常值及监测意义。

3. 描述呼吸回路的连接。

（赵丰清）

实训九　急症病人的紧急救护

一、咯血病人紧急救护

【实训目的】

1. 认识大咯血病人紧急抢救的重要性。

2. 能正确安置咯血病人体位,清除呼吸道内积存血液。

3. 能正确评估咯血病人有无窒息表现,评估止血效果与氧疗效果。

4. 熟练掌握多参数监护仪连接方法,并能正确读取监测信息。

5. 熟练掌握气道管理方法。

【实训前准备】

1. 教师准备　包括案例编写与下发、实训场所准备,以及带教人员准备等。

(1)情景案例准备

陈先生,37 岁。20 岁时被诊断为肺结核,咳嗽,偶有少量咯血,病情时好时坏。未按医院正规治疗要求服药。1 周前患"感冒",症状加重,今晨起床时突然咯出大量鲜血,量约 600ml,家人急送入市结核病院。查体:体温 36.8℃,脉搏 108 次/min,呼吸 28 次/min,血压 80/60mmHg,神志淡漠,面色苍白,脉搏细数,四肢湿冷。诊断:肺结核并大咯血。请模拟对陈先生的急救过程。

(2)模拟情景场所准备:根据教学条件、学生分组和案例需要准备,最好是模拟病房,要有足够活动空间。

(3)带教人员准备:确定带教人数,集体备课,统一带教内容与要求。

2. 学生准备　认真阅读实训案例,查阅资料,复习咯血的病因与咯血程度,窒息的观察与护理等相关救护知识,学习大咯血病人抢救基本流程;划分实训小组,选出小组负责人,根据教师指定案例,分配情景模拟角色。

3. 用物准备　床单元、模拟人、输液臂、呼吸机、供氧设备与用物、多参数监护仪、静脉输液、输血及留取血标本用物、相关药品、模拟血液、医疗护理记录单等。

【过程与方法】

1. 学生按小组进入模拟情景场所。

2. 小组成员讨论案例,在前期准备基础上,进一步细化急救方案,做好模拟角色合作分工。指导教师给予指导意见。

3. 以小组为单位,按拟定流程进行咯血病人医护合作救护练习。

4. 教师在整个过程中观察指导实训,并对每位学生的表现给予评价,填写实训评价表。

5. 实训结束,各小组总结,教师点评。

6. 整理用物,清理实训场所。

【实训报告】

1. 评估陈先生咯血程度,说明分度依据。

2. 写出陈先生适合的体位,并说明理由。

3. 描述为陈先生保持呼吸道通畅的过程。

4. 写出为陈先生紧急止血的措施及评估止血效果的方法。

二、急性心肌梗死病人的紧急救护

【实训目的】

1. 树立急性心肌梗死病人急症救护及医护合作意识。

2. 能正确安置急性心肌梗死病人体位。

3. 熟练掌握连接多参数监护仪,并能正确读取监测信息。

4. 学会心肌梗死病人急性期健康教育。

5. 学会辨识室性心动过速、心室颤动心电图。

【实训前准备】

1. 教师准备　包括案例编写与下发、实训场所准备,以及带教人员准备等。

(1)情景案例准备:邹先生,65 岁。因家中有客,外出采购大量食材,上楼回家时,突感心前区绞榨性疼痛,自知有冠心病史,估计可能是"心绞痛"发作,想坚持到家再吃药休息,又上了二层楼台,便一头栽倒在地,幸好邻居遇见,拨打了120急救电话,被紧急送往医院。入院查体:神志清,面色苍白,痛苦面容,大汗淋漓,体温37.2℃,脉搏120次/min,呼吸32次/min,血压85/55mmHg。诊断:急性心肌梗死。请模拟邹先生急救过程。

（2）模拟情景场所准备:模拟急诊室。

（3）带教人员准备:确定带教人数,集体备课,统一带教内容与要求。

2. 学生准备　认真阅读实训案例,复习急性心肌梗死病人紧急救护流程和措施。

3. 用物准备　床单元、模拟人、输液臂、呼吸机、供氧设备与用物、多参数监护仪、静脉输液、心电图机、电除颤仪、相关药品、医疗护理记录单等。

【过程与方法】

1. 学生按小组进入模拟情景场所。

2. 小组成员讨论案例,在前期准备基础上,进一步细化急救方案,分配角色任务。指导教师给予指导意见。

3. 以小组为单位,按拟定流程进行心肌梗死病人医护合作救护练习。

4. 教师在整个过程中观察指导实训,并对每位学生的表现给予评价,填写实训评价表。

5. 实训结束,各小组总结,教师点评。

6. 整理用物,清理实训场所。

【实训报告】

1. 评估邹先生急性症状,说明诊断急性心肌梗死依据。

2. 写出邹先生适合的体位,并说明理由。

3. 写出急性心肌梗死病人心电图的典型表现。

4. 拟定一份急性心肌梗死急性期健康教育文档。

三、脑卒中病人的急救

【实训目的】

1. 树立脑卒中病人急症救护及医护合作意识。

2. 熟练掌握应用格拉斯哥昏迷评分量表,快速评估脑卒中病人意识状态。

3. 能正确安置脑卒中病人体位。

4. 学会配合医生为出血性和缺血性脑卒中病人进行药物治疗。

【实训前准备】

1. 教师准备　包括案例编写与下发、实训场所准备,以及带教人员准备等。

（1）情景案例准备:刘先生,66岁。高血压病史20年,糖尿病病史15年,一直通过饮食和口服药物控制血糖和血压,但平时服药不太规律。一天与家人争吵后,突感头痛不能忍受,而后跌倒在地,不省人事。家人急忙将其送入医院急诊科救治。在抢救室中,测得血压210/120mmHg,心率98次/min,呼吸26次/min。瞳孔等大等圆,对光反射存在,无明显颈项强直,右侧肢体活动不利。在等待CT检查时,刘先生突然病情加重,呼吸变得不规则。请模拟刘先生在抢救室的急救过程。

（2）模拟情景场所准备:模拟急诊室。

（3）带教人员准备:确定带教人数,集体备课,统一带教内容与要求。

2. 学生准备　认真阅读实训案例,查阅资料,复习脑卒中病人抢救基本流程。

3. 用物准备　床单元、模拟人、输液臂、呼吸机、供氧设备与用物、多参数监护仪、静脉输液、相关药品、医疗护理记录单等。

【过程与方法】

1. 学生按小组进入模拟情景场所。

2. 小组成员讨论案例,在前期准备基础上,进一步细化急救方案,分配角色任务。指导教师给予指导意见。

3. 以小组为单位,按拟定急救方案进行脑卒中病人医护合作救护练习。

4. 教师在整个过程中观察指导实训,并对每位学生的表现给予评价,填写实训评价表。

5. 实训结束,各小组总结,教师点评。

6. 整理用物,清理实训场所。

【实训报告】

1. 写出脑卒中的类型。

2. 本案例格拉斯哥昏迷评分结果。

3. 写出为刘先生紧急降压措施。

4. 制定一份预防脑卒中的健康教育宣传单。

(刘鸿业)

实训十　急性中毒病人的救护

【实训目的】

1. 树立协作意识,培养医护合作能力。

2. 能正确开展 CO 中毒的现场急救。

3. 熟练掌握催吐、洗胃方法。

4. 学会对有机磷中毒、CO 中毒病人特殊并发症的观察评估。

5. 学会急救工作中的心理护理方法。

【实训前准备】

1. 教师准备　包括案例编写与下发、实训场所准备,以及带教人员准备等。

（1）情景案例准备

案例一:吴女士,28 岁。因误服家中装在饮料瓶中的农药,出现腹痛、恶心,并呕吐一次,逐渐意识模糊,大小便失禁。家人发现后急送入院。既往体健。查体:体温 36.5℃,脉搏 60 次 /min,呼吸 31 次 /min,血压 110/85mmHg。神志不清,呼之不应,压眶有反应,呕吐 2 次,呕吐物有大蒜味,皮肤湿冷,肌肉颤动。巩膜无黄染,瞳孔呈针尖样,对光反射减弱,口角流涎。双肺叩诊音清。诊断:有机磷杀虫药中毒。请模拟对吴女士急救过程。

案例二:赵先生,65 岁。一人独住,室内煤火炉取暖,前晚一切正常,未服用任何药物,次晨其儿子发现赵先生呼之不醒,室内有刺鼻煤烟味,拨打 120 电话。既往身体健康,无糖尿病史,无药物过敏史。查体:体温 36.8℃,脉搏 99 次 /min,呼吸 24 次 /min,血压 160/95mmHg。浅昏迷,皮肤黏膜无出血点,巩膜无黄染,口唇樱桃红色,瞳孔等大,直径 3mm,对光反射灵敏。急查:COHb 58%。诊断:急性 CO 中毒。请模拟对赵先生的抢救过程。

（2）模拟情景场所准备：模拟急诊抢救室。

（3）带教人员准备：确定带教人数，至少每组一人，集体备课，统一带教内容与要求。

2. 学生准备　认真阅读实训案例，复习急性有机磷杀虫药和 CO 中毒病人救护的相关知识；划分实训小组，选出小组负责人，根据教师指定案例，参考医护合作急救流程图，分配情景模拟角色。

3. 用物准备　床单元、模拟人、输液手臂、洗胃机、呼吸机、供氧设备与用物、多参数监护仪、静脉输液及留取血标本用物、相关药品、医疗护理记录单等。

【过程与方法】

1. 学生按小组进入模拟情景场所。

2. 小组成员讨论案例，在前期准备基础上，进一步细化急救方案。指导教师给予指导意见。

3. 以小组为单位，分配角色，按拟定流程进行急性中毒急救实训练习。

4. 教师在整个过程中观察指导实训，并对每位学生的表现给予评价，填写实训评价表。

【实训报告】

1. 列出案例一有机磷中毒诊断依据。

2. 写出有机磷中毒特殊解毒药及其应用方法。

3. 记录案例一病人洗胃步骤。

4. 写出急性 CO 中毒现场急救的要点。

5. 描述急性 CO 中毒氧疗的方法和意义。

6. 书写预防急性 CO 中毒的宣教材料。

（徐培聪　冯文华）

实训十一　意外伤害的紧急处置

【实训目的】

1. 学会中暑、淹溺、触电、气管异物及烧烫伤的紧急救护方法。

2. 学会针对意外伤害的健康教育。

【实训前准备】

1. 教师准备　意外伤害的紧急处置流程图；中暑、淹溺、触电、气管异物及烧烫伤的病例准备。

（1）情景案例准备

模拟情景一：周先生，参加同学聚会，期间饮酒助兴，因天气炎热，随后相约海水浴场游泳，突然同学们发现其不见踪影，大声呼叫海上救护员，将周先生救出水面，送到岸边。此时周先生呼吸已停止，救护员立即对周先生紧急 CPR，由于抢救及时得当，周先生很快恢复了呼吸和心跳，随后被送往医院。请模拟海上救护员对周先生的急救过程。

模拟情景二：职业学校实习学生小莉，21 岁，在租住宿舍中洗澡，由于热水器老化，没有注意到有电线破损，当小莉则拿起沐浴喷头时，全身抽动，被重重地击倒在地。同室同学听到声响，打开浴室门察看，迅速拉下了电闸，并紧急拨打 120 电话，同时紧急对小莉进行胸外心脏按压。急救人员赶到后，进一步实施电除颤、CPR，小莉终于恢复了呼吸和心跳，被转送医院，继续治疗。请模拟同室同学和急救人员对小莉同学实施急救的过程。

模拟情景三：小欢，5 岁，随妈妈参加舅舅婚礼，口里含着喜糖与小伙伴们嬉戏玩闹，突然小欢停止玩闹,双手扼住自己颈部,脸色变得青紫,不断剧咳。如你在现场,请模拟对小欢的现场急救过程。

(2)模拟情景场所准备:模拟情景场所要有足够活动空间,根据教学条件、案例需要和学生分组准备。

(3)带教人员准备:确定带教人数,集体备课,统一带教内容与要求。

2. 学生准备　认真阅读实训案例,查阅资料,复习各种意外伤害紧急救护措施;划分实训小组,选出小组负责人,根据教师指定案例,分配情景模拟角色。

自主学习提示:①中暑、淹溺、触电、气管异物的急救措施。②查阅各种意外伤害事件及救治过程,分析救治成功与失败的原因。

3. 用物准备　模拟人、担架、木棍、靠背椅、地垫等,也可根据自设情景案例准备相应物品。

【过程与方法】

1. 教师介绍本次实训的目的与要求,讲解专项紧急救护流程图。

2. 请学生依照情景模拟案例,分配模拟角色和角色任务,讨论模拟实训流程,教师给予必要提示或指导。

3. 分组进行模拟情景一、二、三(淹溺、触电、气管异物)的紧急救护实训练习。

4. 教师认真观察学生表现,记录评分。

【实训报告】

1. 简述淹溺者的紧急救护流程。

2. 写出电击伤病人的现场紧急处置方法。

3. 写出海姆利希手法抢救气管异物病人的动作要领。

4. 制作一份预防小儿气管异物的健康教育卡片。

(冯广君)

附 临床常见急症救护流程

流程一 成人心搏骤停心肺复苏（单人CPR）救护流程

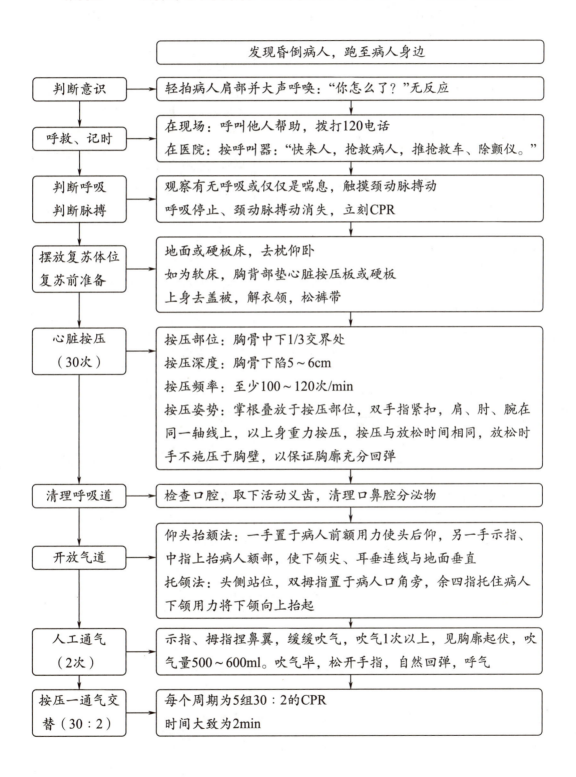

发现昏倒病人，跑至病人身边

判断意识 → 轻拍病人肩部并大声呼唤："你怎么了？"无反应

呼救、记时 →
在现场：呼叫他人帮助，拨打120电话
在医院：按呼叫器："快来人，抢救病人，推抢救车、除颤仪。"

判断呼吸 判断脉搏 →
观察有无呼吸或仅仅是喘息，触摸颈动脉搏动
呼吸停止、颈动脉搏动消失，立刻CPR

摆放复苏体位 复苏前准备 →
地面或硬板床，去枕仰卧
如为软床，胸背部垫心脏按压板或硬板
上身去盖被，解衣领，松裤带

心脏按压（30次） →
按压部位：胸骨中下1/3交界处
按压深度：胸骨下陷5~6cm
按压频率：至少100~120次/min
按压姿势：掌根叠放于按压部位，双手指紧扣，肩、肘、腕在同一轴线上，以上身重力按压，按压与放松时间相同，放松时手不施压于胸壁，以保证胸廓充分回弹

清理呼吸道 → 检查口腔，取下活动义齿，清理口鼻腔分泌物

开放气道 →
仰头抬颏法：一手置于病人前额用力使头后仰，另一手示指、中指上抬病人额部，使下颌尖、耳垂连线与地面垂直
托颌法：头侧站位，双拇指置于病人口角旁，余四指托住病人下颌用力将下颌向上抬起

人工通气（2次） → 示指、拇指捏鼻翼，缓缓吹气，吹气1次以上，见胸廓起伏，吹气量500~600ml。吹气毕，松开手指，自然回弹，呼气

按压一通气交替（30:2） →
每个周期为5组30:2的CPR
时间大致为2min

流程二　成人心搏骤停心肺复苏（双人CPR）救护流程

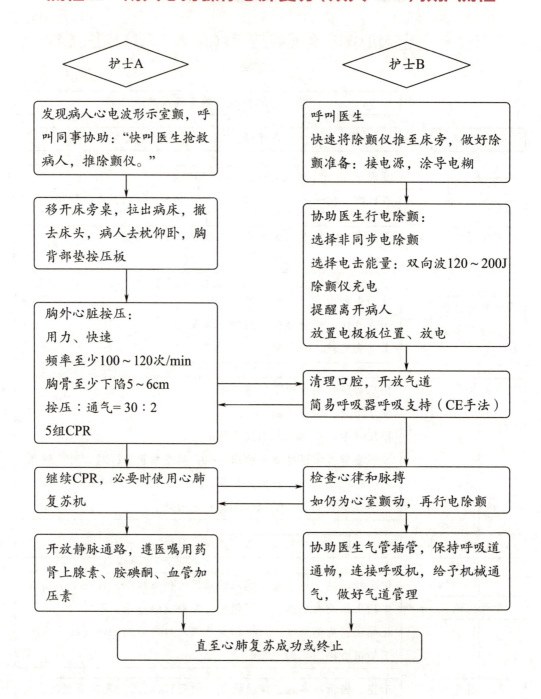

护士A

发现病人心电波形示室颤，呼叫同事协助："快叫医生抢救病人，推除颤仪。"

↓

移开床旁桌，拉出病床，撤去床头，病人去枕仰卧，胸背部垫按压板

↓

胸外心脏按压：
用力、快速
频率至少100~120次/min
胸骨至少下陷5~6cm
按压：通气＝30：2
5组CPR

↓

继续CPR，必要时使用心肺复苏机

↓

开放静脉通路，遵医嘱用药肾上腺素、胺碘酮、血管加压素

护士B

呼叫医生
快速将除颤仪推至床旁，做好除颤准备：接电源，涂导电糊

↓

协助医生行电除颤：
选择非同步电除颤
选择电击能量：双向波120~200J
除颤仪充电
提醒离开病人
放置电极板位置、放电

↓

清理口腔，开放气道
简易呼吸器呼吸支持（CE手法）

↓

检查心律和脉搏
如仍为心室颤动，再行电除颤

↓

协助医生气管插管，保持呼吸道通畅，连接呼吸机，给予机械通气，做好气道管理

↓

直至心肺复苏成功或终止

流程三　经口气管插管病人救护流程（医护配合）

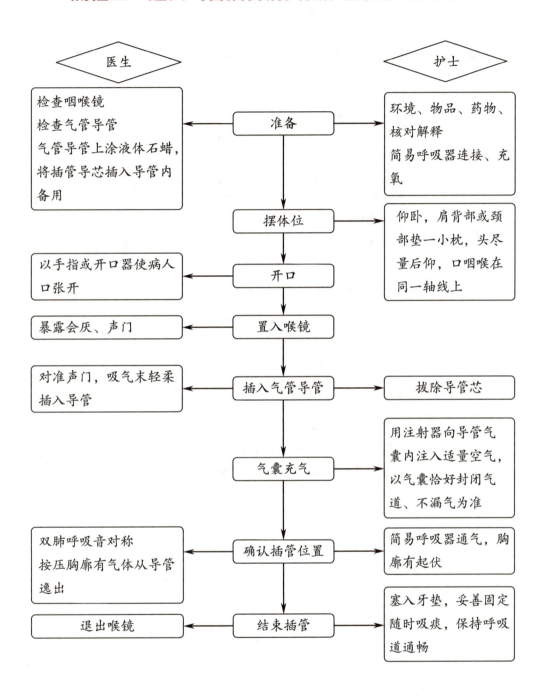

医生

检查咽喉镜
检查气管导管
气管导管上涂液体石蜡，
将插管导芯插入导管内
备用

以手指或开口器使病人
口张开

暴露会厌、声门

对准声门，吸气末轻柔
插入导管

双肺呼吸音对称
按压胸廓有气体从导管
逸出

退出喉镜

准备

摆体位

开口

置入喉镜

插入气管导管

气囊充气

确认插管位置

结束插管

护士

环境、物品、药物、
核对解释
简易呼吸器连接、充
氧

仰卧，肩背部或颈
部垫一小枕，头尽
量后仰，口咽喉在
同一轴线上

拔除导管芯

用注射器向导管气
囊内注入适量空气，
以气囊恰好封闭气
道、不漏气为准

简易呼吸器通气，胸
廓有起伏

塞入牙垫，妥善固定
随时吸痰，保持呼吸
道通畅

流程四　多功能监护仪使用流程

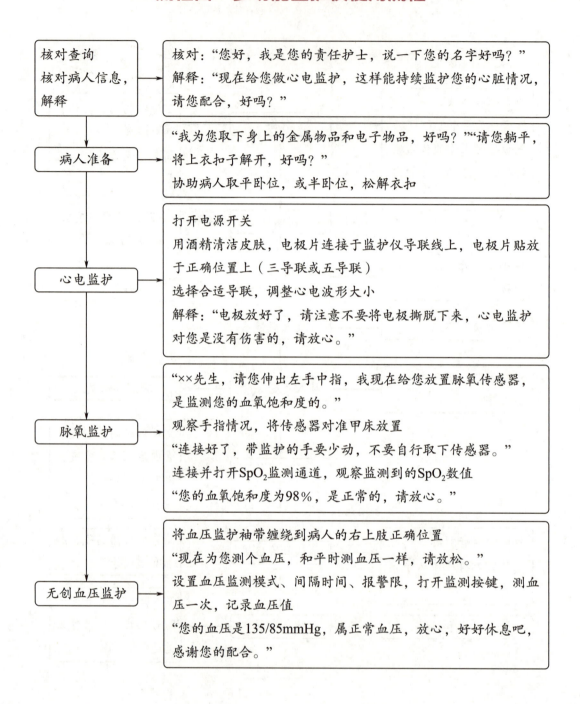

核对查询
核对病人信息，解释

核对："您好，我是您的责任护士，说一下您的名字好吗？"
解释："现在给您做心电监护，这样能持续监护您的心脏情况，请您配合，好吗？"

病人准备

"我为您取下身上的金属物品和电子物品，好吗？""请您躺平，将上衣扣子解开，好吗？"
协助病人取平卧位，或半卧位，松解衣扣

心电监护

打开电源开关
用酒精清洁皮肤，电极片连接于监护仪导联线上，电极片贴放于正确位置上（三导联或五导联）
选择合适导联，调整心电波形大小
解释："电极放好了，请注意不要将电极撕脱下来，心电监护对您是没有伤害的，请放心。"

脉氧监护

"××先生，请您伸出左手中指，我现在给您放置脉氧传感器，是监测您的血氧饱和度的。"
观察手指情况，将传感器对准甲床放置
"连接好了，带监护的手要少动，不要自行取下传感器。"
连接并打开SpO_2监测通道，观察监测到的SpO_2数值
"您的血氧饱和度为98%，是正常的，请放心。"

无创血压监护

将血压监护袖带缠绕到病人的右上肢正确位置
"现在为您测个血压，和平时测血压一样，请放松。"
设置血压监测模式、间隔时间、报警限，打开监测按键，测血压一次，记录血压值
"您的血压是135/85mmHg，属正常血压，放心，好好休息吧，感谢您的配合。"

流程五　呼吸机的使用参考流程

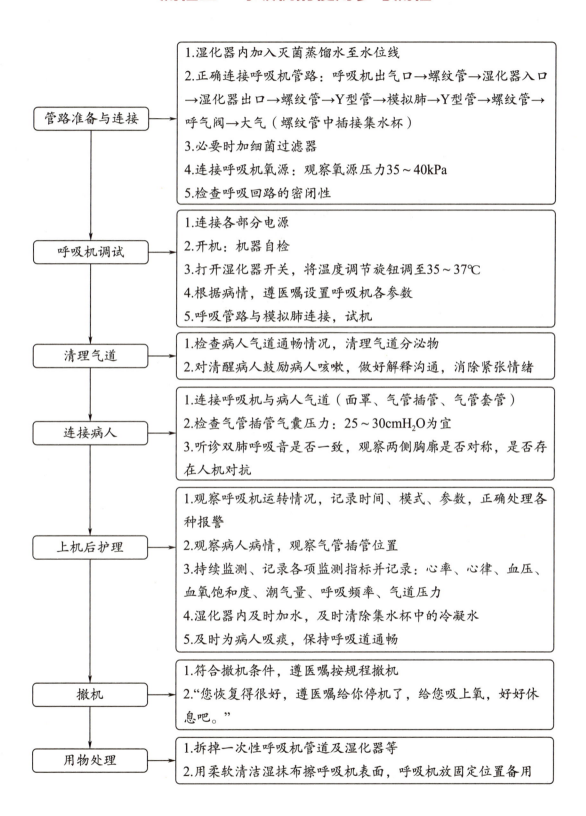

管路准备与连接
1. 湿化器内加入灭菌蒸馏水至水位线
2. 正确连接呼吸机管路：呼吸机出气口→螺纹管→湿化器入口→湿化器出口→螺纹管→Y型管→模拟肺→Y型管→螺纹管→呼气阀→大气（螺纹管中插接集水杯）
3. 必要时加细菌过滤器
4. 连接呼吸机氧源：观察氧源压力35～40kPa
5. 检查呼吸回路的密闭性

呼吸机调试
1. 连接各部分电源
2. 开机：机器自检
3. 打开湿化器开关，将温度调节旋钮调至35～37℃
4. 根据病情，遵医嘱设置呼吸机各参数
5. 呼吸管路与模拟肺连接，试机

清理气道
1. 检查病人气道通畅情况，清理气道分泌物
2. 对清醒病人鼓励病人咳嗽，做好解释沟通，消除紧张情绪

连接病人
1. 连接呼吸机与病人气道（面罩、气管插管、气管套管）
2. 检查气管插管气囊压力：25～30cmH$_2$O为宜
3. 听诊双肺呼吸音是否一致，观察两侧胸廓是否对称，是否存在人机对抗

上机后护理
1. 观察呼吸机运转情况，记录时间、模式、参数，正确处理各种报警
2. 观察病人病情，观察气管插管位置
3. 持续监测、记录各项监测指标并记录：心率、心律、血压、血氧饱和度、潮气量、呼吸频率、气道压力
4. 湿化器内及时加水，及时清除集水杯中的冷凝水
5. 及时为病人吸痰，保持呼吸道通畅

撤机
1. 符合撤机条件，遵医嘱按规程撤机
2. "您恢复得很好，遵医嘱给你停机了，给您吸上氧，好好休息吧。"

用物处理
1. 拆掉一次性呼吸机管道及湿化器等
2. 用柔软清洁湿抹布擦呼吸机表面，呼吸机放固定位置备用

流程六　中心静脉压监测参考流程

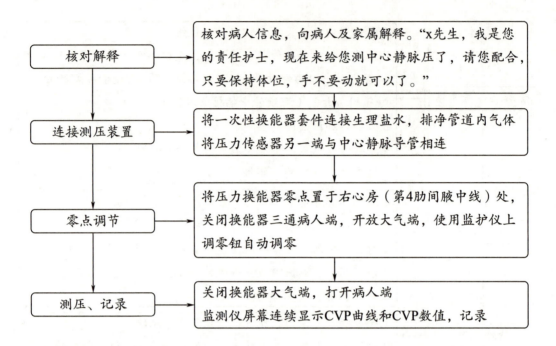

核对解释 →
核对病人信息，向病人及家属解释。"x先生，我是您的责任护士，现在来给您测中心静脉压了，请您配合，只要保持体位，手不要动就可以了。"

连接测压装置 →
将一次性换能器套件连接生理盐水，排净管道内气体
将压力传感器另一端与中心静脉导管相连

零点调节 →
将压力换能器零点置于右心房（第4肋间腋中线）处，关闭换能器三通病人端，开放大气端，使用监护仪上调零钮自动调零

测压、记录 →
关闭换能器大气端，打开病人端
监测仪屏幕连续显示CVP曲线和CVP数值，记录

流程七　咯血病人救护参考流程（医护合作）

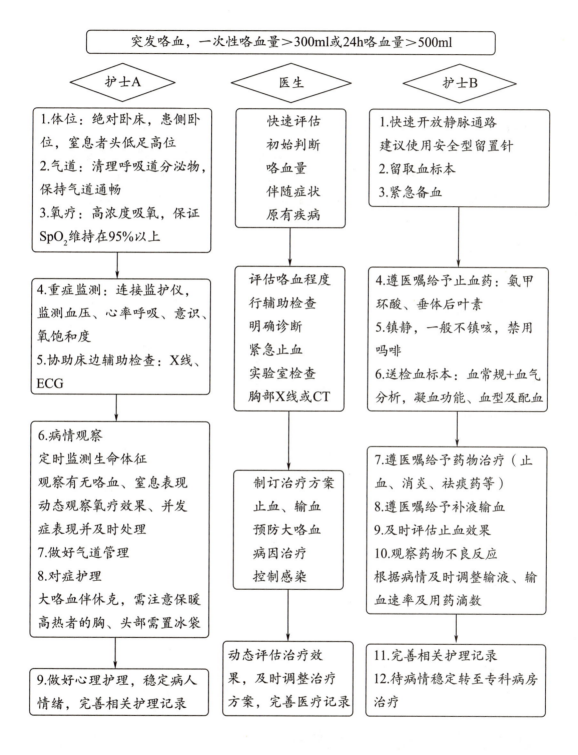

突发咯血，一次性咯血量＞300ml或24h咯血量＞500ml

护士A

1. 体位：绝对卧床，患侧卧位，窒息者头低足高位
2. 气道：清理呼吸道分泌物，保持气道通畅
3. 氧疗：高浓度吸氧，保证SpO₂维持在95%以上

4. 重症监测：连接监护仪，监测血压、心率呼吸、意识、氧饱和度
5. 协助床边辅助检查：X线、ECG

6. 病情观察
定时监测生命体征
观察有无咯血、窒息表现
动态观察氧疗效果、并发症表现并及时处理
7. 做好气道管理
8. 对症护理
大咯血伴休克，需注意保暖
高热者的胸、头部需置冰袋

9. 做好心理护理，稳定病人情绪，完善相关护理记录

医生

快速评估
初始判断
咯血量
伴随症状
原有疾病

评估咯血程度
行辅助检查
明确诊断
紧急止血
实验室检查
胸部X线或CT

制订治疗方案
止血、输血
预防大咯血
病因治疗
控制感染

动态评估治疗效果，及时调整治疗方案，完善医疗记录

护士B

1. 快速开放静脉通路
建议使用安全型留置针
2. 留取血标本
3. 紧急备血

4. 遵医嘱给予止血药：氨甲环酸、垂体后叶素
5. 镇静，一般不镇咳，禁用吗啡
6. 送检血标本：血常规+血气分析，凝血功能、血型及配血

7. 遵医嘱给予药物治疗（止血、消炎、祛痰药等）
8. 遵医嘱给予补液输血
9. 及时评估止血效果
10. 观察药物不良反应
根据病情及时调整输液、输血速率及用药滴数

11. 完善相关护理记录
12. 待病情稳定转至专科病房治疗

流程八 急性心肌梗死救护参考流程（医护合作）

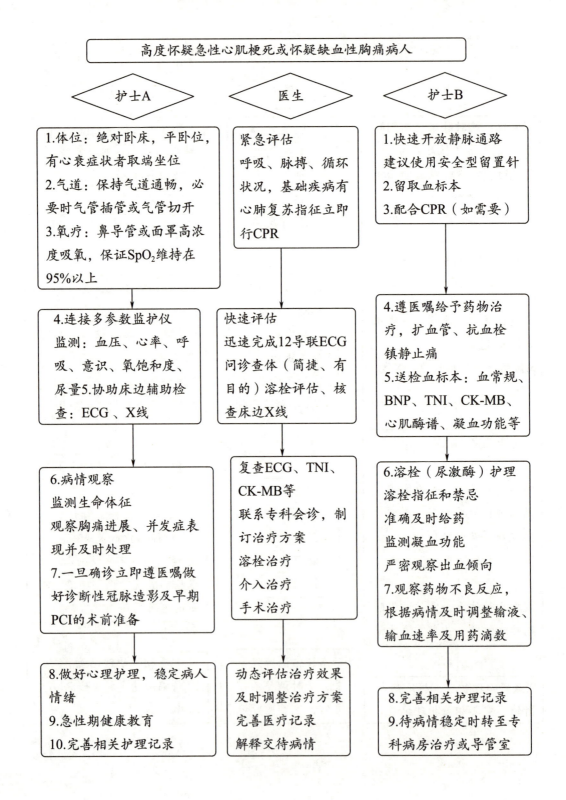

高度怀疑急性心肌梗死或怀疑缺血性胸痛病人

护士A

1. 体位：绝对卧床，平卧位，有心衰症状者取端坐位
2. 气道：保持气道通畅，必要时气管插管或气管切开
3. 氧疗：鼻导管或面罩高浓度吸氧，保证SpO₂维持在95%以上

4. 连接多参数监护仪监测：血压、心率、呼吸、意识、氧饱和度、尿量
5. 协助床边辅助检查：ECG、X线

6. 病情观察
监测生命体征
观察胸痛进展、并发症表现并及时处理
7. 一旦确诊立即遵医嘱做好诊断性冠脉造影及早期PCI的术前准备

8. 做好心理护理，稳定病人情绪
9. 急性期健康教育
10. 完善相关护理记录

医生

紧急评估
呼吸、脉搏、循环状况，基础疾病有心肺复苏指征立即行CPR

快速评估
迅速完成12导联ECG
问诊查体（简捷、有目的）溶栓评估、核查床边X线

复查ECG、TNI、CK-MB等
联系专科会诊，制订治疗方案
溶栓治疗
介入治疗
手术治疗

动态评估治疗效果
及时调整治疗方案
完善医疗记录
解释交待病情

护士B

1. 快速开放静脉通路建议使用安全型留置针
2. 留取血标本
3. 配合CPR（如需要）

4. 遵医嘱给予药物治疗，扩血管、抗血栓镇静止痛
5. 送检血标本：血常规、BNP、TNI、CK-MB、心肌酶谱、凝血功能等

6. 溶栓（尿激酶）护理
溶栓指征和禁忌
准确及时给药
监测凝血功能
严密观察出血倾向
7. 观察药物不良反应，根据病情及时调整输液、输血速率及用药滴数

8. 完善相关护理记录
9. 待病情稳定时转至专科病房治疗或导管室

流程九 脑卒中病人救护流程（医护合作）

突然晕倒，意识改变，肢体偏瘫，口角歪斜，言语不清

护士A | **医生** | **护士B**

护士A	医生	护士B
1.体位：平卧位，床头抬高20°～30°，头偏一侧 2.气道：保持气道通畅，必要时气管插管或气管切开，雾化、吸痰 3.氧疗：鼻导管吸氧2L/min，保证SpO₂维持在95%以上	紧急评估 呼吸、脉搏、循环状况 基础疾病 发病突出表现 现存诱因	1.快速开放静脉通路建议使用安全型留置针 2.留取血标本常规标本+纤溶+动脉血气
4.连接多参数监护仪 监测：血压、心率、呼吸、意识、氧饱和度、尿量 5.协助辅助检查：CT、ECG	评估梗死或出血？程度如何？ 行辅助检查：头部CT、12导联ECG 溶栓评估、核查	3.遵医嘱给予药物治疗 出血性：降颅压、止血甘露醇快速滴注、止血三联 缺血性：降压、溶栓、抗凝硝酸甘油、硝普钠、尿激酶、肝素
6.病情观察 监测生命体征 评估氧疗效果，若SaO₂＜90%，行机械通气 7.协助有创呼吸机辅助通气（体位、镇静、人工气道、呼吸机管路连接等）	缓解急性症状 防治脑水肿 联系专科会诊，制订治疗方案 药物治疗 溶栓治疗 手术治疗	4.评估意识状态，预防并发症有无应激性溃疡 有无意识改变 溶栓（尿激酶）护理 5.观察药物不良反应，根据病情及时调整输液速率及用药滴数
8.做好心理护理，稳定病人情绪 9.完善相关护理记录	动态评估治疗效果 及时调整治疗方案 完善医疗记录 解释交待病情	6.完善相关护理记录 7.病情稳定时转至专科病房治疗

流程十 急性有机磷杀虫药中毒救护流程（医护合作）

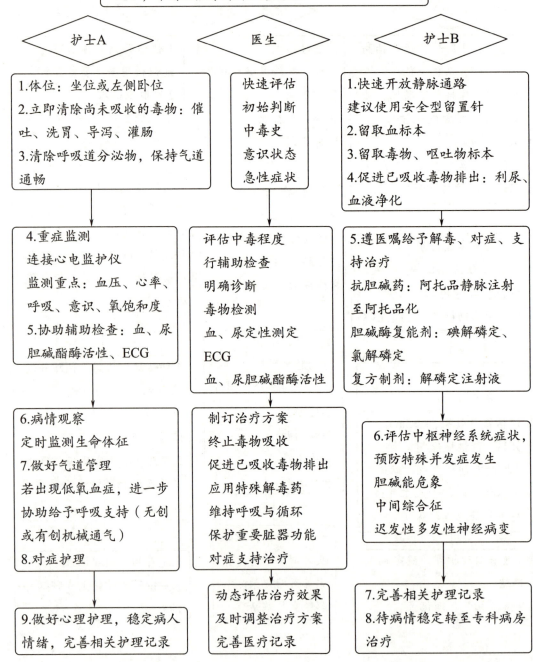

误服或自服有机磷，呼出气体大蒜味，瞳孔针尖样大小，平滑肌痉挛腺体大量分泌

护士A

1.体位：坐位或左侧卧位
2.立即清除尚未吸收的毒物：催吐、洗胃、导泻、灌肠
3.清除呼吸道分泌物，保持气道通畅

4.重症监测
连接心电监护仪
监测重点：血压、心率、呼吸、意识、氧饱和度
5.协助辅助检查：血、尿胆碱酯酶活性、ECG

6.病情观察
定时监测生命体征
7.做好气道管理
若出现低氧血症，进一步协助给予呼吸支持（无创或有创机械通气）
8.对症护理

9.做好心理护理，稳定病人情绪，完善相关护理记录

医生

快速评估
初始判断
中毒史
意识状态
急性症状

评估中毒程度
行辅助检查
明确诊断
毒物检测
血、尿定性测定
ECG
血、尿胆碱酯酶活性

制订治疗方案
终止毒物吸收
促进已吸收毒物排出
应用特殊解毒药
维持呼吸与循环
保护重要脏器功能
对症支持治疗

动态评估治疗效果
及时调整治疗方案
完善医疗记录

护士B

1.快速开放静脉通路
建议使用安全型留置针
2.留取血标本
3.留取毒物、呕吐物标本
4.促进已吸收毒物排出：利尿、血液净化

5.遵医嘱给予解毒、对症、支持治疗
抗胆碱药：阿托品静脉注射至阿托品化
胆碱酶复能剂：碘解磷定、氯解磷定
复方制剂：解磷定注射液

6.评估中枢神经系统症状，预防特殊并发症发生
胆碱能危象
中间综合征
迟发性多发性神经病变

7.完善相关护理记录
8.待病情稳定转至专科病房治疗

236

流程十一　急性 CO 中毒病人救护流程

烦躁、昏睡，口唇樱红色，呼吸麻痹

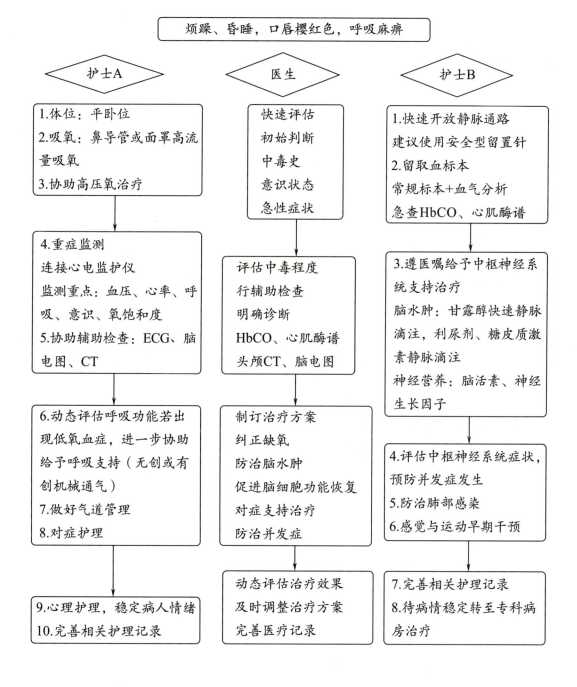

护士A

1.体位：平卧位
2.吸氧：鼻导管或面罩高流量吸氧
3.协助高压氧治疗

4.重症监测
连接心电监护仪
监测重点：血压、心率、呼吸、意识、氧饱和度
5.协助辅助检查：ECG、脑电图、CT

6.动态评估呼吸功能若出现低氧血症，进一步协助给予呼吸支持（无创或有创机械通气）
7.做好气道管理
8.对症护理

9.心理护理，稳定病人情绪
10.完善相关护理记录

医生

快速评估
初始判断
中毒史
意识状态
急性症状

评估中毒程度
行辅助检查
明确诊断
HbCO、心肌酶谱
头颅CT、脑电图

制订治疗方案
纠正缺氧
防治脑水肿
促进脑细胞功能恢复
对症支持治疗
防治并发症

动态评估治疗效果
及时调整治疗方案
完善医疗记录

护士B

1.快速开放静脉通路
建议使用安全型留置针
2.留取血标本
常规标本+血气分析
急查HbCO、心肌酶谱

3.遵医嘱给予中枢神经系统支持治疗
脑水肿：甘露醇快速静脉滴注，利尿剂、糖皮质激素静脉滴注
神经营养：脑活素、神经生长因子

4.评估中枢神经系统症状，预防并发症发生
5.防治肺部感染
6.感觉与运动早期干预

7.完善相关护理记录
8.待病情稳定转至专科病房治疗

教学大纲（参考）

一、课程性质

急救护理技术是中等卫生职业教育护理专业的一门专业（技能）方向课程。本课程主要内容包括院前急救、急诊科救护、重症监护、临床常见急症救护、急性中毒救护、意外伤害救护、灾难医学救援和常用急救技术等。课程主要任务是通过对急救护理的基本理论、基本知识和基本技能的学习，使学生能够在各种急救工作情景中，对急危重症病人进行快速护理评估，正确有效地运用急救护理技术配合医生完成急救工作任务；能够通过医护楷模事迹及急救护理成功案例分享与学习，牢固树立"人民至上，生命至上"的生命价值观，培养责任担当、敢于奉献、精益求精的职业素养，为今后胜任急救护理工作奠定基础。本课程的先修课程有解剖学基础、生理学基础、药物学基础、内科护理、外科护理等专业核心课，开设于中职护理专业第四学期，后续是临床教学实习。

二、课程目标

通过本课程的学习，学生能够达到下列要求：

（一）职业素养目标

1. 树立"人民至上，生命至上"的生命价值观。

2. 具有劳动精神、奋斗精神、奉献精神、创造精神、勤俭节约精神和救死扶伤、责任担当的职业道德修养。

3. 具有良好的急诊护士职业素质、行为习惯。

4. 具有良好的护患沟通能力和团队合作精神。

（二）专业知识和技能目标

1. 掌握我国急诊医疗服务体系的概念、组成、管理和任务。

2. 掌握院前急救护理原则。

3. 掌握急诊科工作任务、护理工作流程。

4. 掌握临床常见急症病人的病情观察、救治原则和急救护理。

5. 熟悉院前急救的概念、任务、管理。

6. 熟悉急诊科设置、工作特点及管理。

7. 熟悉灾难现场的医护救援。

8. 了解急救护理学范畴和发展史。

9. 了解重症监护病房及病人的各系统功能监护。

10. 熟练掌握心肺脑复苏术、非同步电除颤术，并能在不同急救情景中正确实施。

11. 熟练掌握创伤急救技术，并能针对模拟病例正确实施救护。

12. 熟练掌握气管内插管术、气管切开术操作中护理配合与术后护理。

13. 学会各项基本监护技术。

14. 学会临床常见急症救护措施。

三、教学安排

教学内容	学时		
	理论	实践	合计
一、绪论	1	1	2
二、院前急救	1	2	3
三、急诊科救护	2	2	4
四、常用急救技术	4	12	16
五、重症监护	2	4	6
六、临床常见急症救护	6	2	8
七、急性中毒病人的救护	4	2	6
八、意外伤害病人的救护	3	2	5
九、灾难医护救援	4	0	4
合计	27	27	54

四、教学内容和要求

单元	教学内容	教学要求	教学活动参考	参考学时	
				理论	实践
一、绪论	（一）急救护理起源与发展		理论讲授 多媒体演示	1	
	1. 急救护理的起源	了解			
	2. 急救护理的发展历程	了解			
	（二）急救护理工作范畴				
	1. 院前急救	熟悉			
	2. 急诊科救护	熟悉			
	3. 重症监护	熟悉			
	4. 灾难救援	熟悉			
	5. 急救护理人才培训和科研工作	了解			
	（三）急救医疗服务体系				
	1. 急救医疗服务体系的组成	掌握			
	2. 急救医疗服务体系的管理	熟悉			
	3. 急救医疗服务特点与团队合作	熟悉			
	4. 急救警示标志	熟悉			
	实训一:120急救中心（站）认识实习	学会	实地参观 教学视频		1
二、院前 急救	（一）院前急救概述		理论讲授 多媒体演示	1	
	1. 院前急救目的与任务	熟悉			
	2. 院前急救重要性与特点	了解			

单元	教学内容	教学要求	教学活动参考	参考学时	
				理论	实践
二、院前急救	3. 院前急救的原则	掌握			
	4. 院前急救工作模式	了解			
	5. 院前急救质量评价	熟悉			
	（二）院前急救护理工作				
	1. 现场评估与紧急呼救	掌握			
	2. 现场救护	掌握			
	3. 搬运及转送	掌握			
	实训二：院前病人的现场救护	熟练掌握	情景教学		2
三、急诊科救护	（一）急诊科设置		理论讲授	2	
	1. 急诊科总体布局与要求	熟悉	多媒体演示		
	2. 急诊科分区设置与要求	熟悉			
	3. 急诊科人员、设备及药品配备	熟悉			
	（二）急诊科工作任务与特点				
	1. 急诊科护理工作任务	掌握			
	2. 急诊科护理工作特点	熟悉			
	（三）急诊科护理工作流程				
	1. 急诊接诊	掌握			
	2. 急诊分诊	掌握			
	3. 急诊护理评估	掌握			
	4. 急诊救护	掌握			
	（四）急诊科的工作管理				
	1. 急救绿色通道	了解			
	2. 急诊护理应急预案	熟悉			
	3. 急诊护理工作质量管理	熟悉			
	实训三：医院急诊科认识实习	学会	教学见习		2
四、常用急救技术	（一）心搏骤停与心肺脑复苏		理论讲授	4	
	1. 心搏骤停	掌握	多媒体演示		
	2. 心肺脑复苏	掌握	理论讲授		
	3. 电除颤术	掌握	多媒体演示		
	（二）人工气道的建立与护理				
	1. 口咽通气管置入术与护理	熟悉			
	2. 鼻咽通气管置入术与护理	熟悉			
	3. 喉罩置入术与护理	了解			
	4. 气管内插管术与护理	掌握			

单元	教学内容	教学要求	教学活动参考	参考学时 理论	参考学时 实践
四、常用急救技术	5. 气管切开置管术与护理	掌握			
	6. 环甲膜穿刺术与护理	熟悉			
	（三）创伤急救技术				
	1. 止血术	掌握			
	2. 包扎术	掌握			
	3. 固定术	掌握			
	4. 搬运术	掌握			
	实训四：心肺复苏术	熟练掌握	技能实训		4
	实训五：体外非同步电除颤术	熟练掌握	情景教学		1
	实训六：人工气道的建立与管理	熟练掌握	技能考核		1
	实训七：创伤急救技术	熟练掌握			6
五、重症监护	（一）重症监护病房（ICU）		理论讲授	2	
	1. ICU 建设标准	了解	多媒体演示		
	2. ICU 模式	了解	案例教学		
	3. ICU 的收治与转出	了解			
	（二）ICU 的管理				
	1. ICU 人员管理	了解			
	2. ICU 设备管理	了解			
	3. ICU 感染管理	了解			
	（三）各系统功能监护				
	1. 呼吸系统功能监护	熟悉			
	2. 循环系统功能监护	熟悉			
	3. 中枢神经系统功能监护	了解			
	4. 肾功能监护	了解			
	（四）重症监测与支持技术				
	1. 重症病人生命体征监测	掌握			
	2. 呼吸支持技术	熟悉			
	3. 营养支持技术	熟悉			
	4. 静脉穿刺置管术	熟悉			
	5. 动脉穿刺置管术	熟悉			
	6. 中心静脉压监测	掌握			
	实训八：重症监护技术	学会	技能实训 情景教学		4

单元	教学内容	教学要求	教学活动参考	参考学时	
				理论	实践
六、临床常见急症救护	（一）脑卒中病人的救护		理论讲授 多媒体教学 案例教学 教学录像	6	
	1. 病因与发病机制	熟悉			
	2. 护理评估与诊断	熟悉			
	3. 紧急救治与护理	掌握			
	（二）癫痫发作病人的救护				
	1. 病因与发病机制	熟悉			
	2. 护理评估与诊断	熟悉			
	3. 紧急救治与护理	掌握			
	（三）呼吸困难病人的救护				
	1. 病因与发病机制	熟悉			
	2. 护理评估与诊断	熟悉			
	3. 紧急救治与护理	掌握			
	（四）大咯血病人的救护				
	1. 病因与发病机制	熟悉			
	2. 护理评估与诊断	熟悉			
	3. 紧急救治与护理	掌握			
	（五）急性胸痛病人的救护				
	1. 病因与发病机制	熟悉			
	2. 护理评估与诊断	熟悉			
	3. 紧急救治与护理	掌握			
	（六）急性腹痛病人的救护				
	1. 病因与发病机制	熟悉			
	2. 护理评估与诊断	熟悉			
	3. 紧急救治与护理	掌握			
	（七）高血糖症与低血糖症的救护				
	1. 糖尿病酮症酸中毒	掌握			
	2. 高渗性高血糖状态	熟悉			
	3. 低血糖症	掌握			
	实训九：急症病人的紧急救护	学会	技能实训 情景模拟		2
七、急性中毒病人的救护	（一）概述		理论讲授 多媒体教学	4	
	1. 病因与发病机制	了解			
	2. 病情评估	掌握			
	3. 救护原则	掌握			

单元	教学内容	教学要求	教学活动参考	参考学时	
				理论	实践
七、急性中毒病人的救护	4. 紧急救护措施	掌握			
	（二）常见急性中毒病人的救护				
	1. 有机磷杀虫药中毒病人的救护	掌握			
	2. 急性一氧化碳中毒病人的救护	掌握			
	3. 镇静催眠药中毒病人的救护	掌握			
	4. 急性食物中毒病人的救护	熟悉			
	5. 急性酒精中毒病人的救护	熟悉			
	6. 急性百草枯中毒病人的救护	熟悉			
	实训十：急性中毒病人的救护	学会	技能实训情景模拟		2
八、意外伤害病人的救护	（一）中暑病人的救护		理论讲授多媒体教学教学演示	3	
	1. 病因与发病机制	掌握			
	2. 护理评估与诊断	熟悉			
	3. 紧急救治与护理	掌握			
	（二）淹溺病人的救护				
	1. 病因与发病机制	熟悉			
	2. 护理评估与诊断	掌握			
	3. 紧急救治与护理	掌握			
	（三）电击伤病人的救护				
	1. 病因与发病机制	熟悉			
	2. 护理评估与诊断	掌握			
	3. 紧急救治与护理	掌握			
	（四）气管异物病人的救护				
	1. 病因与发病机制	熟悉			
	2. 护理评估与诊断	掌握			
	3. 紧急救治与护理	掌握			
	（五）烧烫伤及强酸、强碱损害病人的救护				
	1. 烧烫伤病人的救护	熟悉			
	2. 强酸、强碱损害病人的救护	熟悉			
	（六）动物致损伤病人的救护				
	1. 犬咬伤	熟悉			
	2. 蜂蜇伤	了解			

单元	教学内容	教学要求	教学活动参考	参考学时	
				理论	实践
八、意外伤害病人的救护	3. 蛇咬伤	了解			
	实训十一：意外伤害的紧急处置	熟练掌握	技能实训 情景模拟		2
九、灾难医学救援	（一）概述		理论讲授 多媒体教学 网络资源查阅 情景教学 教学视频	4	
	1. 灾难医学的基本概念与基本知识	了解			
	2. 灾难医学发展史	了解			
	（二）灾难医学救援的组织管理				
	1. 灾难医学救援组织管理体系	了解			
	2. 灾难医学救援队伍建设	了解			
	3. 灾难医学救援中护士角色与素质要求	熟悉			
	（三）灾难现场的救护				
	1. 紧急启动 EMSS	掌握			
	2. 搜索伤病员，脱离危险环境	掌握			
	3. 灾难现场检伤分类	掌握			
	4. 伤病员的分级救护	熟悉			
	（四）伤病员转运				
	1. 院前转运	熟悉			
	2. 院间转运	熟悉			
	（五）常见灾难医学救援				
	1. 地震	熟悉			
	2. 水灾	熟悉			
	3. 火灾	熟悉			
	4. 交通事故	熟悉			
	5. 矿难	了解			
	6. 突发公共卫生事件	熟悉			
	（六）救援人员的安全防护				
	1. 灾难现场环境安全评估	熟悉			
	2. 现场个体防护	了解			
	（七）灾难的心理危机干预				
	1. 灾难心理危机表现	熟悉			
	2. 灾难伤病员心理危机护理干预	熟悉			
	3. 灾难救援人员心理危机护理干预	熟悉			

五、说明

（一）教学安排

本教学大纲主要供中等卫生职业教育护理专业教学使用,第四学期开设,总学时为54学时,其中理论教学27学时,实践教学27学时,学分为3学分。

（二）教学要求

1. 本课程对理论部分教学要求分为掌握、熟悉、了解3个层次。掌握是指对基本知识、基本理论有较深刻的认识,并能综合、灵活地运用所学的知识解决实际问题。熟悉是指能够领会概念、原理的基本含义,解释护理现象。了解是指对基本知识、基本理论能有一定的认识,能够记忆所学的知识要点。

2. 本课程重点突出以岗位胜任力为导向的教学理念,在实践技能方面分为熟练掌握和学会两个层次。熟练掌握,指能独立、正确、规范的解决急救护理问题,完成急救护理技术操作。学会,指在教师的指导下能初步实施急救护理技术操作。

（三）教学建议

1. 本课程依据急救护理岗位的工作任务、职业能力要求,强化理论实践一体化,突出"立德树人"职业教育理念,根据培养目标、教学内容和学生的学习特点以及职业资格考核要求,提倡项目教学、案例教学、任务驱动教学、角色扮演、情景模拟教学等方法,利用校内外实训基地,将学生的自主学习、合作学习和教师引导等教学组织形式有机结合。以启迪学生的思维,加深对教学内容的理解,提高学生解决实际问题的能力。

2. 教学过程中,可通过测验、观察记录、技能考核和理论考试等多种形式对学生职业素养、专业知识和技能进行综合考评。应体现评价主体的多元化、评价过程的多元化、评价方式的多元化。评价内容不仅关注学生对知识的理解和技能的掌握,更要关注思政元素渗透,重视急救护理职业素质形成,强化知识在急救护理实践中运用与解决实际问题的能力水平。

参 考 文 献

[1] 张波,桂莉.急危重症护理学[M].4版.北京:人民卫生出版社,2017.

[2] 沈洪,刘中民.急诊与灾难医学[M].2版.北京:人民卫生出版社,2015.

[3] 王为民,来和平.急救护理技术[M].3版.北京:人民卫生出版社,2015.

[4] 葛均波,徐永健.内科学[M].8版.北京:人民卫生出版社,2013.

[5] 陈灏珠,林果为,王吉耀.实用内科学[M].14版.北京:人民卫生出版社,2013.

[6] 贾建平,陈生弟.神经病学[M].7版.北京:人民卫生出版社,2013.

[7] 狄树亭,万紫旭.急危重症护理[M].北京:人民卫生出版社,2016.

[8] 胡爱招,王明弘.急危重症护理学[M].4版.北京:人民卫生出版社,2019.

[9] 王惠珍.急危重症护理学[M].3版.北京:人民卫生出版社,2014.

[10] 尤黎明,吴瑛.内科护理学[M].5版.北京:人民卫生出版社,2013.

[11] 李晓松,王瑞敏.护理综合技能训练[M].北京:人民卫生出版社,2013.

[12] 胡敏,朱京慈.内科护理技术[M].北京:人民卫生出版社,2012.

[13] 黄伟明.ECMO使用手册[M].北京:人民卫生出版社,2014.

[14] 朱京慈,胡敏.急危重症护理技术[M].北京:人民卫生出版社,2011.

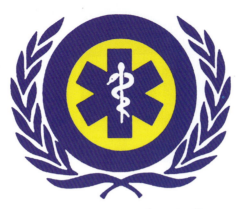

彩图 1-1　国际急救标志

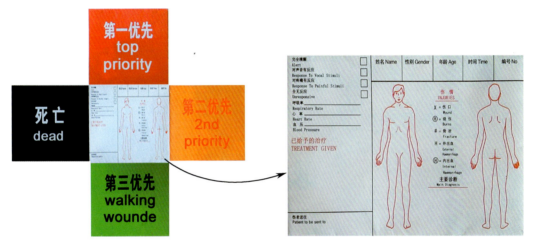

彩图 2-1　病人伤情标记卡

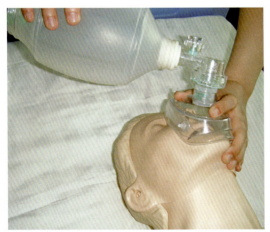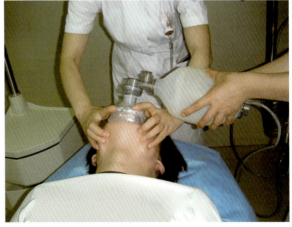

球囊-面罩通气单人CE法　　　　　　球囊-面罩通气双人CE法

彩图 4-11　球囊面罩通气法

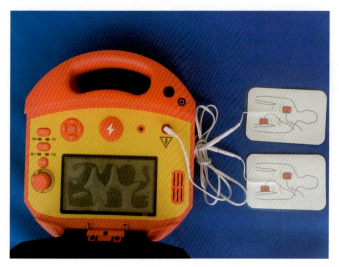

彩图 4-13　自动体外除颤器（AED）

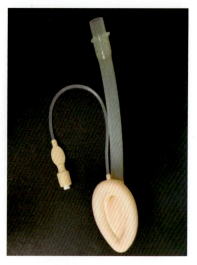

彩图 4-16　喉罩

52检